国家卫生健康委员会"十三五"规划教材
全国中医住院医师规范化培训教材

U0726200

中医内科学·消化分册

主　编　高月求　黄穗平

副主编　林　江　刘　汶　李志红　沈智理

编　委　(以姓氏笔画为序)

王垂杰(辽宁中医药大学附属医院)　　　　沈　洪(江苏省中医院)

王惠娟(山东中医药大学)　　　　　　　　沈智理(岳阳市中医院)

毛德文(广西中医药大学第一附属医院)　　林　江(上海中医药大学附属龙华医院)

叶振昊(广东省中医院)　　　　　　　　　周秉舵(上海中医药大学附属岳阳中西医

刘　汶(首都医科大学附属北京中医医院)　　　　　结合医院)

刘凤斌(广州中医药大学第一附属医院)　　周振华(上海中医药大学)

孙学华(上海中医药大学附属曙光医院)　　赵文霞(河南中医药大学第一附属医院)

孙慧怡(北京中医药大学)　　　　　　　　施卫兵(安徽省中医院)

李延萍(重庆市中医院)　　　　　　　　　高月求(上海中医药大学附属曙光医院)

李志红(北京中医药大学东直门医院)　　　黄穗平(广东省中医院)

李晓东(湖北中医药大学附属医院)　　　　程红杰(北京中医药大学房山医院)

汪　静(西南医科大学附属中医医院)

学术秘书　郑　超(上海中医药大学附属曙光医院)

人民卫生出版社

·北京·

图书在版编目（CIP）数据

中医内科学．消化分册 / 高月求，黄穗平主编．——
北京：人民卫生出版社，2021.10
ISBN 978-7-117-31357-5

Ⅰ．①中…　Ⅱ．①高…②黄…　Ⅲ．①中医内科学②
消化系统疾病 – 中医治疗学　Ⅳ．①R25

中国版本图书馆 CIP 数据核字（2021）第 040236 号

| 人卫智网 | www.ipmph.com | 医学教育、学术、考试、健康，
购书智慧智能综合服务平台 |
| 人卫官网 | www.pmph.com | 人卫官方资讯发布平台 |

中医内科学·消化分册

Zhongyi Neikexue·Xiaohua Fence

主　　编：高月求　黄穗平
出版发行：人民卫生出版社（中继线 010-59780011）
地　　址：北京市朝阳区潘家园南里 19 号
邮　　编：100021
E - mail：pmph @ pmph.com
购书热线：010-59787592　010-59787584　010-65264830
印　　刷：三河市国英印务有限公司
经　　销：新华书店
开　　本：787 × 1092　1/16　　印张：19
字　　数：427 千字
版　　次：2021 年 10 月第 1 版
印　　次：2021 年 11 月第 1 次印刷
标准书号：ISBN 978-7-117-31357-5
定　　价：65.00 元

打击盗版举报电话：010-59787491　E-mail：WQ @ pmph.com
质量问题联系电话：010-59787234　E-mail：zhiliang @ pmph.com

数字增值服务编委会

主　　编　高月求　黄穗平

副 主 编　林　江　刘　汶　李志红　沈智理

编　　委 (以姓氏笔画为序)

王垂杰(辽宁中医药大学附属医院)　　　　沈　洪(江苏省中医院)

王惠娟(山东中医药大学)　　　　　　　　沈智理(岳阳市中医院)

毛德文(广西中医药大学第一附属医院)　　张景豪(上海中医药大学)

叶振昊(广东省中医院)　　　　　　　　　林　江(上海中医药大学附属龙华医院)

刘　汶(首都医科大学附属北京中医医院)　周秉舵(上海中医药大学附属岳阳中西

刘凤斌(广州中医药大学第一附属医院)　　　　　　医结合医院)

孙学华(上海中医药大学附属曙光医院)　　周振华(上海中医药大学)

孙慧怡(北京中医药大学)　　　　　　　　赵文霞(河南中医药大学第一附属医院)

李延萍(重庆市中医院)　　　　　　　　　施卫兵(安徽省中医院)

李志红(北京中医药大学东直门医院)　　　高月求(上海中医药大学附属曙光医院)

李晓东(湖北中医药大学附属医院)　　　　黄穗平(广东省中医院)

汪　静(西南医科大学附属中医医院)　　　程红杰(北京中医药大学房山医院)

学术秘书　郑　超(上海中医药大学附属曙光医院)

3

修 订 说 明

为适应中医住院医师规范化培训快速发展和教材建设的需要,进一步贯彻落实《国务院关于建立全科医生制度的指导意见》《医药卫生中长期人才发展规划(2011—2020年)》和《国家卫生计生委等7部门关于建立住院医师规范化培训制度的指导意见》,按照《国务院关于扶持和促进中医药事业发展的若干意见》要求,规范中医住院医师规范化培训工作,培养合格的中医临床医师队伍,经过对首版教材使用情况的深入调研和充分论证,人民卫生出版社全面启动全国中医住院医师规范化培训第二轮规划教材(国家卫生健康委员会"十三五"规划教材)的修订编写工作。

为做好本套教材的出版工作,人民卫生出版社根据新时代国家对医疗卫生人才培养的要求,成立国家卫生健康委员会第二届全国中医住院医师规范化培训教材评审委员会,以指导和组织教材的修订编写和评审工作,确保教材质量;教材主编、副主编和编委的遴选按照公开、公平、公正的原则,在全国60余家医疗机构近1 000位专家和学者申报的基础上,经教材评审委员会审定批准,有500余位专家被聘任为主审、主编、副主编、编委。

本套教材始终贯彻"早临床、多临床、反复临床",处理好"与院校教育、专科医生培训、执业医师资格考试"的对接,实现了"基本理论转变为临床思维、基本知识转变为临床路径、基本技能转变为解决问题的能力"的转变,注重培养医学生解决问题、科研、传承和创新能力,造就医学生"职业素质、道德素质、人文素质",帮助医学生树立"医病、医身、医心"的理念,以适应"医学生"向"临床医生"的顺利转变。

根据该指导思想,本套教材在上版教材的基础上,汲取成果,改进不足,针对目前中医住院医师规范化培训教学工作实际需要,进一步更新知识,创新编写模式,将近几年中医住院医师规范化培训工作的成果充分融入,同时注重中医药特色优势,体现中医思维能力和临床技能的培养,体现医考结合,体现中医药新进展、新方法、新趋势等,并进一步精简教材内容,增加数字资源内容,使教材具有更好的思想性、实用性、新颖性。

本套教材具有以下特色:

1. 定位准确,科学规划 本套教材共25种。在充分调研全国近200家医疗机构及规范化培训基地的基础上,先后召开多次会议深入调研首版教材的使用情况,并广泛听取了长期从事规培工作人员的意见和建议,围绕中医住院医师规范化培训的目标,分为临床学科(16种)、公共课程(9种)两类。本套教材结合中医临床实际情况,充分考虑各学科内亚专科的培训特点,能够满足不同地区、不同层次的培训要求。

2. **突出技能,注重实用**　本套教材紧扣《中医住院医师规范化培训标准(试行)》要求,将培训标准规定掌握的以及编者认为在临床实践中应该掌握的技能与操作采用"传统"模式编写,重在实用,可操作性强,强调临床技能能力的训练和提高,重点体现中医住院医师规范化培训教育特色。

3. **问题导向,贴近临床**　本套教材的编写模式不同于本科院校教材的传统模式,采用问题导向和案例分析模式,以案例提示各种临床情境,通过问题与思路逐层、逐步分解临床诊疗流程和临证辨治思维,并适时引入、扩展相关的知识点。教材编写注重情境教学方法,根据诊治流程和实际工作中的需要,将相关的医学知识运用到临床,转化为"胜任力",重在培养学员中医临床思维能力和独立的临证思辨能力,为下一阶段专科医师培训打下坚实的基础。

4. **诊疗导图,强化思维**　本套教材设置各病种"诊疗流程图"以归纳总结临床诊疗流程及临证辨治思维,设置"临证要点"以提示学员临床实际工作中的关键点、注意事项等,强化中医临床思维,提高实践能力,体现中医住院医师规范化培训教育特色。

5. **纸数融合,创新形式**　本套教材以纸质教材为载体,设置随文二维码,通过书内二维码融入数字内容,增加视频/微课资源、拓展资料及习题等,使读者阅读纸书时即可学习数字资源,充分发挥富媒体优势和数字化便捷优势,为读者提供优质适用的融合教材。教材编写与教学要求匹配、与岗位需求对接,与中医住院医师规范化培训考核及执业考试接轨,实现了纸数内容融合、服务融合。

6. **规范标准,打造精品**　本套教材以《中医住院医师规范化培训实施办法(试行)》《中医住院医师规范化培训标准(试行)》为编写依据,强调"规范化"和"普适性",力争实现培训过程与内容的统一标准与规范化。其临床流程、思维与诊治均按照各学科临床诊疗指南、临床路径、专家共识及编写专家组一致认可的诊疗规范进行编写。在编写过程中,病种与案例的选择,紧扣标准,体现中医住院医师规范化培训期间分层螺旋、递进上升的培训模式。教材修订出版始终坚持质量控制体系,争取打造一流的、核心的、标准的中医住院医师规范化培训教材。

人民卫生出版社医药卫生规划教材经过长时间的实践和积累,其优良传统在本轮教材修订中得到了很好的传承。在国家卫生健康委员会第二届全国中医住院医师规范化培训教材评审委员会指导下,经过调研会议、论证会议、主编人会议、各专业教材编写会议和审定稿会议,编写人员认真履行编写职责,确保了教材的科学性、先进性和实用性。参编本套教材的各位专家从事中医临床教育工作多年,业务精纯,见解独到。谨此,向有关单位和个人表示衷心的感谢!希望各院校及培训基地在教材使用过程中,及时提出宝贵意见或建议,以便不断修订和完善,为下一轮教材的修订工作奠定坚实的基础。

人民卫生出版社有限公司

2020 年 3 月

国家卫生健康委员会"十三五"规划教材
全国中医住院医师规范化培训
第二轮规划教材书目

序号	教材名称	主编		
1	卫生法规(第2版)	周 嘉	信 彬	
2	全科医学(第2版)	顾 勤	梁永华	
3	医患沟通技巧(第2版)	张 捷	高祥福	
4	中医临床经典概要(第2版)	赵进喜		
5	中医临床思维(第2版)	顾军花		
6	中医内科学·呼吸分册	王玉光	史锁芳	
7	中医内科学·心血管分册	方祝元	吴 伟	
8	中医内科学·消化分册	高月求	黄穗平	
9	中医内科学·肾病与内分泌分册	倪 青	邓跃毅	
10	中医内科学·神经内科分册	高 颖	杨文明	
11	中医内科学·肿瘤分册	李和根	吴万垠	
12	中医内科学·风湿分册	刘 维	茅建春	
13	中医内科学·急诊分册	方邦江	张忠德	
14	中医外科学(第2版)	刘 胜		
15	中医皮肤科学	陈达灿	曲剑华	
16	中医妇科学(第2版)	梁雪芳	徐莲薇	刘雁峰
17	中医儿科学(第2版)	许 华	肖 臻	李新民
18	中医五官科学(第2版)	彭清华	忻耀杰	
19	中医骨伤科学(第2版)	詹红生	冷向阳	谭明生
20	针灸学	赵吉平	符文彬	
21	推拿学	房 敏		
22	传染病防治(第2版)	周 华	徐春军	
23	临床综合诊断技术(第2版)	王肖龙	赵 萍	
24	临床综合基本技能(第2版)	李 雁	潘 涛	
25	临床常用方剂与中成药	翟华强	王燕平	

国家卫生健康委员会
第二届全国中医住院医师规范化培训教材
评审委员会名单

前　言

为深入实施《国家中长期教育改革和发展规划纲要(2010—2020年)》和国务院《关于建立住院医师规范化培训制度的指导意见》,全面实施"5+3"为主体的临床医学人才培养体系,培养高素质、高水平、应用型的中医药临床人才,适应中医及中西医结合住院医师规范化培训的快速发展和教材建设需要,我们根据住院医师规范化培训要求,组织全国消化病专家编写了本书。

消化系统疾病为内科学常见疾病之一,中医药在治疗消化系统疾病方面有显著优势。中医内科消化病学以中医学理论为指导,研究消化道,包括食管、脾胃、肝胆、胰腺、大肠、小肠等脏腑和器官相关疾病。本教材以临床病例为引导,以西医学临床诊断为主体,以疾病的中医病因病机及其证治规律作为临床实践的理论支撑,涵盖相关知识概述、问诊、诊断思路、诊断内容、中西医结合治疗,以及患者调摄及预后等,并实时穿插一些思考,引导读者对相关知识点进行回顾和拓展,启发并鼓励他们思考与探索。

本教材主要面向群体为住院医师规范化培训中的中医及中西医结合医师,旨在提高住院医师的临床思维能力。目前住院医师规范化培训为在岗培训,其原则包括"理论联系实践并以实践为主""坚持自学与辅导相结合并以自学为主"等。本教材以病案为实践,重在"抛砖引玉",旨在"思维引导",知识点穿插点拨,结合实践。全书共分为四篇,第一篇为总论;第二篇以中医病名为章,以经典为纲领,重在培养中医思维;第三篇以西医病名为章,以临床诊疗指南为导向,中西医并重,主要突出中西医临床诊治疾病思路及中医特色疗法等;第四篇为基本技能与操作。

本教材重在培养住院医师的临床思维,中西虽有结合,重在中医,同时,针对中医名家经验及西医学最近研究进展等相关拓展知识,在纸质教材对应章节中增设二维码,可供读者扫阅,以拓宽思路,加深理解。

本教材由主编高月求教授、黄穗平教授协调分工,联合全国各地的专家进行编写。本教材在全体编委集思广益、共同努力下完成,但由于时间仓促,书中不足之处,敬请各位读者在使用过程中发现问题并及时提出,使这部教材质量不断提升。

《中医内科学·消化分册》编委会

2020年12月

目　录

第三篇　常见消化系统疾病中西医结合治疗

第四篇　基本技能与操作

第一篇

总　　论

第一章

消化病病因病机与源流

　　消化系疾病主要包括胃肠、肝胆胰腺疾病,主要体现为人体消化吸收功能障碍。中医学基于人体消化功能障碍的症状来辨识消化系疾病,大致可归于中医脾胃、肝胆系病症。帛书《五十二病方》亦有诸如腹痛、腹张(胀)、陽(肠)病等消化病症的描述。《灵枢·肠胃》记载了对食管、胃肠道解剖的描绘,在《素问》中有诸多对消化病症的描述,如"目黄者,曰黄疸""鼓胀者,腹胀,身皆大……色苍黄,腹筋起"等。

　　《伤寒论》与《金匮要略》系统论述了呕吐、腹胀、痞满、黄疸、蛔厥等消化系病症,所创茵陈蒿汤、理中汤、半夏泻心汤、四逆汤、大黄牡丹汤、乌梅丸等治疗消化系病症的经典名方,至今仍有效地指导着临床实践。《神农本草经》也认识到,茵陈可退黄疸,黄连治疗痢疾等。

　　其后历代医家在经典理论指导下,通过临床实践,对脾胃、肝胆系病症认识日趋完善,隋代巢元方的《诸病源候论》系统论述了脾胃病候的病因、病机及证候。宋代的《太平惠民和剂局方》收集整理了四君子汤、参苓白术散等脾胃病常用方剂。作为金元四大家之一的李东垣创立了脾胃学说,其著《脾胃论》对后世影响深远。他提出了"养生当实元气,欲实元气,先调脾胃"的主张,首创"内伤脾胃,百病由生"的观点,重视脾胃阳气的升举,明辨内伤外感的实质,创立益胃升阳、甘温除热等治则。明代李中梓《医宗必读》提出"脾为后天之本"。张景岳认为"善治脾者,能调五脏,即所以治脾胃也。能治脾胃,而使食进胃强,即所以安五脏也"。清代叶天士强调"养胃阴",创立甘缓益胃、酸甘敛阴的治法及代表方剂益胃汤,纠正历代医家详于理脾而略于治胃之弊,丰富了李东垣的脾胃学说,使脾胃学说趋于完善。

　　中华人民共和国成立以来,中医药、中西医结合事业得到长足发展,形成了诸多消化系疾病的中医药防治指南,在胃癌前病变、功能性胃肠病、慢性乙型肝炎、肝纤维化、肝硬化等疾病上研制了大量疗效确切的中成药,创建了大量的脾胃、肝胆病专科或专科医院,促进了中医药事业的繁荣。

(高月求)

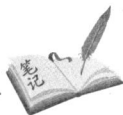

第二章

消化系统生理与病理

第一节 解剖与生理

一、消化系统解剖

消化系统分为消化道和消化腺。

消化道由口腔、咽、食管、胃、小肠(十二指肠、空肠、回肠)及大肠(盲肠、阑尾、结肠、直肠、肛管)组成,分为上消化道(口腔到十二指肠)及下消化道(空肠及其以下部分)。

1. 口腔 位于消化道起始部,包括腭、咽峡、舌和大唾液腺(腮腺、下颌下腺、舌下腺)。其中大唾液腺与肝脏胰腺组成大消化腺。

咽峡是由腭垂、腭帆后缘、两侧的腭舌弓、腭咽弓和舌根共同围成的由口腔通向咽部的狭窄通道。

2. 咽部 向前上通鼻腔,向前通口腔,向前下通喉腔,向两侧通中耳鼓室。

3. 食管 上端于第 6 颈椎下缘与咽交界,下端于第 11 胸椎与胃的贲门交界,长约 25cm。

4. 胃 大部分位于左季肋区,小部分位于腹上区,2~4 小时排空。

(1) 胃的结构:贲门(以贲门口为中心,边缘 2cm 范围)、胃底、胃体、胃窦、幽门。

(2) 胃壁结构:黏膜层(有众多皱襞)、肌层、浆膜层。

5. 十二指肠 起自幽门 Treitz(屈氏)韧带,下接空肠,长 25~30cm;肠圈呈 "C" 字形,分球部、降部、水平部、升部。

6. 空肠、回肠 空肠位于左上、中腹部,约小肠全长的 2/5,壁较厚,血供丰富;回肠位于中、下腹部及盆腔,约小肠全长的 3/5,壁较薄,血供一般。

7. 大肠 位于腹部四周,分为盲肠、阑尾、结肠、直肠、肛管。

8. 肝脏 位于右上腹,肝上界在右锁骨中线第 5 肋骨,右腋中线平第 6 肋骨处。肝的上缘隆凸称膈面。肝脏面的中部有 H 形的两条纵沟和一条横沟,其中横沟叫第一肝门。

9. 胆道系统 主要包括胆囊、肝总管和胆总管。

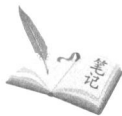

胆囊位于肝下面右侧纵沟的前部,分胆囊底、胆囊体、胆囊颈、胆囊管四部分。肝左右叶的左右肝管出肝门后汇合成肝总管,肝总管与胆囊管汇合成胆总管。

10. 胰腺 胰腺横置于腹后壁腰 1—2 椎体平面,可分胰头、胰颈、胰体、胰尾四部分。

二、消化系统生理

消化系统的基本功能是消化从外界摄取的食物,吸收各种营养物质,供机体新陈代谢所需的能量,并将未被消化和吸收的食物残渣经肛门排出体外。

1. 机械性消化 包括胃的排空和小肠的运动。

2. 化学性消化 消化液主要由有机物离子和水组成,由唾液、胃液、胰液、胆汁、小肠液共同作用完成。主要功能有:①稀释食物,使之与血浆渗透压相等以便于吸收;②改变消化腔内的 pH,使之适应于酶分解作用的需要;③水解复杂食物成分便于吸收;④通过分泌黏液、抗体和大量液体保护消化道黏膜,防止理化损伤。

经过机械性消化和化学性消化,原来的大分子营养物质转变为在小肠内可被吸收的小分子物质,为营养物质的充分吸收创造了条件。

3. 吸收 口腔和食管基本没有吸收功能,胃仅能吸收少量的水和酒精。

小肠是吸收的主要部位,糖类、蛋白质和脂肪的消化产物大部分是在十二指肠和空肠吸收的。

回肠主动吸收胆盐和维生素 B_{12}。

大肠的主要功能是吸收水分和盐类、暂时储存经消化吸收后剩下的食物残渣。

4. 消化器官活动的调节 非消化期各种消化液分泌量少,消化管的运动也较弱;进食后分泌消化液增多,消化管的运动也增强。这种适应性是在神经和体液双重因素的调节下实现的。

(1) 神经调节:大部分消化器官受自主神经系统的交感和副交感神经的双重支配,这些神经中含有传入和传出纤维,传出纤维直接调控消化腺的分泌和消化管的运动,传入纤维参与消化的反射活动。

(2) 体液调节:胃肠激素与神经系统一起,共同调节消化器官的运动、分泌和吸收功能。

第二节 病理与病理生理

一、食管相关性疾病

1. 反流性食管炎 主要是抗反流防御机制减弱和反流物对食管黏膜攻击作用的结果。病情严重、病程较长且反复发作会引起食管狭窄或巴雷特食管(Barrett esophagus)。

2. 食管癌 主要由亚硝胺类化合物、饮食刺激和食物刺激、遗传因素和癌基因变化所致。一般认为食物粗糙、过烫,会造成食管黏膜的慢性理化刺激,致局限或弥漫性上皮增生,形成食管癌的癌前病变。

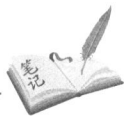

二、胃相关性疾病

1. **慢性胃炎**　主要由幽门螺杆菌(Hp)感染,十二指肠胃反流及自身免疫引起。Hp 释放的尿素酶可分解尿素产生 NH_3(氨气),NH_3 可中和胃酸,有利于 Hp 繁殖,导致细胞损伤,促进炎症介质释放等,使炎症反应迁延或加重。

2. **消化性溃疡**　因胃酸、胃蛋白酶的侵袭作用与黏膜的防御能力间失去平衡,胃酸对黏膜产生自我消化而造成。幽门螺杆菌(Hp)感染、药物导致胃黏膜损伤、胃排空延迟可持续刺激胃酸分泌过多。包括胃溃疡(以黏膜屏障功能降低为主)、十二指肠溃疡(以高胃酸分泌为主)。

3. **胃癌**　主要有 Hp 感染、环境和饮食、遗传因素等多因素参与。Hp 导致的慢性炎症可成为内源性致突变原;Hp 可还原亚硝酸盐;Hp 某些代谢物促进上皮细胞变异。

三、肠道疾病

1. **炎症性肠病**　是一种多机制引起,异常免疫介导的肠道慢性及复发性炎症,有终身复发倾向。病程较长者,到晚期病变整个肠管纤维化、缩短、变窄。

2. **结直肠癌**　可能与饮食因素、遗传因素、疾病因素和生活方式等危险因素密切相关。

大体观察:①溃疡型:中心有溃疡;②隆起型:好发于右侧结肠;③浸润型:局部肠壁增厚变硬、管腔狭窄。

镜下观察:①管状腺瘤:呈腺管或腺泡结构,可分为高、中、低分化腺癌;②乳头状腺癌:呈粗细不等的乳头状结构;③黏液腺癌:以大量黏液为其特征;④印戒细胞癌:呈弥漫成片的印戒细胞构成,胞核深染,偏于胞质一侧,似戒指状;⑤髓样癌:癌细胞成串样分布,核仁明显,胞质丰富;⑥未分化癌:癌细胞弥漫呈片状,缺乏分化特征。

四、阑尾疾病

1. **急性阑尾炎**　阑尾梗阻和继发感染是造成发病的基本原因。

阑尾管腔小、容量少,粪石或寄生虫致淋巴滤泡发炎肿胀会引起管腔梗阻。梗阻远端继续分泌黏液,腔内压力升高致静脉回流受阻,进一步发展致壁内小动脉回流受阻,最终导致阑尾坏死和穿孔。

2. **慢性阑尾炎**　急性炎症消退后,阑尾管腔狭窄、扭曲引起的排空障碍,产生慢性疼痛或急性反复发作。阑尾外观无明显充血水肿,但阑尾腔内可见粪石,部分阑尾管壁可有增厚、狭窄。阑尾各层可有不同程度纤维组织增生及慢性炎细胞浸润,管腔可闭塞,引起阑尾积水。

五、肝脏疾病

1. **病毒性肝炎**　肉眼大体形态和显微镜下表现如下(表2-1):

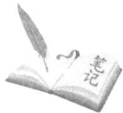

表 2-1　病毒性肝炎的病理改变

	大体观察	镜下观察
急性病毒性肝炎	肝脏体积肿大,被膜紧张,表面光滑,质软	肝细胞变性广泛、坏死轻微,小叶结构完整
慢性病毒性肝炎	① 轻度慢性肝炎:肝脏肿大,但表面光滑	点状坏死,轻度碎片状坏死。可见少量纤维组织增生、炎细胞浸润。小叶结构清楚
	② 中 - 重度慢性肝炎:肝脏肿大	肝细胞变性、坏死较明显,出现中 - 重度碎片状坏死、桥接坏死;纤维结缔组织增生,肝细胞不规则增生、再生,小叶结构紊乱;纤维增生分隔肝小叶,毛玻璃样肝细胞
重型病毒性肝炎	① 急性重型病毒性肝炎(暴发型肝炎):肝脏缩小,表面皱缩、质软,黄色	大片坏死,仅残存网状纤维支架,并很快塌陷;肝窦扩张出血,库普弗细胞(Kupffer cell)增生肥大,小胆管增生
	② 亚急性重型病毒性肝炎:肝脏体积缩小,包膜皱缩不平,表面及切面可见大小不等结节,呈黄绿色	大片坏死,小叶周边肝细胞残留;肝细胞不规则结节状再生;肝细胞索网状纤维支架塌陷,小胆管增生明显,炎细胞浸润显著

2. **慢性肝炎病理学分级分期**　我国目前使用的慢性病毒性肝炎分级、分期标准的专家共识见表 2-2:

表 2-2　慢性病毒性肝炎分级、分期标准

炎症活动度(G)			纤维化程度(S)	
级	汇管区及周围	小叶内	期	纤维化程度
0	无炎症	无炎症	0	无
1	汇管区炎症(CPH)	变性及少数点、灶状坏死	1	汇管区纤维化扩大,限窦周及小叶内纤维化
2	轻度(PN)	变性及多数点、灶状坏死或嗜酸性变	2	汇管区周围纤维化,纤维间隔形成,小叶结构保留
3	中度(PN)	变性、融合坏死或见 BN	3	纤维间隔伴小叶结构紊乱
4	重度(PN)	BN 范围广,累及多个小叶(多腺泡坏死)	4	假小叶形成,早期肝硬化或肯定肝硬化

注:PN,piecemeal necrosis,碎屑状坏死;BN,bridging necrosis,桥接坏死,轻度:部分汇管区受累,界板破坏范围小;中度:大部分汇管区受累,界板破坏范围可达 50%,小叶周边炎明显;重度:扩大的汇管区周围 PN 广泛,可深达小叶中带,周边严重参差不齐。

3. **自身免疫性肝病**　是一类以肝功能异常和肝脏病理损害为主要表现的非传染性肝病,包括自身免疫性肝炎(autoimmune hepatitis, AIH)、原发性胆汁性胆管炎(primary biliary cholangitis, PBC)、原发性硬化性胆管炎(primary sclerosing cholangitis, PSC)及 IgG4 相关性胆管炎等一组疾病。

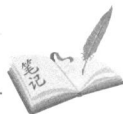

(1) 自身免疫性肝炎(AIH)主要的组织病理学特点包括:①界面炎症明显:多为中度或重度,浆细胞浸润较明显,主要分布在肝界面;②肝小叶内炎症重:小叶内炎症通常明显且弥漫,表现为点灶状坏死、桥接坏死,甚至亚大块肝坏死和大块肝坏死,也可出现凋亡;③胆管破坏不明显和不同程度纤维化。

(2) 原发性胆汁性胆管炎(PBC):是一种慢性进行性胆汁淤积性肝病,以肝内中小胆管非化脓性肉芽肿性炎症为特征,最终导致肝硬化。

其主要组织病理学特点包括:①胆管病变明显:免疫攻击胆管上皮致使小叶间胆管基底膜破坏,淋巴细胞可进入胆管内,引起胆管上皮细胞变性坏死。可出现胆管消失,周边有异常小胆管增生;②汇管区炎症重:汇管区大量淋巴细胞浸润,病变使汇管区扩大,淋巴细胞弥散浸润进入肝小叶内,形成界面炎,并含有增生胆管故称为胆管性界面炎,以区别于 AIH 时淋巴细胞破坏肝界板形成的淋巴细胞性界面炎。在此界面炎基础上纤维化,形成 PBC 后期纤维间隔,称为纤维性界面炎;③肝小叶内炎症轻:一般不出现肝细胞凋亡。

病变从早期发展为肝硬化,组织病理学分为四期:Ⅰ期(胆管炎期);Ⅱ期(胆管增生期);Ⅲ期(纤维化期);Ⅳ期(肝硬化期)。

(3) 原发性硬化性胆管炎(PSC):是一种慢性淤胆性疾病,较为少见,其特征性组织病理学变化是小胆管到大胆管周围均出现"洋葱皮"样管周纤维化。胆管逆行造影显示胆管弥漫性、节段性和多灶性狭窄和扩张呈"串珠"样改变可以明确诊断。病程进展缓慢,最终发展为肝硬化。

(4) IgG4 相关性硬化性胆管炎(IgG4-SC):是指 IgG4 相关疾病累及胆道,导致胆管壁弥漫性增厚、狭窄形成或炎性假瘤。其特点是含大量 IgG4 阳性浆细胞的致密慢性炎细胞浸润,大胆管内病变与炎症相伴随的还有独特的席纹状纤维化和静脉破坏(闭塞性静脉炎)。

4. 淤胆性肝病 / 肝损伤　胆汁淤积可因胆汁代谢异常、胆汁流动及回流不畅、胆管损伤及梗阻等原因引起。胆汁代谢异常往往由遗传基因异常引起,较常见的类型为进行性家族性肝内胆汁淤积症(progressive familial intrahepatic cholestasis, PFIC)。

5. 肝硬化　主要是肝细胞坏死、再生、肝纤维化和肝内血管增殖、循环紊乱引起的肝硬化,进而导致糖、脂类、蛋白质代谢障碍,水电解质紊乱,胆汁分泌和排泄,凝血功能等障碍。

6. 肝癌　原发性肝癌与病毒性肝炎、肝硬化、黄曲霉毒素等有关。

(1) 大体观察

早期(小肝癌型):单个癌结节或两个癌结节合计最大直径 <3cm 的原发性肝癌。

晚期:①(多)结节型:最常见,癌结节散在单个或多个;②弥漫型:结节不明显;③巨块型:直径多 >10cm,圆形。

(2) 镜下观察

(3) 组织学:①肝细胞癌:最多见。分化不一、形态不一;②胆管上皮癌:少见。腺癌或单纯癌,间质多;③混合细胞性肝癌:最少。分化高者癌细胞类似于肝细胞,癌细胞排列呈巢状,血管多,间质少。分化低者异型性明显。癌细胞大小不一。

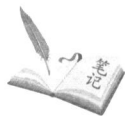

六、胰腺疾病

1. 急性胰腺炎　胰腺腺泡内胰蛋白酶原大量激活微胰蛋白酶,接着胰蛋白酶又催化自身及其他酶原激活,从而引起一系列的级联反应,导致组织损伤。

(1) 急性水肿性胰腺炎:多局限在胰尾,胰腺肿大、质硬。间质充血水肿并有中性粒细胞及单核细胞浸润,可发生局限性脂肪坏死。

(2) 急性出血性胰腺炎:肉眼观,胰腺肿大,质软呈无光泽黯红色,胰腺原有的分叶结构模糊消失,胰腺、大网膜及肠系膜等处可见散在混浊的黄白色斑点。胰腺组织大片凝固性坏死,细胞结构不清,间质小血管壁也有坏死,可见少量炎细胞。

2. 胰腺肿瘤　肉眼观,肿块大小和形态不一,肿瘤呈硬性结节突出于胰腺表面,癌周组织常见硬化。镜下常见组织学类型有导管腺癌、囊腺癌、黏液癌及实性癌,还有未分化癌或多形性癌,少见类型有鳞状细胞癌或腺鳞癌。

(郑　超)

【复习思考题】

1. 消化性溃疡腹痛的特点是什么?
2. 病毒性肝炎的治疗原则有哪些?
3. 简述 Hp 对胃黏膜的影响。

扫一扫
测一测

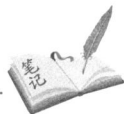

第三章

实验室检验与影像学检查

第一节　实验室检验

一、肝功能评价

1. 血清氨基转移酶　丙氨酸氨基转移酶(ALT)主要存在于肝细胞胞浆中,可灵敏反映肝细胞损伤程度,其次存在于骨骼肌、肾脏和心肌等组织中。ALT 升高幅度大小与肝细胞炎症活动强弱及发病急缓成正比。天冬氨酸氨基转移酶(AST)通常存在于心肌细胞和肝细胞的线粒体中,在肝病早期和慢性肝炎中,其值升高并不明显,而严重肝病和肝病后期则有明显升高。

2. 碱性磷酸酶(ALP)　血清中 ALP 大部分来源于肝脏和骨骼。胆道疾病 ALP 生成大于排泄,血清 ALP 增高。正常妊娠、儿童骨骼生长和脂肪餐后也会升高。各种肝内外胆管阻塞性疾病,ALP 显著升高,且与血清胆红素升高相平行。肝炎、肝硬化等肝实质细胞病变,ALP 轻度升高。骨折愈合期、佝偻病、骨软化症、纤维性骨炎、骨肉瘤、骨转移癌、甲状旁腺功能亢进症时血清 ALP 也会升高。

3. γ- 谷氨酰转肽酶(γ-GT)　肝、胰和肾脏浓度都很高。血清 γ-GT 来自肝胆系统,分布于肝细胞毛细胆管一侧和整个胆道系统。胆汁排泄受阻或合成相对增多,γ-GT 可升高。

4. 血清总胆红素(STB)、间接胆红素(UCB)和直接胆红素(CB)　STB 分为 UCB 和 CB。游离胆红素大部分是由红细胞破坏后释放的血红蛋白中的血红素,在一系列酶的作用下形成的,少部分来自非血红蛋白物质和骨髓中无效造血的血红蛋白,与血液中的清蛋白结合形成 UCB。游离胆红素在肝细胞滑面内质网,在葡萄糖醛酸转移酶的作用下,形成 CB。CB 可直接排入小胆管,并通过肠肝循环经肾脏排出;UCB 不能穿过肝细胞膜,不能通过肾脏排出。

5. 血清胆汁酸(BA)　在肝脏中由胆固醇合成,随胆汁进入肠道,后肠肝循环入肝,被肝细胞摄取,少量进入血液循环。血清 BA 是较灵敏的反映肝清除功能的检测,并与胆道排泄功能相关。

6. 血清总蛋白、清蛋白和球蛋白　肝脏是合成清蛋白(白蛋白,A)的唯一场所,

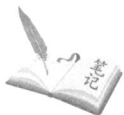

反映肝脏合成功能,可维持血浆胶体渗透压、体内代谢物质运转和反映营养状态。清蛋白水平降低提示肝脏蛋白合成能力减弱;营养不良、疾病消耗增加和从肾、小肠、体液中丢失也影响清蛋白水平。因此它不仅仅反映肝脏的功能状态。正常成人肝脏每天合成清蛋白 120mg/kg,急性肝病时清蛋白一般不会降低;而在慢性肝病则是一个重要的肝功能异常表现。肝硬化患者合成清蛋白仅 3~4g/d,其降低的程度反映肝病的轻重程度和病期的长短。

血清球蛋白(G)是多种蛋白质的混合物,其中包括免疫球蛋白和补体、多种糖蛋白、金属结合蛋白、多种脂蛋白及酶类。G 与机体免疫功能、血浆黏度相关。

血清总蛋白(STP)是 A 和 G 的总称。STP 水平降低多和 A 减少相平行,升高多伴有 G 升高。清蛋白降低或 / 和球蛋白增加,可引起 A/G 倒置。

7. 血清总胆固醇(CHO)　CHO 包括 30% 游离胆固醇和 70% 胆固醇酯。CHO 中 10%~20% 直接食物摄取,其余主要由机体自身合成,肝脏是合成和贮存胆固醇的主要器官。

8. 血浆凝血酶原时间(PT)和凝血酶原活动度(PTA)　PT 和肝细胞内合成的凝血因子Ⅱ、Ⅴ、Ⅶ、Ⅹ有关,是反映肝脏凝血因子合成功能的重要指标,PT 超过正常 3 秒以上,为 PT 延长,提示各种凝血因子的合成能力降低,是反映肝脏合成功能、肝脏病变严重程度和疾病预后的重要指标。

二、幽门螺杆菌检查

检测方法:包括侵入性和非侵入性两类。

侵入性方法依赖胃镜活检,包括快速尿素酶试验、组织切片和细菌培养。

非侵入性检测方法不依赖胃镜检查,包括 ^{13}C 或 ^{14}C 尿素呼气试验、单克隆粪便抗原(HpSA)检测和血清抗体检测等。

三、肝炎病毒检测

1. 乙肝五项　包括乙肝表面抗原(HBsAg)、乙肝表面抗体(抗 -HBs)、乙肝 e 抗原(HBeAg)、乙肝 e 抗体(抗 -HBe)、乙肝核心抗体(抗 -HBc)。

HBsAg 阳性表示 HBV(乙肝病毒)感染;抗 -HBs 为保护性抗体,其阳性表示对 HBV 有免疫力,见于乙型肝炎康复及接种乙肝疫苗者;抗 -HBc-IgM 阳性多见于急性乙型肝炎及 CHB(慢性乙型肝炎)急性发作;抗 -HBc 总抗体主要是 IgG 抗体,只要感染过 HBV,无论病毒是否被清除,此抗体多为阳性。HBeAg 阳性提示病毒复制活跃。HBeAb 阳性提示病毒复制弱。但乙肝病毒发生变异时,血清中无 HBeAg,但可产生 HBeAb,这种情况需结合 HBV-DNA 来判定是否存在病毒复制。

2. HBV-DNA 定量检测　检测数值的绝对数直接反映病毒复制活跃程度,是判断病毒复制水平的首要选择。

四、消化疾病自身抗体

1. 抗核抗体(ANA)　细胞内所有核抗原成分的自身抗体的总称。ANA 滴度越高,与自身免疫病的相关性越大。ANA 结果为阴性或弱阳性时,应根据临床情况做出判

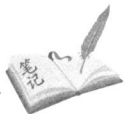

断是否需要进一步对特异性抗体进行检测。

2. 可提取性核抗原抗体谱（ENA） 用分子生物学提取部分 ANA 靶抗原，为 ENA，包括抗双链 DNA（dsDNA）、抗干燥综合征抗原 A 抗体（SSA）、抗干燥综合征抗原 B 抗体（SSB）、抗核糖核蛋白抗体（nRNP）、抗组蛋白抗体（Histones）、抗 Jo-1 抗体、抗 Sm 抗体和抗硬皮病 70 抗体（Scl-70）抗体等。

3. 抗平滑肌抗体（ASMA） 研究显示，ASMA（1∶80）和抗肌动蛋白抗体（1∶40）与 I 型 AIH 患者的组织学疾病活动度和血清生物化学指标有关。ASMA 滴度与自身免疫病有关。

4. 抗可溶性肝抗原 / 肝胰抗原抗体（抗 SLA/LP 抗体） 靶抗原是肝细胞胞质内可溶性蛋白，是 I 型 AIH 的血清标志物，是疾病特异性抗体，因此有较高的诊断价值。

5. 肝肾微粒体抗体 -1 型（LKM-1）抗体和抗肝细胞溶质抗原 -1 型（LC-1）抗体 仅少数 AIH 患者（3%~4%）呈抗 LKM-1 抗体和 / 或抗 LC-1 抗体阳性，可诊断为 II 型 AIH，抗 LKM-1 抗体阳性患者常呈 ANA 和 ASMA 阴性。这两个抗体都不是疾病特异性的。

6. 抗去唾液酸糖蛋白受体（ASGPR）抗体 ASGPR 是肝脏特异性的内吞受体，位于肝细胞膜上。抗 ASGPR 抗体特异性好，可见于各型 AIH，很少存在于其他肝病或肝外自身免疫性疾病，抗体的效价与 AIH 活动度有关。

7. 抗线粒体抗体（AMA） 根据 AMA 的靶抗原在线粒体的位置和对胰蛋白酶的电泳特征，将其分为 9 型（M1-M9）。而 PBC 患者的 AMA 主要识别线粒体的 M2 抗原组分，AMA-M2 是诊断 PBC 的重要依据，其敏感性大于 90%，特异性达 98%。

五、肿瘤标志物

1. 蛋白类肿瘤标志物

（1）甲胎蛋白（AFP）：AFP 是一种糖蛋白，对于原发性肝癌的早期诊断及预后评估敏感性较强，为肝癌的特异性诊断指标，且浓度高低与肿瘤大小呈正相关。可用于肝癌普查、疗效观察及预后的判断。约 20% 的原发肝癌患者会出现假阴性。

（2）癌胚抗原（CEA）：凡内胚层来源的恶性肿瘤如结肠、直肠、食管、胃、肝和胰腺等器官的癌肿患者血清中 CEA 均存在且含量明显高于非肿瘤患者。目前 CEA 是大肠癌最常应用和最有价值的肿瘤标志物之一。但由于 CEA 特异性不强，灵敏度不高，对肿瘤早期诊断作用不明显。

（3）β2 微球蛋白（β2-M）：由人体有核细胞（以浆细胞为主）产生，是 HLA（人类淋巴细胞抗原）的轻链部分。一些非肿瘤性疾病也可能升高。

2. 糖类肿瘤标志物 糖类抗原存在于细胞表面的糖蛋白或糖脂内。

（1）糖类癌抗原 19-9（CA19-9）：又称胃肠癌相关抗原，主要用于胰腺癌、胆囊癌、胆管壶腹癌、肝癌、胃癌、大肠癌的诊断、治疗监测和预后判断。胃肠道和肝的多种良性和炎症病变，如胰腺炎、轻微的胆汁淤积和黄疸，CA19-9 浓度也可增高，但往往呈"一过性"，而且其浓度多低，必须加以鉴别。

（2）糖类癌抗原 72-4（CA72-4）：对胃癌有较高的特异性，是监测胃癌的首选肿瘤标志物。

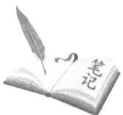

（3）糖类癌抗原50（CA50）：是一种广谱肿瘤标志相关抗原，广泛存在于胰腺、胆囊、肝脏、胃、结直肠，以及膀胱和子宫。它虽然特异性不高，但敏感性较高。CA50对胰腺癌和胆囊癌的阳性检出率较高，可用于胰腺癌、胆囊癌等肿瘤的早期诊断。

（4）糖类癌抗原242（CA242）：对胰腺癌、结直肠癌有较高的敏感性与特异性，对肺癌、乳腺癌也有一定的阳性检出率。对胰腺癌的诊断意义上优于CA19-9，敏感性可达66%~100%。

（5）糖类癌抗原125（CA125）：临床上常用于卵巢癌的检测，但腹水患者无论病变良性或恶性，均见明显升高。

3. 酶类肿瘤标志物

（1）胃蛋白酶原Ⅰ、Ⅱ（PGⅠ、PGⅡ）：是由胃主细胞合成和分泌并转化成有分解蛋白能力的胃蛋白酶。PGⅠ/PGⅡ比值和PGⅠ水平，对于诊断慢性萎缩性胃炎和肠化生有很高的价值。

（2）α-L-岩藻糖苷酶（AFU）：是一种溶酶体酸性水解酶，在原发性肝癌患者中升高，且与AFP水平不相关，尤其是AFP阴性患者诊断价值更大。

六、血尿淀粉酶、血脂肪酶

1. 淀粉酶（AMS）　主要来自胰腺和腮腺。临床主要用于急性胰腺炎的诊断和急腹症的鉴别诊断。AMS升高多见于胰腺炎、胰腺癌、急腹症、腮腺炎、肾衰竭等。

2. 血清脂肪酶（LPS）　可将甘油三酯水解成甘油和脂肪酸。主要由胰腺分泌，部分产生于小肠和胃。LPS能被肾小管全部吸收，所以尿液中无LPS。血清LPS增高多见于胰腺疾病，尤其是急性胰腺炎，常在起病后4~8小时开始增高，24小时达到高峰，持续10~15天，且增高可与AMS平行，甚至持续时间更长，对病后就诊较晚的急性胰腺炎患者有诊断价值，且特异性也较高。

第二节　影像学检查

一、胃肠常见疾病影像学表现

1. 胃溃疡X线征象

（1）直接征象：龛影为主，边缘整齐光滑，底部平坦、光整。黏膜皱襞可向龛影呈放射状纠集，是溃疡性病变的特征。

（2）间接征象：胃轮廓变形如B形胃，葫芦形胃；胃分泌增加，蠕动减弱或增强；幽门狭窄或梗阻。

2. 胃癌X线征象

（1）早期胃癌：出现不规则龛影和小充盈缺损，需结合胃镜及活检等才能确诊。

（2）晚期胃癌：基本表现有黏膜皱襞破坏、中断、消失；腔内充盈缺损；恶性龛影；胃腔狭窄；蠕动消失；胃壁僵硬；局部扪及肿块；胃粘连固定。

（3）溃疡型可见半月形龛影；浸润型可见胃壁僵硬、蠕动消失的"皮革胃"。

3. 十二指肠溃疡X线征象　溃疡呈圆形、类圆形钡斑，边缘光滑，周围有整齐的

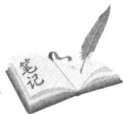

透亮带,或呈放射状黏膜纠集,切线位见腔外龛影。恒久的球部变形是诊断的特异征象。

4. 溃疡性结肠炎 X 线征象

(1) 早期:肠管张力增高,肠腔痉挛狭窄;黏膜皱襞增粗、紊乱;溃疡形成时,呈不规则锯齿状或斑点状致密影。

(2) 进展期:溃疡融合扩大,形成突出向外的袖扣状龛影,呈袖口征。或溃疡呈致密斑,其周围有细圈状透明水肿带,即所谓的靶征。

(3) 晚期:为多发性息肉状充盈缺损,铺路卵石样改变;因肠壁纤维化,致使肠腔呈"腊肠"状。

二、肝、胰常见疾病影像学表现

1. 肝硬化   肝表面呈波浪状,肝实质密度(或信号)不均,肝右叶和左叶内侧段萎缩,尾状叶和左外叶代偿性肥大,肝裂增宽和肝门区扩大,门脉周围间隙增宽。

2. 原发性肝癌   90% 以上为肝细胞癌。

(1) CT 表现:平扫呈边缘不规则低密度区,单发或多发,瘤内常出现坏死呈密度更低区;增强扫描动脉期病灶有明显不均匀性强化,密度高于正常肝,低于同层腹主动脉;门脉期病灶强化,密度迅速降低,低于正常肝,呈"快进快出"的强化特点。伴发改变:门脉瘤栓、邻近器官浸润、肝门及腹膜后淋巴结肿大、脾大、腹水等。

(2) MRI 表现:T1(纵向弛豫)低信号,T2(横向弛豫)相对较高信号,DWI(磁共振扩散加权成像)呈高信号,ADC(表观弥散系数)呈低信号,信号常不均匀并见假包膜。使用普美显造影剂后,肝胆期较周围正常肝组织呈明显低信号,普美显对小肝癌有更好的鉴别能力。

3. 急性胰腺炎

(1) 轻症胰腺炎 CT 表现:胰腺外形增大,密度稍减低,大多为弥漫性,增强扫描胰腺实质呈均匀强化。

(2) 重症胰腺炎 CT 表现:胰腺明显增大,密度不均匀,坏死区呈低密度,出血区呈高密度,增强扫描呈不均匀强化。

三、急腹症影像学表现

1. 胃肠道穿孔   表现为腹腔内积气,最常见于胃肠溃疡。腹部立位 X 线片示在一侧或两侧膈下呈现与膈形态一致的新月形带状透明区即膈下游离气体影。若腹部立位片未见明显异常,但患者突发剧烈腹痛,有溃疡病史,可能是腹腔游离气体被局部包裹,建议腹部 CT 进一步检查。

2. 肠梗阻   分单纯性肠梗阻(机械性肠梗阻)和绞窄性肠梗阻。

单纯性肠梗阻一般不引起血液循环动力障碍,肠壁无明显增厚及缺血改变。小肠扩张积气,立位 X 线片可出现阶梯状气液平面。

绞窄性肠梗阻时小肠长期扩张引起肠壁缺血,扩张的肠管引起肠道动力障碍,肠扭转,腹内疝,小肠明显扩张积气积液,肠扭转后见空回肠转位征。

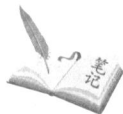

第三节 内 镜 检 查

一、食管炎

各类食管炎的特殊表现。

1. 反流性食管炎 反流性食管炎是最常见的食管炎。镜下表现为食管黏膜充血水肿,表面有糜烂甚至溃疡。部分反流性食管炎内镜下可无异常。胃食管结合的近端出现橘红色(或)伴有栅栏样血管表现的柱状上皮,提示为巴雷特食管(Barrett esophagus)。

2. 医源性食管炎 医源性食管炎,为药物在食管停留过久刺激黏膜而产生的炎症。内镜下可见黏膜糜烂甚至溃疡。多见于老年久卧或吞咽困难者,部分见于习惯不用水送服药物者。常引起本病的药物有阿司匹林、钾盐片剂以及部分降压药物。

3. 真菌性食管炎 常见于老年,肿瘤或免疫低下患者,也可由口腔真菌蔓延所致。内镜下可见黏膜白苔,周围充血水肿,一般不形成溃疡。

二、慢性胃炎

内镜检查对慢性胃炎的诊断具有较高的价值。常见的种类及内镜下表现见表3-1。

表 3-1 胃部疾病在内镜下的表现

分类	内镜下表现
慢性浅表性胃炎	黏液黏稠、局限性充血及黏膜水肿。
	水肿黏膜较淡,充血黏膜呈深红色,二者相互交织呈红白相间或红黄相间。
慢性萎缩性胃炎	黏膜萎缩,色泽变淡,可呈灰红色或灰白色。萎缩黏膜呈弥漫性或片状,黏膜菲薄,血管显露,有时黏膜可呈颗粒样增生,糜烂或出血。
糜烂性胃炎	黏膜可见吸盘状、点状、平坦状糜烂或出血性病变。
疣状胃炎	单个或多个胃黏膜上脐样隆起病变,有时中心有表浅糜烂,大小 3~5mm,高 1~2mm。

三、胃溃疡

1. 日本学者将胃、十二指肠溃疡分为 6 个期,分别用 A1、A2;H1、H2;S1、S2 来代表,内镜下表现见表3-2。

2. 内镜检查也可以观察到胃溃疡的间接征象,如胃腔畸形、胃小弯缩短以及胃壁痉挛等。溃疡伴出血时溃疡中心或边缘可见出血斑,有时可见血管断端。

四、早期胃癌

大部分早期胃癌在内镜下即可获得根治性治疗,5 年生存率超过 90%,但早期胃癌在内镜下缺乏特征性,病灶小,所以胃镜检查结合黏膜活检是目前最可靠的诊断

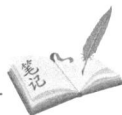

表 3-2 消化性溃疡分期及内镜下表现

分期		内镜下表现
急性期	A1	溃疡表面坏死,覆盖较厚白色或黄白色苔,周边明显充血、水肿。
	A2	溃疡表面坏死,覆盖的苔变薄,周边仍有较明显的充血、水肿。
愈合期	H1	溃疡表面无坏死,白苔消失或变得很薄,仍有糜烂,溃疡周围的充血、水肿减轻或基本消失,可见再生的上皮。
	H2	糜烂消失,溃疡周边轻度充血或充血、水肿消失,可见明显的再生上皮及轻度的黏膜集中象。
瘢痕期	S1(红色瘢痕期)	溃疡已愈合,形成红色瘢痕,周边无充血水肿,可见再生上皮及黏膜集中象。
	S2(白色瘢痕期)	溃疡部位形成白色瘢痕,黏膜集中象明显。

手段。

早期胃癌的胃镜下分型见表 3-3。

表 3-3 早期胃癌胃镜下分型(巴黎分型,2005 年)

分型及特征			内镜下表现
隆起型(0- I 型)	0- I p 有蒂型		
	0- I s 无蒂型		
平坦型(0- II 型)	0- IIa 轻微隆起		
	0- IIb 平坦		
	0- IIc 轻微凹陷		
	同时具有轻微隆起及轻微凹陷的病灶	0- IIc+ IIa	
		0- IIa+ IIc	
凹陷型(0- III 型)	0- III		0- III
	凹陷及轻微凹陷结合的病灶	0- IIc+ III	0- IIc+ III
		0- III+ IIc	0- III+ IIc

五、炎症性肠病

肠道炎症疾病可分为特异性和非特异性。特异性有血吸虫病、肠结核、伪膜性肠

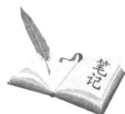

炎、阿米巴肠病等;非特异性主要包括溃疡性结肠炎、克罗恩病和慢性结肠炎。

1. 血吸虫病　其主要病变在直肠、乙状结肠,为血吸虫在结肠静脉产卵沉积刺激肠壁而导致炎症、溃疡等表现:①急性期黏膜水肿充血,有黄色或棕色的扁圆状隆起,坏死后形成溃疡。②慢性病变时可见肠壁增厚,黏膜粗糙,血管纹理不清或消失。

2. 肠结核　多见于回盲部,内镜可见环状分布的淋巴组织增生引起的假息肉隆起,可有大小不等的结核结节或肿块凸入肠腔,表面高低不平,使结肠变形。

3. 溃疡性结肠炎　病变可持续多年。表现为:①急性期内镜下可见肠黏膜充血水肿,可有针尖大小的红色斑点和黄白色点状物。②病变通常对称,有黏稠的血性分泌物附着。③慢性病变常见黏膜粗糙,呈细颗粒状、炎性息肉及桥状黏膜,结肠变形缩短、结肠袋变浅、变钝或消失。

4. 克罗恩病　病变节段跳跃性分布,病变为非对称性,其中具有特征性的表现为非连续、纵行溃疡和卵石样外观,可有长段肠腔狭窄。

5. 慢性结肠炎　表现为原因不明的腹泻,镜下表现为黏膜充血水肿,光泽度增加,血管纹理不清,易见肠痉挛。

六、急性非静脉曲张性上消化道出血

急性非静脉曲张性上消化道出血是临床常见的危重急症之一。

1. 内镜检查中无食管、胃底静脉曲张并在上消化道发现出血病灶,可确诊。

2. 重视病史与体征在病因诊断中的作用。如消化性溃疡常有慢性反复发作上腹痛史,应激性溃疡患者多有明确的应激源,恶性肿瘤患者多有乏力、食欲不振、消瘦等表现,有黄疸、右上腹绞痛症状应考虑胆道出血。

3. 不明原因消化道出血。经常规内镜(包括胃镜与结肠镜)检查不能明确病因的持续或反复发作的出血分为隐性出血和显性出血,前者表现为反复发作的缺铁性贫血和粪便隐血试验阳性,而后者则表现为呕血和/或黑便、血便等肉眼可见的出血。下列情况特殊处理:①仍有活动性出血的患者,应急诊行选择性腹腔动脉造影,以明确出血部位和病因,必要时同时进行栓塞止血治疗;②在出血停止、病情稳定后可行小肠钡剂造影或 CT 成像;也可以考虑胶囊内镜或单(双)气囊小肠镜检查,以进一步明确小肠是否有病变。

4. 内镜检查时如发现溃疡出血,可根据溃疡基底特征判断患者发生再出血的风险,凡基底有血凝块、血管显露者易于再出血,内镜检查时对出血性病变应作改良的 Forrest 分级:①Forrest Ⅰa 级:喷射样出血;②Forrest Ⅰb 级:活动性渗血;③Forrest Ⅱa 级:血管裸露;④Forrest Ⅱb 级:血凝块附着;⑤Forrest Ⅱc 级:黑色基底;⑥Forrest Ⅲ级:基底洁净。

七、门静脉高压食管胃底静脉曲张

门静脉高压症可以导致消化管道不同部位的静脉曲张,其中以食管胃静脉曲张最常见,食管胃静脉曲张出血也是危及患者生命的常见急症,内镜检查是消化道静脉曲张及其出血诊断的金标准。

静脉曲张出血的内镜下表现:①曲张静脉的急性出血(喷射性出血或渗血);②曲

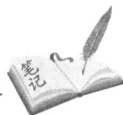

张静脉表面有"白色血栓头";③曲张静脉表面覆有血凝块;④出血的食管胃静脉曲张患者未发现其他潜在的出血部位。

(周振华)

【复习思考题】

1. 试述肝脏主要酶学特点。
2. 试述胆红素的正常代谢。
3. 试述常见三种黄疸的分类。

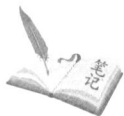

第四章

消化系统疾病常用中成药

一、泻下剂

(一) 寒下剂

1. 通便宁片　功能:理气宽中,泻下通便。主治:肠胃实热积滞所致的便秘。

2. 当归龙荟丸　功能:泻火通便。主治:肝胆火旺所致的心烦不宁,头晕目眩,耳鸣耳聋,胁肋疼痛,脘腹胀痛,大便秘结。

3. 九制大黄丸　功能:泻下导滞。主治:胃肠积滞所致的便秘,湿热下痢,口渴不休,饮食停水,胸热心烦,小便赤黄。

(二) 润下剂

1. 麻仁胶囊　功能:润肠通便。主治:肠热津亏所致的便秘。

2. 增液口服液　功能:养阴生津,增液润燥。主治:高热后,阴津亏损所致的便秘。

3. 通便灵胶囊　功能:泻热导滞,润肠通便。主治:热结便秘,长期卧床便秘,一时性腹胀便秘,老年习惯性便秘。

4. 苁蓉通便口服液　功能:滋阴补肾,润肠通便。主治:中老年人,病后产后等虚性便秘及习惯性便秘。

(三) 峻下剂

舟车丸　功能:行气逐水。主治:水停气滞所致的水肿。

(四) 通腑降浊剂

尿毒清颗粒　功能:通腑降浊,健脾利湿,活血化瘀。主治:脾肾亏损,湿浊内停,瘀血阻滞所致的少气乏力,腰膝酸软,恶心呕吐,肢体浮肿,面色微黄及慢性肾衰。

二、清热剂

(一) 清热泻火解毒剂

1. 龙胆泻肝丸　功能:清肝胆,利湿热。主治:肝胆湿热所致的头晕目赤,耳鸣耳聋,耳肿疼痛,胁痛口苦,尿赤涩痛,湿热带下。

2. 芩连片　功能:清热解毒,消肿止痛。主治:脏腑蕴热,头痛目赤,口舌生疮,热痢腹痛,湿热带下。

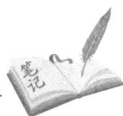

3. 导赤丸　功能:清热泻火,利尿通便。主治:火热内盛所致口舌生疮,咽喉疼痛,心胸烦热,小便短赤,大便秘结。

(二)解毒消癥剂

1. 抗癌平片　功能:清热解毒,散瘀止痛。主治:热毒瘀血壅滞所致的胃癌,食道癌,直肠癌等。

2. 西黄丸　功能:清热解毒,消肿散结。主治:热毒壅结所致痈疽疔毒,瘰疬,流注癥肿。

三、温里剂

(一)温里散寒剂

1. 理中丸　功能:温中散寒,健胃。主治:脾胃虚寒、呕吐泄泻、胸满腹痛、消化不良。

2. 小建中汤合剂　功能:温中补虚,缓急止痛。主治:脾胃虚寒所致腹痛。

3. 良附丸　功能:温胃理气。主治:寒凝气滞,脘痛吐酸,胸腹胀满。

4. 香砂养胃颗粒　功能:温中和胃。主治:胃阳不足,湿阻气滞所致的胃痛、痞满。

5. 附子理中丸　功能:温中健脾。主治:脾胃虚寒所致的脘腹冷痛,呕吐泄泻,手足不温。

6. 香砂平胃丸　功能:止痛。主治:湿浊中阻,脾胃不和所致。

(二)回阳救逆剂

四逆汤　功能:温中祛寒,回阳救逆。主治:阳虚欲脱,冷汗自出,四肢厥逆,下利清谷。

四、祛痰剂

燥湿化痰剂

二陈丸　功能:燥湿化痰,理气和胃。主治:痰湿停滞所致咳嗽痰多,脘腹胀闷,恶心呕吐。

五、止咳平喘剂

(一)散寒止咳剂

1. 通宣理肺丸　功能:解表散寒,宣肺止咳。主治:风寒束表,肺气不宣所致。

2. 杏仁止咳颗粒　功能:宣肺散寒,止咳祛痰。主治:风寒感冒咳嗽、气逆。

(二)清肺止咳剂

1. 清肺抑火丸　功能:清肺止咳,化痰通便。主治:痰热阻肺所致痰黄黏稠。

2. 蛇胆川贝散　功能:清肺、止咳、祛痰。主治:肺热咳嗽,痰多。

3. 橘红丸　功能:清肺、化痰、止咳。主治:痰热咳嗽,痰多,色黄黏稠,胸闷口干。

4. 急支糖浆　功能:清热化痰,宣肺止咳。主治:外感风热所致的咳嗽。

5. 强力枇杷露　功能:清热化痰,敛肺止咳。主治:痰热伤肺所致。

6. 川贝止咳露　功能:止咳祛痰,风热咳嗽。主治:痰多上气或燥咳。

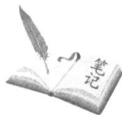

（三）润肺止咳剂

1. 养阴清肺膏　功能:养阴润燥,清肺利咽。主治:阴虚燥咳,咽喉干痛,干咳少痰。

2. 二母宁嗽丸　功能:清肺润燥,化痰止咳。主治:燥热蕴肺所致的咳嗽。

3. 蜜炼川贝枇杷膏　功能:清热润肺,化痰止咳。主治:肺燥咳嗽。

（四）发表化饮平喘剂

1. 小青龙胶囊　功能:解表化饮,止咳平喘。主治:风寒水饮,恶寒发热,无汗,喘咳痰稀。

2. 桂龙咳喘宁胶囊　功能:止咳化痰,降气平喘。主治:外感风寒,痰湿内阻所致咳喘,痰涎壅盛。

（五）泄热平喘剂

止咳定喘口服液　功能:辛凉宣泄,清肺平喘。主治:表寒里热,身热口渴,咳嗽痰盛,喘气逆。

（六）化痰平喘剂

1. 降气定喘丸　功能:降气定喘,祛痰止咳。主治:痰浊阻肺所致咳嗽痰多,气逆喘促。

2. 蠲哮片　功能:泻肺除壅、涤痰祛瘀、利气平喘。主治:支气管哮喘发作期痰瘀伏肺证。

（七）补肺平喘剂

人参保肺丸　功能:益气补肺,止咳定喘。主治:肺气亏虚,肺失宣降所致虚劳久嗽,气喘。

（八）纳气平喘剂

1. 苏子降气丸　功能:降气化痰,温肾纳气。主治:上盛下虚,气逆痰壅所致咳嗽喘息,胸膈满闷。

2. 七味都气丸　功能:补肾纳气,涩精止遗。主治:肾不纳气所致喘促,久咳,气短,遗精,盗汗。

3. 固本咳喘片　功能:益气固表,健脾补肾。主治:脾虚痰盛、肾气不固所致。

4. 蛤蚧定喘胶囊　功能:滋阴清肺,止咳平喘。主治:肺肾两虚,阴虚肺热所致虚劳久咳,年老哮喘,胸闷,自汗盗汗。

六、固涩剂

涩肠止泻剂

1. 四神丸　功能:温肾散寒,涩肠止泻。主治:肾阳不足所致的泄泻。

2. 固本益肠片　功能:健脾温肾,涩肠止泻。主治:脾肾阳虚所致的泄泻。

七、补虚药

（一）补气药

1. 四君子丸　功能:益气健脾。主治:脾胃虚弱,胃纳不佳,食少便溏。

2. 补中益气丸　功能:补中益气,升阳举陷。主治:脾胃虚弱,中气下陷所致。

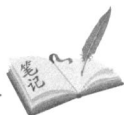

3. 参苓白术散　功能:补脾胃,益肺气。主治:脾胃虚弱,食少便溏,气短咳嗽,肢倦乏力。

4. 六君子丸　功能:补脾益气,燥湿化痰。主治:脾胃虚弱,气虚痰多,腹胀便溏。

5. 香砂六君子丸　功能:益气健脾,和胃。主治:脾虚气滞,消化不良,脘腹胀满,大便溏泄。

6. 启脾丸　功能:健脾和胃。主治:脾胃虚弱,消化不良,腹胀便溏。

7. 薯蓣丸　功能:调理脾胃,益气和营。主治:气血不足,肺脾不足所致虚劳,胃脘痛,痹病,闭经,月经不调。

(二) 助阳剂

1. 桂附地黄丸　功能:温补肾阳。主治:肾阳不足,肢体浮肿,小便不利,痰饮咳喘,消渴。

2. 右归丸　功能:温补肾阳,填精止遗。主治:肾阳不足,命门火衰,阳痿遗精,尿频。

3. 五子衍生丸　功能:补肾益精。主治:肾虚精亏所致阳痿不育,遗精早泄,尿后余沥。

4. 济生肾气丸　功能:温肾化气,利水消肿。主治:肾阳不足,水湿内停所致。

5. 青娥丸　功能:补肾强腰。主治:肾虚腰痛,起坐不利,膝软乏力。

(三) 养血剂

1. 当归补血口服液　功能:补养气血。主治:气血两虚证。

2. 四物合剂　功能:补血调经。主治:血虚所致的面色萎黄,头晕眼花,心悸气短,月经不调。

(四) 滋阴剂

1. 六味地黄丸　功能:滋阴补肾。主治:肾阴亏损,头晕耳鸣,腰膝酸软,骨蒸潮热,盗汗遗精,消渴。

2. 左归丸　功能:滋肾补阴。主治:真阴不足,腰膝酸软,盗汗遗精,神疲口燥。

3. 大补阴丸　功能:滋阴降火。主治:阴虚火旺,潮热盗汗,咳嗽咯血,耳鸣遗精。

4. 知柏地黄丸　功能:滋阴降火。主治:阴虚火旺,潮热盗汗,口干咽痛,耳鸣遗精,小便短赤。

5. 河车大造丸　功能:滋阴清热,补肾益肺。主治:肺肾两亏,虚劳咳嗽,骨蒸潮热、盗汗遗精、腰膝酸软。

6. 麦味地黄丸　功能:滋肾养肺。主治:肺肾阴亏,潮热盗汗,咽干咯血,眩晕耳鸣,消渴。

7. 玉泉丸　功能:清热养阴,生津止渴。主治:阴虚内热所致的消渴。

8. 杞菊地黄丸　功能:滋肾养肝。主治:肝肾阴亏,眩晕耳鸣,羞明畏光,迎风流泪,视物昏花。

(五) 补气养血剂

1. 八珍颗粒　功能:补气益血。主治:气血两虚,面色萎黄,食欲不振,四肢乏力,月经不调。

2. 人参归脾丸　功能:益气补血,健脾宁心。主治:心脾两虚,气血不足所致。

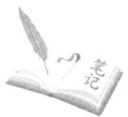

3. 人参养荣丸　功能:温补气血。主治:心脾不足,气血两亏,形瘦神疲,食少便溏。

4. 十全大补丸　功能:温补气血。主治:气血两虚,面色苍白,气短心悸,头晕自汗,四肢不温。

5. 健脾生血颗粒　功能:健脾和胃,养血安神。主治:脾胃虚弱,心脾两虚所致。

（六）补气养阴剂

1. 生脉饮　功能:益气复脉,养阴生津。主治:气阴两亏,心悸气短,脉微自汗。

2. 人参固本丸　功能:滋阴益气,固本培元。主治:阴虚气弱,虚劳咳嗽,心悸气短。

3. 消渴丸　功能:滋肾养阴,益气生津。主治:气阴两虚所致的消渴病。

4. 参芪降糖胶囊　功能:益气养阴,健脾补肾。主治:气阴两虚所致的消渴病。

5. 养胃舒胶囊　功能:益气养阴,健脾和胃,行气导滞。主治:脾胃气阴两虚所致胃痛。

（七）阴阳双补剂

龟鹿二仙膏　功能:温肾补精,补气养血。主治:肾虚精亏所致腰膝酸软,遗精,阳痿。

（八）补精养血剂

七宝美髯丸　功能:滋补肝肾。主治:肝肾不足所致须发早白,遗精早泄,头眩耳鸣,腰背痛。

八、安神剂

（一）补虚安神剂

1. 天王补心丸　功能:滋阴养血,补心安神。主治:心阴不足,心悸健忘,失眠多梦,大便干燥。

2. 柏子养心丸　功能:补气,养血,安神。主治:心气虚寒,心悸易惊,失眠多梦,健忘。

3. 养血安神丸　功能:滋阴养血,宁心安神。主治:阴虚血少所致头眩心悸,失眠健忘。

4. 枣仁安神液　功能:养血安神。主治:心血不足所致失眠,健忘,心烦,头晕,神经衰弱。

（二）解郁安神颗粒

解郁安神颗粒　功能:疏肝解郁,安神定志。主治:情志不畅,肝郁气滞所致。

（三）清火安神剂

朱砂安神丸　功能:清心养血,镇惊安神。主治:心火亢盛,阴血不足证。

九、和解剂

（一）和解少阳剂

小柴胡颗粒　功能:解表散热,疏肝和胃。主治:外感病邪犯少阳证。

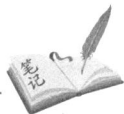

（二）调和肝脾剂

1. 逍遥丸　功能：疏肝健脾，养血调经。主治：肝郁脾虚所致的郁闷不舒，胸胁胀痛，头晕目眩，食欲减退、月经不调。

2. 加味逍遥丸　功能：疏肝清热，健脾养血。主治：肝郁血虚，肝脾不和，两胁胀痛，头晕目眩，倦怠食少，月经不调，脐腹胀痛。

十、理气剂

（一）理气疏肝剂

1. 四逆散　功能：透解郁热，疏肝理脾。主治：肝气郁结所致。

2. 左金丸　功能：泻火，疏肝，和胃，止痛。主治：肝火犯胃。

3. 柴胡疏肝丸　功能：疏肝理气，消胀止痛。主治：肝气不舒。

4. 气滞胃痛颗粒　功能：疏肝理气，和胃止痛。主治：肝郁气滞，胸痞胀满，胃脘疼痛。

5. 胃苏颗粒　功能：理气消胀，和胃止痛。主治：气滞型胃脘痛。

（二）理气和中剂

1. 木香顺气丸　功能：行气化湿，健脾和胃。主治：湿阻中焦，脾胃不和所致的湿滞脾胃证。

2. 越鞠丸　功能：理气解郁，宽中除满。主治：瘀热痰湿内生所致脾胃气郁。

十一、活血剂

（一）活血化瘀剂

1. 复方丹参片　功能：活血化瘀，理气止痛。主治：气滞血瘀所致的胸痹。

2. 丹七片　功能：活血化瘀，通脉止痛。主治：瘀血痹阻所致胸痹心痛，眩晕头痛，经期腹痛。

3. 血塞通颗粒　功能：活血祛瘀，通脉活络。主治：瘀血阻络所致的中风偏瘫，胸痹心痛。

4. 消栓通络胶囊　功能：活血化瘀，温经通络。主治：瘀血阻络所致中风。高脂血症见此证候。

5. 逐瘀通脉胶囊　功能：破血逐瘀，通经活络。主治：血瘀所致眩晕。

（二）活血行气剂

1. 血府逐瘀口服液　功能：活血祛瘀，行气止痛。主治：气滞血瘀所致胸痹。

2. 元胡止痛片　功能：理气、活血、止痛。主治：气滞血瘀所致胃痛，胁痛，头痛及痛经。

3. 速效救心丸　功能：行气活血，祛瘀止痛。主治：扩冠，缓解心绞痛。

4. 冠心苏合滴丸　功能：理气、宽胸、止痛。主治：寒凝气滞、心脉不通所致胸痹。

5. 心可舒胶囊　功能：活血化瘀，行气止痛。主治：气滞血瘀引起胸闷，心悸，头晕，头痛，颈项疼痛。

6. 九气拈痛丸　功能：理气、活血、止痛。主治：气滞血瘀所致胸胁胀满疼痛，痛经。

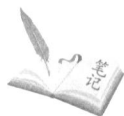

十二、　止血剂

(一) 凉血止血剂

槐角丸　功能:清肠疏风,凉血止血。主治:血热所致肠风便血,痔疮肿痛。

(二) 化瘀止血剂

1. 三七片　功能:散瘀止血,消肿止痛。主治:出血兼瘀血证。

2. 止血定痛片　功能:散瘀、止血、止痛。主治:十二指肠溃疡疼痛、出血、胃酸过多。

十三、消导剂

(一) 消积导滞剂

1. 保和丸　功能:消食,导滞,和胃。主治:食积停滞,脘腹胀满,嗳腐吞酸,不欲饮食。

2. 枳实导滞丸　功能:消积导滞,清利湿热。主治:饮食停滞,湿热内阻所致。

3. 六味安消散　功能:和胃健脾,消积导滞,活血止痛。主治:脾胃不和,积滞内停所致。

(二) 健脾消食剂

开胃健脾丸　功能:健脾和胃。主治:脾胃虚弱、中气不和所致泄泻痞满。

十四、祛湿剂

(一) 清肝利胆剂

1. 茵栀黄口服液　功能:清热解毒,利湿退黄。主治:肝胆湿热所致的黄疸。

2. 茵陈五苓丸　功能:清湿热,利小便。主治:肝胆湿热,脾肺郁结所致的黄疸。

3. 消炎利胆片　功能:清热、祛湿、利胆。主治:肝胆湿热所致的胁痛,口苦,胆囊炎。

(二) 清热燥湿止泻剂

1. 香连丸　功能:清热化湿,行气止痛。主治:大肠湿热所致的痢疾。

2. 香连化滞丸　功能:清热利湿,行气化滞。主治:大肠湿热所致痢疾。

(三) 温化水湿剂

1. 五苓散　功能:温阳化气,利湿行水。主治:阳不化气,水湿内停所致水肿。

2. 萆薢分清丸　功能:分清化浊,温肾利湿。主治:肾不化气、清浊不分所致白浊。

(周秉舵)

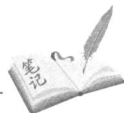

第二篇

常见消化病中医诊疗

第五章

痞　满

PPT 课件

05章PPT

中医古籍论
痞满证治

EB-5-1

培训目标

1. 掌握痞满的定义、病因病机。
2. 掌握痞满的诊查要点(诊断依据、病证鉴别)、辨证论治。
3. 熟悉痞满的预后转归。
4. 了解痞满的预防调摄。

痞满是由于中焦气机阻滞,脾胃升降失职,出现以脘腹满闷不舒为主症的病证。以自觉胀满,触之无形,按之柔软,压之无痛为临床特点。痞满的临床表现与西医学的慢性胃炎(包括慢性非萎缩性胃炎和慢性萎缩性胃炎)、功能性消化不良、胃下垂等疾病相似,这些疾病若以脘腹满闷不舒为主症时,可参照本章内容辨证论治。

【典型案例】

患者男性,45 岁。

反复上腹胀满,时轻时重,有时嗳气,无反酸,无呕吐。舌苔薄白,脉细弱。

问题一　根据现有病史资料,该患者属于哪一系的病证? 为了进一步明确病因病机和诊断,需要补充哪些病史内容?

思路　患者以脘腹胀满为主要表现,餐后明显,伴嗳气等症状,首先应考虑脾胃系病。

为了进一步明确诊断,需要补充了解以下病史:询问病程长短、发作频率和规律;询问发病的诱因;询问脘腹胀满的特点:喜按? 拒按? 喜温? 喜凉? 询问常见伴随症状(可遵循从上到下,从消化系统到整体的询问原则):口内感觉、胃纳、是否有(上述病史资料中已有嗳气症状的描述)反酸症状,是否有呕吐症状,二便情况、精神情况和睡眠情况;询问既往接受的检查和治疗情况。

完善病史:

病程长短、发作频率和规律——1 年前开始出现脘腹胀满;发病初期发作不甚频繁,但近 3 个月发作频繁,几乎每天均有不适;餐后症状容易加重。

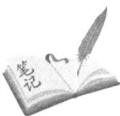
笔记

询问发病的诱因——发病前曾进食冷饮和油腻食物。

询问脘腹胀满的特点——喜温喜按。

询问伴随症状——口淡不渴,纳呆,时嗳气,无反酸,无呕吐,大便稀溏无便血,小便正常,精神疲倦,睡眠尚可。

询问既往接受的检查和治疗情况——3个月前外院胃镜提示慢性非萎缩性胃炎。曾自行口服一些助消化的药物,疗效不佳。

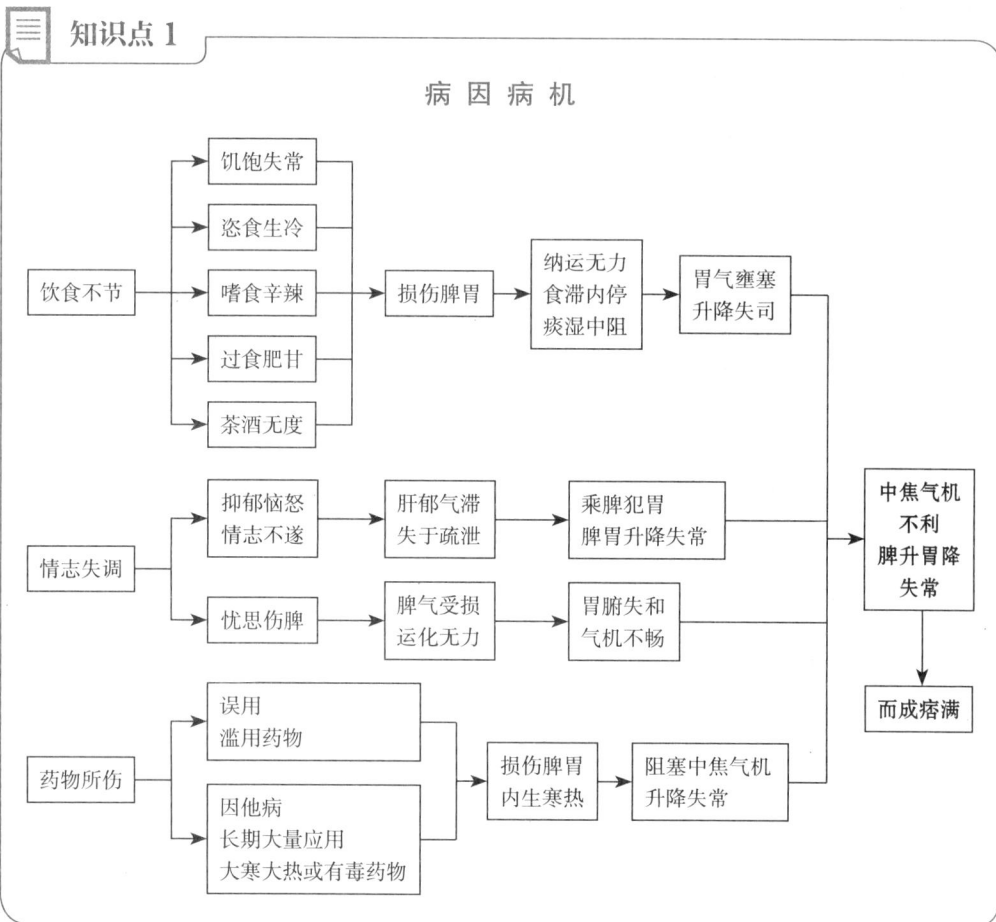

知识点 1

病 因 病 机

问题二　该患者的中医诊断是什么?需要和哪些病证进行鉴别?为进行鉴别,还需要了解哪些病史信息?

思路1　该患者以脘腹满闷不舒为主症,病程漫长,反复发作,多由饮食等因素诱发,胃镜提示慢性胃炎,中医诊断考虑是痞满。

思路2　临诊时当与胃痛、鼓胀、积聚、胸痹等进行鉴别。

思路3　为了病证鉴别,需要进一步了解以下情况:

询问患者有无贫血、呕吐、吐血、黑便、便血、消瘦、胸痛、发热等伴随症状。该患者无上述伴随症状。

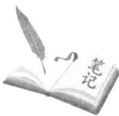

询问患者既往有无慢性消化系统疾病病史或全身性疾病病史,有无肝脏、胆道及胰腺等慢性疾病史。除消化系统本身疾病以外,有无冠心病心绞痛、慢性心功能不全、慢性肾病、糖尿病胃轻瘫、系统性红斑狼疮和硬皮病等也会导致腹部不适和腹胀的其他系统疾病。该患者否认上述疾病史。

询问特殊用药史以及有无大量饮酒史。该患者否认特殊用药史及饮酒史。

知识点 2

类 证 鉴 别

	相同点	不同点
胃痛	病位同在脘腹	痞满以满闷不舒为患,起病较缓,压无痛感; 胃痛以疼痛为主,起病多急,压之可痛
鼓胀	均自觉脘腹满	痞满是自觉满闷不舒,外无胀形,按之柔软; 鼓胀是腹部胀大如鼓、皮色苍黄、脉络暴露为主症,按之腹皮绷紧
积聚	均可有脘腹满闷的症状	痞满是自觉症状,无块状物可扪及; 积聚是腹内结块,或痛或胀,不仅有自觉症状,而且有结块可扪及
胸痹	均可有胸脘满闷不舒的症状	胸痹以胸部闷痛为主症,多于活动时诱发,而痞满发病多与饮食有关

问题三　结合该患者临床四诊信息,应该如何辨证论治?

思路

辨证要点——应首辨虚实;次辨寒热;还要辨虚实寒热的兼夹。

望诊——舌质淡,苔薄白:脾胃虚弱之象。

闻诊——语声低微:中气不足之象。

问诊 1——发病前喜喝冷饮,喜食油腻食物:饮食不节,内伤脾胃。

问诊 2——脘腹胀满已经 1 年,但近 3 个月发作频繁,餐后症状容易加重:久病多虚证。

问诊 3——发病时喜温喜按,不喜生冷寒凉饮食,口淡不渴,纳呆:脾胃虚弱,纳运减弱之象。

问诊 4——时嗳气:脾胃虚弱,气机升降失常之象。

问诊 5——大便稀溏:脾胃虚弱,水湿运化失司之象。

切诊——脉细弱:脉道鼓动无力之象。

综上,患者以脘腹满闷不舒为主症,病程漫长,反复发作,四诊合参诊断为:痞满(脾胃虚弱证)。

基本治法——调理脾胃升降、理气除痞消满。

具体治法——补气健脾,升清降浊。

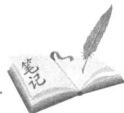

代表方药——香砂六君子汤合补中益气汤。

处方注释——痞满基本病机为中焦气机不利,气机升降失司,故而在主方中加入行气降气药物(如陈皮、木香、砂仁、厚朴、枳实、法半夏等)为治疗痞满的通用之法,无论痞满虚实均可酌情选用。不要因痞满虚证就只是投以健脾益气之药,却不加入行气降气药物,如此往往收效欠佳。

知识点 3

痞满的辨证论治

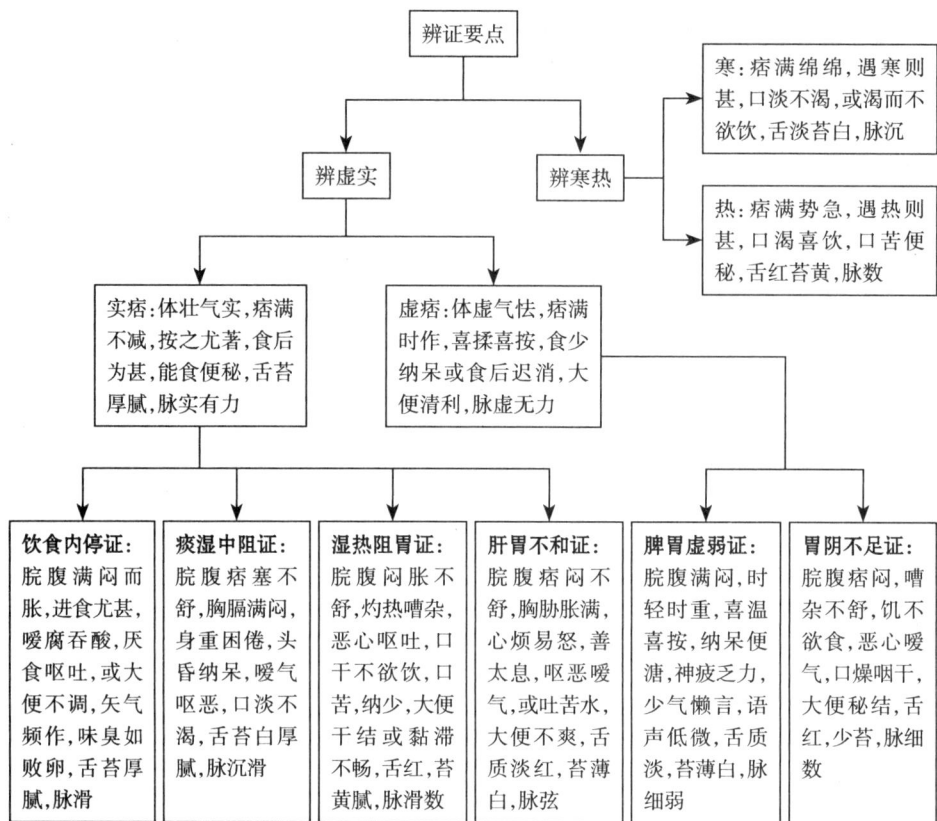

辨证要点

辨虚实 　　　辨寒热

寒:痞满绵绵,遇寒则甚,口淡不渴,或渴而不欲饮,舌淡苔白,脉沉

热:痞满势急,遇热则甚,口渴喜饮,口苦便秘,舌红苔黄,脉数

实痞:体壮气实,痞满不减,按之尤著,食后为甚,能食便秘,舌苔厚腻,脉实有力

虚痞:体虚气怯,痞满时作,喜揉喜按,食少纳呆或食后迟消,大便清利,脉虚无力

饮食内停证:脘腹满闷而胀,进食尤甚,嗳腐吞酸,厌食呕吐,或大便不调,矢气频作,味臭如败卵,舌苔厚腻,脉滑

痰湿中阻证:脘腹痞塞不舒,胸膈满闷,身重困倦,头昏纳呆,嗳气呕恶,口淡不渴,舌苔白厚腻,脉沉滑

湿热阻胃证:脘腹闷胀不舒,灼热嘈杂,恶心呕吐,口干不欲饮,口苦,纳少,大便干结或黏滞不畅,舌红,苔黄腻,脉滑数

肝胃不和证:脘腹痞闷不舒,胸胁胀满,心烦易怒,善太息,呕恶嗳气,或吐苦水,大便不爽,舌质淡红,苔薄白,脉弦

脾胃虚弱证:脘腹满闷,时轻时重,喜温喜按,纳呆便溏,神疲乏力,少气懒言,语声低微,舌质淡,苔薄白,脉细弱

胃阴不足证:脘腹痞闷,嘈杂不舒,饥不欲食,恶心嗳气,口燥咽干,大便秘结,舌红,少苔,脉细数

问题四　该患者的预后转归如何?

思路　该患者预后良好。慢性胃炎的治疗目标不是治愈,是缓解症状,改善生活质量,减少复发,防止发生癌变。医生应当避免治疗不当,注意胃痞病情迁延可渐渐发展为胃痛、胃癌等疾患。可根据临床情况应用现代医疗技术如电子内窥胃镜、病理组织检查、腹部 B 超、电子计算机断层扫描(CT)等对患者进行跟踪随访。

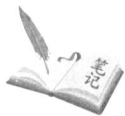

知识点 4

痞满的转归

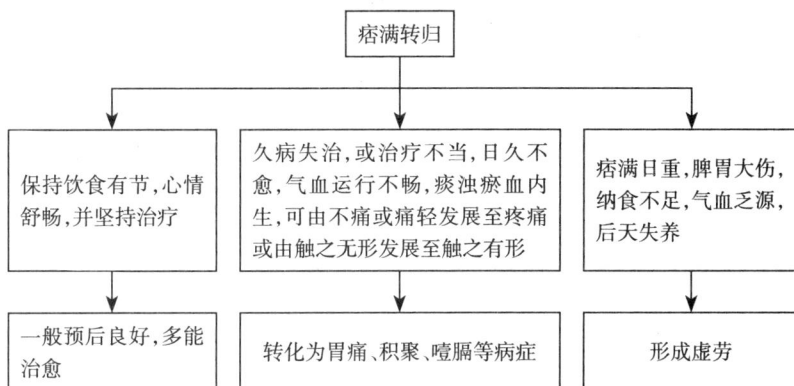

痞满转归

保持饮食有节,心情舒畅,并坚持治疗	久病失治,或治疗不当,日久不愈,气血运行不畅,痰浊瘀血内生,可由不痛或痛轻发展至疼痛或由触之无形发展至触之有形	痞满日重,脾胃大伤,纳食不足,气血乏源,后天失养
一般预后良好,多能治愈	转化为胃痛、积聚、噎膈等病症	形成虚劳

问题五 该患者如何预防与调摄?

思路

(1) 饮食调摄:饮食以少食多餐,营养丰富,清淡易消化为原则,不宜饮酒及过食生冷、辛辣食物,切忌粗硬饮食,暴饮暴食,或饥饱无常。

(2) 起居调摄:注意劳逸结合,锻炼,避免劳累,病情较重时,需适当休息。

(3) 精神调摄:应保持精神愉快,避免忧思恼怒及情绪紧张。

知识点 5

痞满的预防调摄

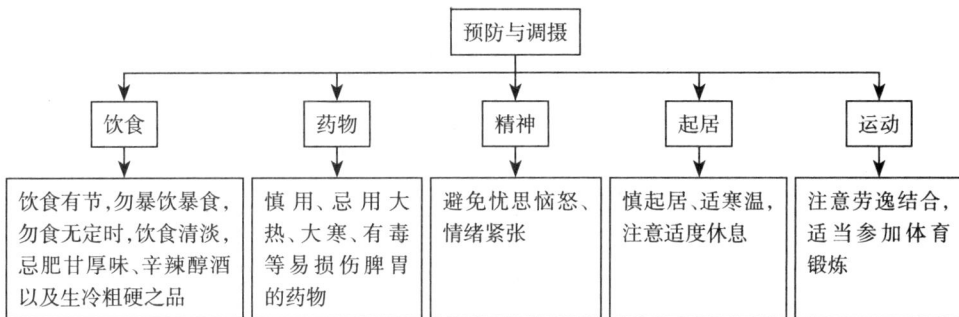

预防与调摄

饮食	药物	精神	起居	运动
饮食有节,勿暴饮暴食,勿食无定时,饮食清淡,忌肥甘厚味、辛辣醇酒以及生冷粗硬之品	慎用、忌用大热、大寒、有毒等易损伤脾胃的药物	避免忧思恼怒、情绪紧张	慎起居、适寒温,注意适度休息	注意劳逸结合,适当参加体育锻炼

【临证要点】

1. 痞满辨证上首辨虚实,次辨寒热以及虚实寒热的兼夹。

2. 临证治疗以调和脾胃,行气消痞为基本法则,应重视醒脾健脾,调畅气机,遵照"虚者补之,实者泻之,虚实夹杂者补消并用"原则。

3. 扶正重在健脾益胃,补中益气,或养阴益胃。

4. 祛邪则视具体证候,分别施以消食导滞、除湿化痰、理气解郁、清热祛湿等法,

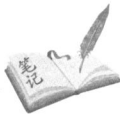

且宜顾及脾胃之气的固护。

5. 久痞虚实夹杂,寒热并见者,治宜温清并用,辛开苦降。

【诊疗流程】

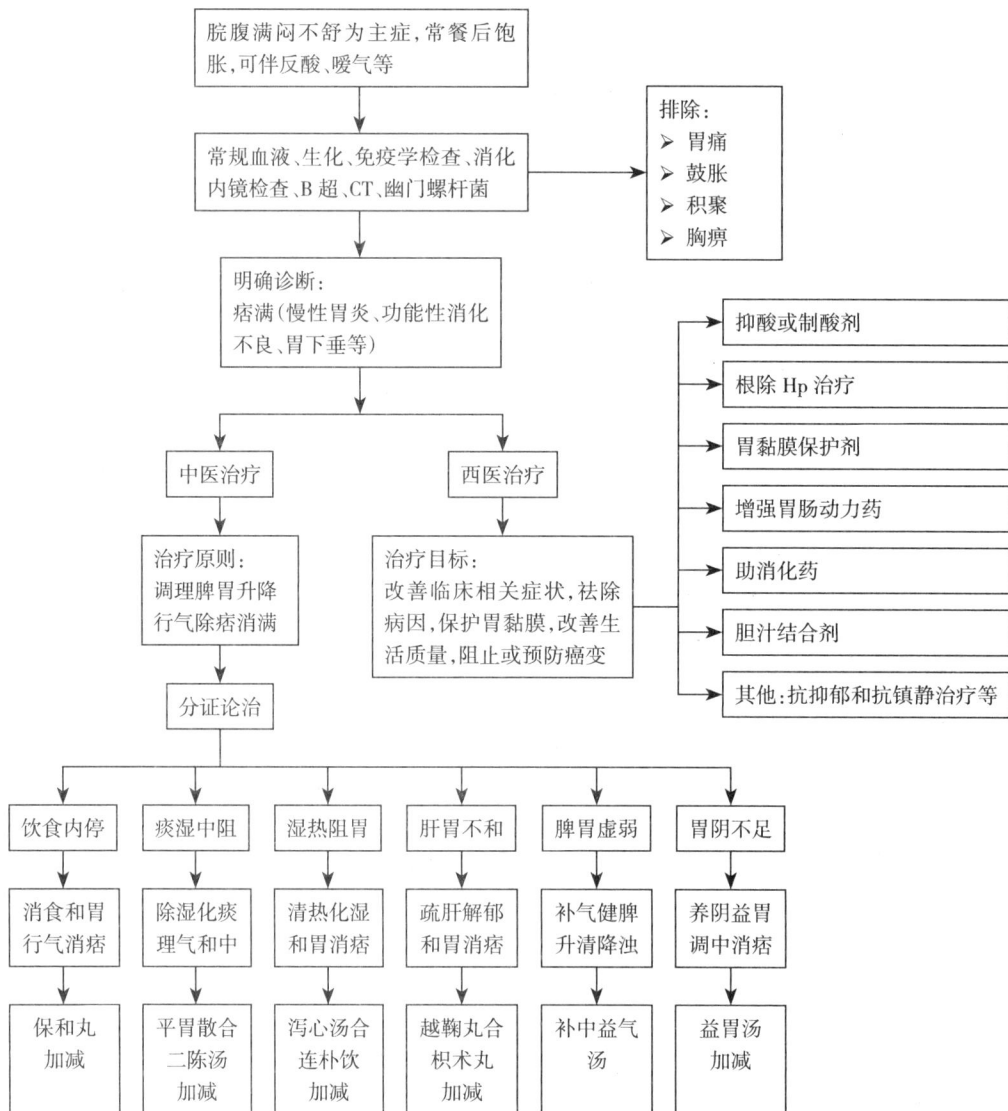

（叶振昊）

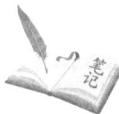

【复习思考题】

1. 痞满如何与胃痛、鼓胀、胸痹相鉴别?
2. 试述痞满的病因病机。
3. 试述痞满的辨证及治疗。

第六章

胃　痛

PPT 课件

06章PPT

胃痛,又称胃脘痛,是以上腹胃脘部近心窝处疼痛为主症的病证。西医学中的急性胃炎、慢性胃炎(包括慢性非萎缩性胃炎和慢性萎缩性胃炎)、消化性溃疡(包括胃溃疡、十二指肠溃疡)、功能性消化不良、胃黏膜脱垂等病以上腹胃脘部疼痛为主要症状者,属于中医学胃痛范畴,可参照本章内容辨证论治。

古籍阅读

ER-6-1

【典型案例】

患者女性,49 岁。

反复上腹部隐痛,餐后加重,时伴有嗳气,无反酸。恶心欲呕,舌质淡,边有齿痕,苔白微腻,脉弱。

问题一　根据现有病史资料,该患者属于哪一系的病证? 为了进一步明确病因病机和诊断,需要补充哪些病史内容?

思路　患者以上腹胃脘部近心窝处疼痛为主要表现,餐后加重,伴恶心欲呕、嗳气等症状,首先应考虑脾胃系病。

为了进一步明确诊断,需要补充了解以下病史:询问病程长短、发作频率和规律;询问发病的诱因;询问胃脘痛的特点:喜按? 拒按? 喜温? 喜凉? 询问常见伴随症状(可遵循从上到下,从消化系统到整体的询问原则):口内感觉、胃纳、是否有反酸症状,是否有呕吐症状,二便情况、精神情况、睡眠情况,肤温情况;询问既往接受的检查和治疗情况。

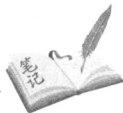

完善病史：

病程长短、发作频率和规律——2 年前开始出现胃脘隐痛；发病初期发作不甚频繁，但近 2 个月发作频繁，几乎每天均有不适；进食寒凉或劳累后胃痛症状明显加重。

询问病因——发病前工作劳累，经常加班，饮食不规律。

询问胃痛的特点——发病时喜温喜按，进食寒凉或劳累后胃脘隐痛更甚。

询问伴随症状——口淡不渴，纳欠佳、时嗳气，无反酸，恶心但无呕吐，大便稀溏无便血，无黑便，小便正常，精神疲倦，时觉乏力，睡眠欠佳，易醒多梦，手足不温。

询问既往接受的检查和治疗情况——2 个月前外院检查结果如下：胃镜提示慢性萎缩性胃炎。胃黏膜病理结果提示胃窦黏膜慢性炎，伴轻度肠化、轻度萎缩，无不典型增生。^{13}C- 尿素呼气试验阴性。腹部(肝、胆、脾、胰)彩超显示肝、胆、脾、胰未见明显异常声像。多导联心电图检查结果提示窦性心律，正常心电图。DR(数字 X 线摄影)全胸正侧位片正常。患者曾于门诊口服一些中药(具体不详)以及制酸、助消化、促动力的药物，疗效不佳。

知识点 1

病 因 病 机

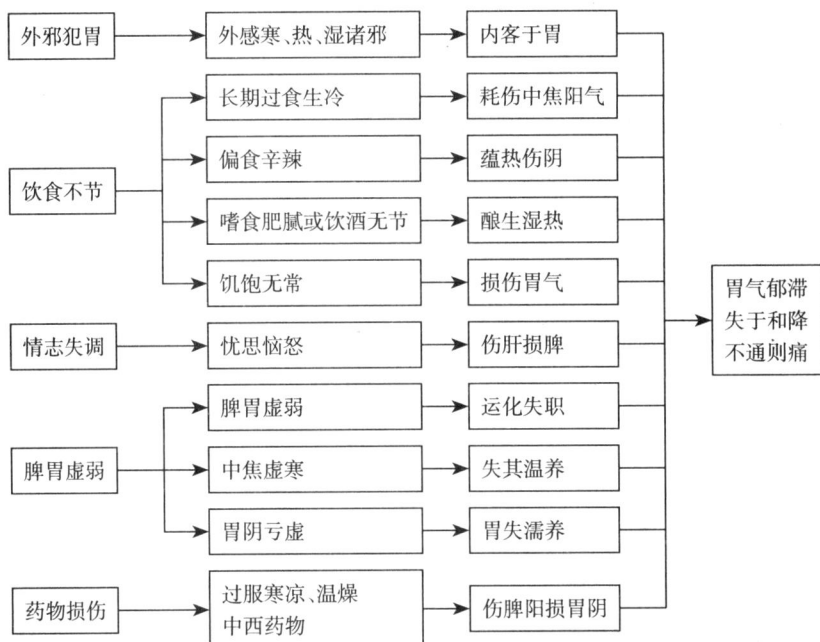

问题二　该患者的中医诊断是什么？需要和哪些病证进行鉴别？为进行鉴别，还需了解哪些病史信息？

思路 1　该患者以上腹胃脘隐痛为主症，病程长，反复发作，多由饮食、劳累等因素诱发，胃镜提示慢性萎缩性胃炎，中医诊断考虑是胃痛。

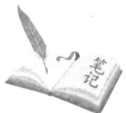

思路 2 临诊时,应与真心痛、胁痛、腹痛等进行鉴别。

思路 3 为了病证鉴别,需要进一步了解以下情况:

询问有无贫血、呕吐、吐血、黑便、便血、消瘦、发热等伴随症状(亦可遵循从上到下,从消化系统到整体(肢体)的顺序)。该患者无上述伴随症状。

询问既往有无慢性消化系统疾病病史或全身性疾病病史,有无肝脏、胆道及胰腺等慢性疾病史。询问有无如冠心病心绞痛、肺炎、慢性肾病、糖尿病胃轻瘫、系统性红斑狼疮和硬皮病等引起"胃痛"症状的其他系统疾病。该患者否认上述疾病史。

询问特殊饮食史、特殊用药史以及有无饮酒史。患者亦否认相关情况。

完善病史:

> 该患者病程中无吞咽困难、无呕吐、无呕血、黑便和便血,无发热,无明显的体重下降。近期无特殊药物服用史、不洁饮食史及饮酒史。腹部(肝、胆、脾、胰)超声检查未见明显异常。心电图正常。DR 全胸正侧位片正常。

知识点 2

鉴 别 诊 断

	相同点	不同点
真心痛	均可有心下胃脘疼痛不适症状	真心痛多见于老年人,常有胸痹病史;一般为胸膺部闷痛或绞痛,疼痛剧烈,痛引肩背,常伴心悸气短、汗出肢冷、唇甲紫绀等,病情危急
胁痛	疼痛均发作于腹部	胁痛以胁肋部疼痛为主,胃痛以胃脘部疼痛为主;胁痛常伴胸闷太息、口苦、黄疸或发热恶寒等,胃痛常伴脘腹胀满、吞酸、烧心、呕吐等
腹痛	疼痛均发作于腹部	腹痛以胃脘部以下,耻骨毛际以上疼痛为主症;胃痛以上腹胃脘部近心窝处疼痛为主症

问题三 结合该患者临床四诊信息,应该如何辨证论治?

思路

辨证要点——应辨虚实、辨寒热、辨气血、辨兼夹证。望诊无贫血貌,面色偏萎黄:脾胃虚弱,气血运化乏源之象。

望诊——舌质淡有齿痕,苔白微腻:脾胃虚寒,水湿运化失司之象。

闻诊——讲话无力、语声低微:中气不足之象。

问诊 1——发病前工作劳累,经常加班,饮食不规律:过度劳累则耗气伤脾;饮食不节,脾胃受损。

问诊 2——胃脘隐痛已经 2 年,但近 2 个月发作频繁,进食寒凉后、劳累后症状明显加重:久病多虚证,进食寒凉后、劳累后症状明显加重,从侧面印证脾胃虚寒,运化能力下降。

问诊 3——发病时喜温喜按,不喜生冷寒凉饮食,口淡不渴,纳差:乃脾胃虚寒,纳

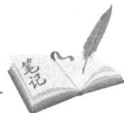

运减弱之象。

问诊4——时嗳气:乃脾胃虚寒,气机升降失常之象。

问诊5——大便稀溏:乃脾胃虚寒,水湿不化,下注大肠之象。

切诊1——脉弱:乃气机不足,脉道鼓动无力之象。

切诊2——手足不温:乃脾胃虚寒,温煦失司,气血布达不力之象。

患者以上腹胃脘隐痛不适为主症,病程漫长,反复发作,四诊合参诊断为:胃痛(脾胃虚寒证)。

基本治法——理气和胃止痛。

具体治法——温中健脾,和胃止痛。

代表方药——黄芪建中汤加减。

处方注释——胃痛治疗以理气和胃止痛为大法,旨在疏通气机,"通"而痛止,即所谓"通则不痛",而通法须审证求因,辨证施治。如实证者,应以泻实为治法,虚证者则以补虚为治法。该患者辨证属于脾胃虚寒证,"补虚散寒、温运脾阳"即为通,须根据不同病机而采取相应治法,方符合"通"法之本意。

知识点3

胃痛的辨证要点

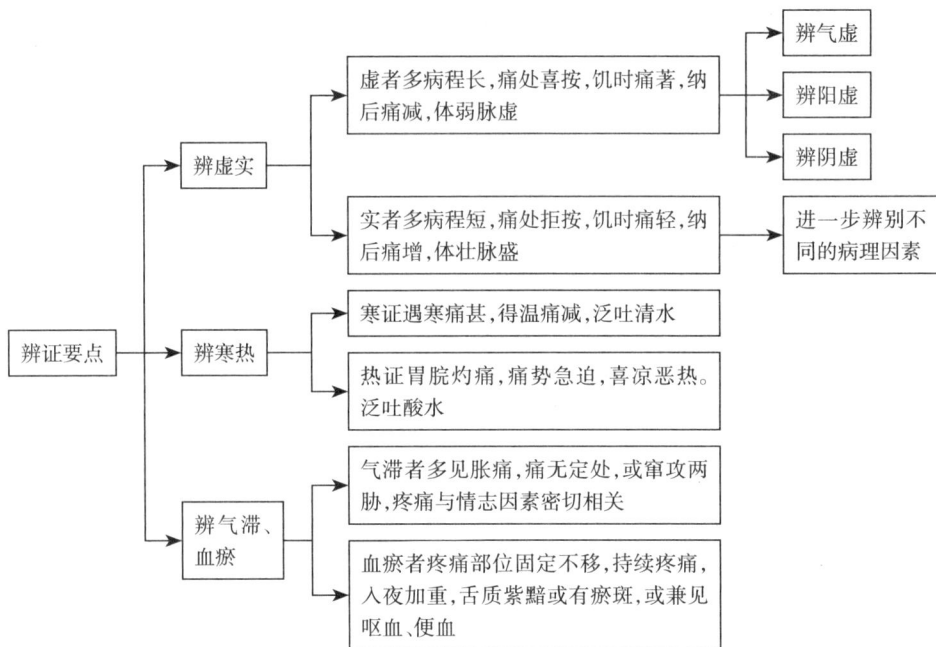

问题四　该患者的预后转归如何?

该患者为胃痛虚证,病情容易反复,应当注意保持心情舒畅,饮食有节,生活有规律,并坚持治疗,缓解症状,改善生活质量,减少复发,防止发生癌变。

一方面应向患者做好萎缩性胃炎的病情解释工作,以防患者对"萎缩性胃炎"和

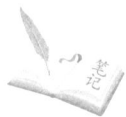

"胃癌前病变"产生不必要的恐慌,加重症状和心理负担;另一方面应注意患者病程中是否出现"疼痛加重或疼痛节律改变、呕吐、吞咽困难、纳差、黑便、大便潜血阳性、贫血、消瘦"等消化道恶性肿瘤报警症状,一旦出现应及时行胃镜检查以免延误诊治。

知识点 4

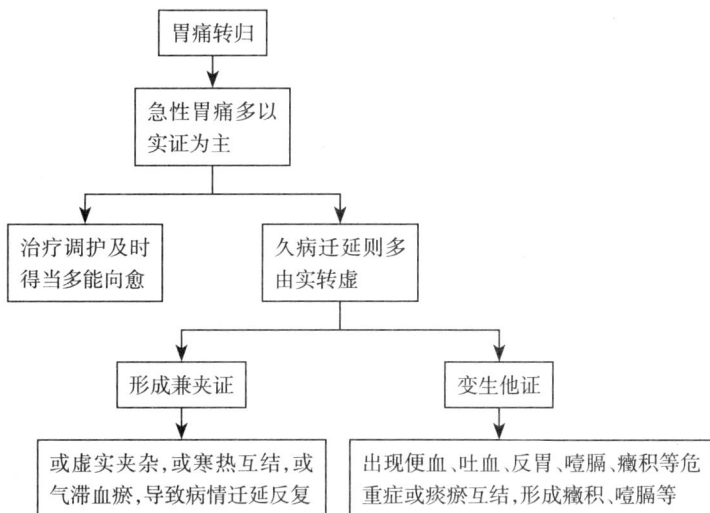

胃痛的转归

问题五　该患者在生活中应当如何调摄从而预防胃痛的复发?

该患者的饮食调摄以少食多餐,营养丰富,清淡易消化为原则,不宜饮酒、饮浓茶咖啡及过食生冷、辛辣食物,切忌粗硬饮食,暴饮暴食,或饥饱无常。

（1）起居调摄:注意劳逸结合,锻炼,避免劳累,病情较重时,需适当休息。

（2）精神调摄:应保持精神愉快,避免忧思恼怒及情绪紧张。

（3）用药注意:非甾体类抗炎类药物等有损伤胃黏膜作用,会引起胃痛,须在专科医生指导下服用,必要时予以预防性治疗。

知识点 5

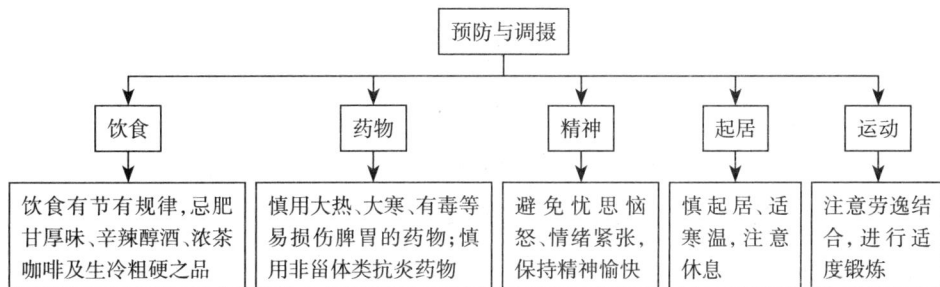

预 防 调 摄

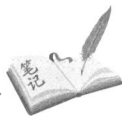

【临证要点】

1. 胃痛治疗以理气和胃止痛为大法,旨在疏通气机,"通则不痛"。

2. 通法须审证求因,辨证施治。如实证者,应以泻实为治法,虚证者则以补虚为治法。

3. 治疗胃痛的组方要点:调肝理气为遣方的通用之法;活血祛瘀为遣方的要着之法;清解郁热为遣方的变通之法;健脾养胃为遣方的固本之法。

【诊疗流程】

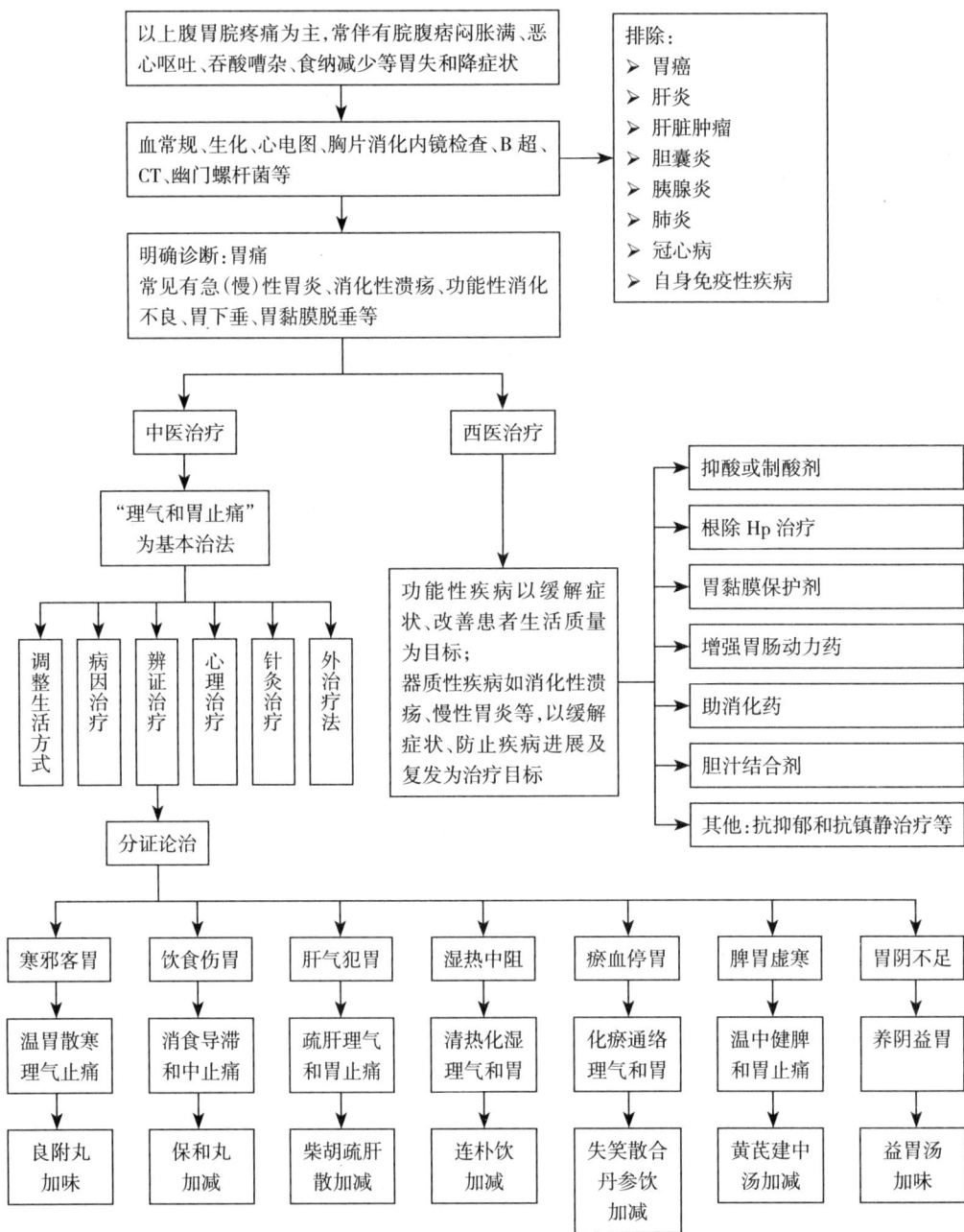

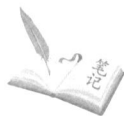

(黄穗平)

扫一扫
测一测

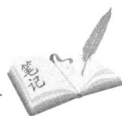

【复习思考题】

1. 胃痛如何与腹痛、胁痛、真心痛相鉴别？
2. 试述胃痛的病因病机。
3. 如何理解"胃痛"治疗中的"通法"？
4. 试述胃痛的辨证及治疗。

第七章

呕　吐

《伤寒论》
相关论述

ER-7-1

培训目标

1. 掌握呕吐的定义、病因病机。
2. 掌握呕吐的诊查要点(诊断依据、病证鉴别)、辨证论治。
3. 熟悉呕吐的预后转归。
4. 了解呕吐的预防调摄。

呕吐是指胃失和降,气逆于上,迫使胃中之物从口中吐出的一种病证。一般以有物有声谓之呕,有物无声谓之吐,无物有声谓之干呕,临床呕与吐常同时发生,故合称为呕吐。根据本病的临床表现,呕吐可以出现于西医学的多种疾病之中,如神经性呕吐、急性胃炎、心源性呕吐、胃黏膜脱垂、幽门痉挛、幽门梗阻、贲门痉挛、十二指肠壅积症等。急慢性肠梗阻、急性胰腺炎、急性胆囊炎、尿毒症、颅脑疾病以及一些急性传染病早期,当以呕吐为主要表现时,亦可参考本章辨证论治,同时结合辨病处理。

【典型案例】

患者女性,68 岁。

6 天前因呕吐、腹泻在当地医院经常规输液及使用左氧氟沙星抗感染 2 天治疗后,腹泻已止,但频作干呕,稍进食水则吐。

问题一　根据现有病史资料,该患者属于哪一系的病证? 为了进一步明确病因病机和诊断,需要补充哪些病史内容?

思路　患者以频作干呕,稍进食水则吐为表现,首先可以考虑病位在脾胃。

为了进一步明确诊断,需要补充了解以下病史:询问患者病程长短、发作频率和规律;询问患者发病的诱因;询问患者呕吐的特点;询问患者常见伴随症状(可遵循从上到下,从消化系统到整体的询问原则):口内感觉、胃纳、是否有嗳气反酸症状,是否有腹痛、腹胀症状,二便情况、精神情况、睡眠情况;询问患者既往接受的检查和治疗情况。

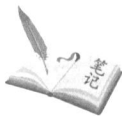

完善病史:

病程长短、发作频率和规律——6 天前在外进食后开始呕吐、腹泻、腹痛,肠鸣,进食后加重。

询问发病的诱因——6 天前在外进食。

询问呕吐物的特点——频作干呕,稍进食水则吐,呕吐物清稀。

询问伴随症状——形体消瘦,乏力,口干咽燥,恶心、饥而不欲食,胃中嘈杂,大便稀溏无便血,无黑便,无里急后重,小便正常,精神疲倦,睡眠一般。

询问既往接受的检查和治疗情况——体温 36.8℃、呼吸 20 次 /min、脉搏 86 次 /min、血压 130/80mmHg、尿常规及大便常规检查均正常,治疗上曾予以左氧氟沙星,甲氧氯普胺及盐酸格拉司琼,止呕效果不佳。

呕吐之经典论述
ER-7-2

知识点 1

病 因 病 机

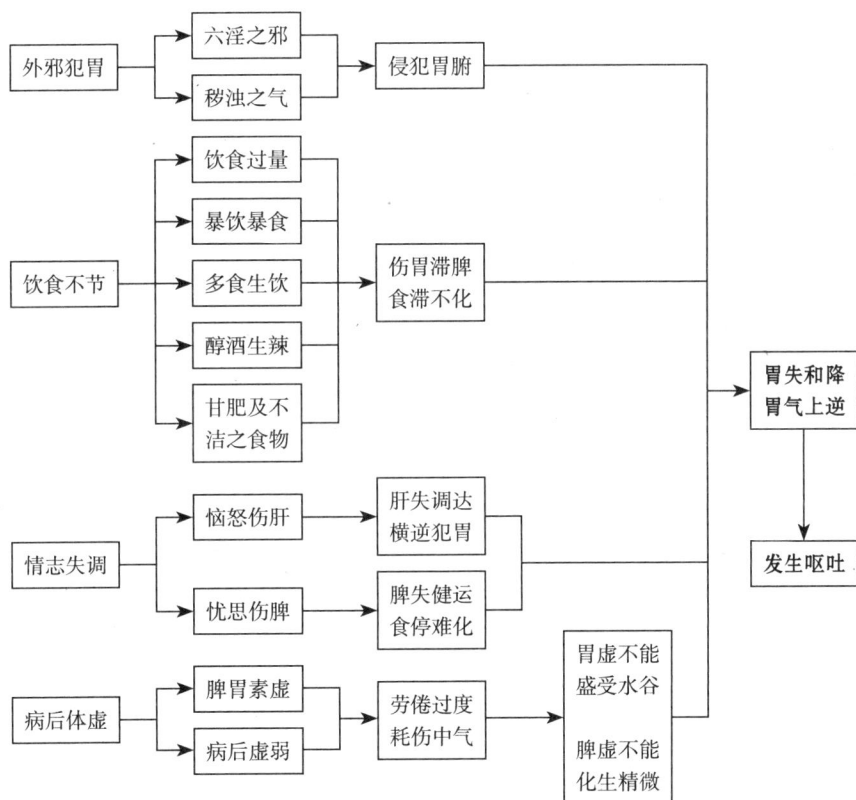

问题二 该患者的中医诊断是什么? 需要和哪些病证进行鉴别? 需要和哪些病证进行鉴别? 为了鉴别其他疾病,还需要进一步了解什么?

思路 1 患者以频作干呕为主症,稍入水即吐为次症,患者病情较短,多由外感、饮食所致,故中医诊断考虑是呕吐。

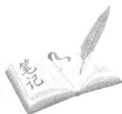

思路 2 临诊时,需与反胃、噎膈相鉴别。

思路 3 为了病证鉴别,需要进一步了解以下情况:

询问有无腹痛、腹胀、矢气减少等伴随症状。

询问患者既往有无慢性消化系统疾病病史或全身性疾病病史,有无肝脏、胆道及胰腺等慢性疾病史。除消化系统本身疾病以外,其他系统疾病也可以出现呕吐,如尿毒症、颅脑疾病等。

询问患者特殊用药史以及有无在外进食史,食物名称,是否对药物、食物过敏,是否饮酒,饮酒的量。

完善病史:

患者腹部(肝胆脾胰)超声、上腹部 CT 及电子胃镜检查未见明显异常。近期无特殊药物服用史及大量饮酒史。专科体格检查,视诊:腹部外形平坦对称;听诊:肠鸣音活跃;叩诊:呈鼓音,无移动性浊音;触诊:腹平软,脐周轻压痛,无反跳痛。

知识点 2

呕吐与反胃、噎膈相鉴别要点

	呕吐	反胃	噎膈
起病特点	实证呕吐起病较急,虚证呕吐无一定规律	大多起病缓慢,病情反复	大多起病隐匿,进行性加重
病因病机	胃失和降,胃气上逆	脾胃虚寒,胃中无火,不能腐熟水谷	内伤所致痰、气、瘀交结,食管狭窄或津伤血耗,食管失于濡润,饮食难下
主症	饮食、痰涎、水液等胃内之物从胃中上涌,自口中吐出	朝食暮吐、暮食朝吐,终至完谷尽吐出而始感舒畅,吐物为不消化的隔夜宿食	进食哽噎不顺或食不得入,或食入即吐,甚者因噎废食
病位	胃	胃	胃

知识点 3

呕吐物的鉴别

	呕吐物性状和气味
饮食停滞	呕吐物酸腐量多,气味难闻
胆热犯胃	呕吐苦水或黄水
肝热犯胃	呕吐酸水或绿水
痰饮中阻	呕吐物为浊痰涎沫
胃气亏虚	呕吐清水,量少

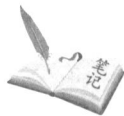

笔记

问题三 结合患者临床四诊信息,如何辨证论治?

思路

辨证要点——首辨虚实,次辨呕吐物特点。

望诊 1——形体消瘦:中气虚弱。

望诊 2——舌质红,苔薄,黄中现黑色,乏津液:乃胃阴不足之象。

闻诊——频作干呕,稍进食水则吐,呕吐物清稀:胃阴不足,腐熟水谷无力,脾胃升降失常。

问诊 1——乏力,精神倦怠:患者久泻,耗气伤精气,多见于虚证。

问诊 2——饥而不欲食,胃中嘈杂:胃阴不足,虚火内扰,则有饥饿感,阴虚失润,胃之腐熟功能减退,故不欲食。

切诊——脉细微,数而无力:阴血亏虚,不能鼓动脉道。

基本治法——和胃降逆止呕为基本法则。

具体治法——滋阴养胃、降逆止呕。

代表方药——麦门冬汤加减。

处方注释——本方滋阴养胃,降逆止呕,适用于呕吐反复,或时作干呕的阴虚证。

知识点 4

辨 证 论 治

证候	治法	推荐方
外邪犯胃	疏邪解表,化湿和中	藿香正气散加减
饮食停滞	消食导滞,和胃止呕	保和丸加减
痰饮内阻	温中祛痰,和胃降逆	小半夏汤合苓桂术甘汤加减
肝气犯胃	疏肝和胃,降逆止呕	半夏厚朴汤合左金丸加减
脾胃虚寒	温中健脾,和胃降逆	理中汤加减
胃阴不足	滋阴养胃,降逆止呕	麦门冬汤加减

问题四 该患者的预后转归如何?

思路

(1) 病患注意点:患者应少食多餐,以清淡流质饮食为主,并注意营养的均衡。忌食肥甘厚腻、生冷粗硬、腥膻异味及辛辣刺激之品,必要时禁食。吐后用温水漱口,清洁口腔。

(2) 医生注意点:呕吐不止的病人,应卧床休息,密切观察病情变化。重症、昏迷或体力差的病人要侧卧,防止呕吐物进入气道。

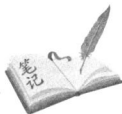

知识点 5

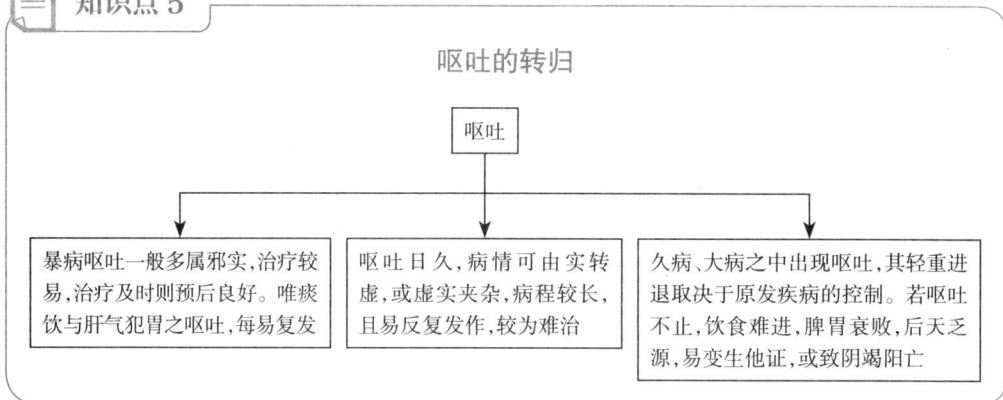

呕吐的转归

呕吐

| 暴病呕吐一般多属邪实,治疗较易,治疗及时则预后良好。唯痰饮与肝气犯胃之呕吐,每易复发 | 呕吐日久,病情可由实转虚,或虚实夹杂,病程较长,且易反复发作,较为难治 | 久病、大病之中出现呕吐,其轻重进退取决于原发疾病的控制。若呕吐不止,饮食难进,脾胃衰败,后天乏源,易变生他证,或致阴竭阳亡 |

问题五 该患者如何预防与调摄?

思路

(1) 患者饮食方面应注意调理,饮食不宜过多,勿食生冷瓜果等,禁服寒凉药物。

(2) 患者应起居有常,生活有节,避免风寒暑湿秽浊之邪的入侵。

(3) 患者应保持心情舒畅,避免精神刺激。

知识点 6

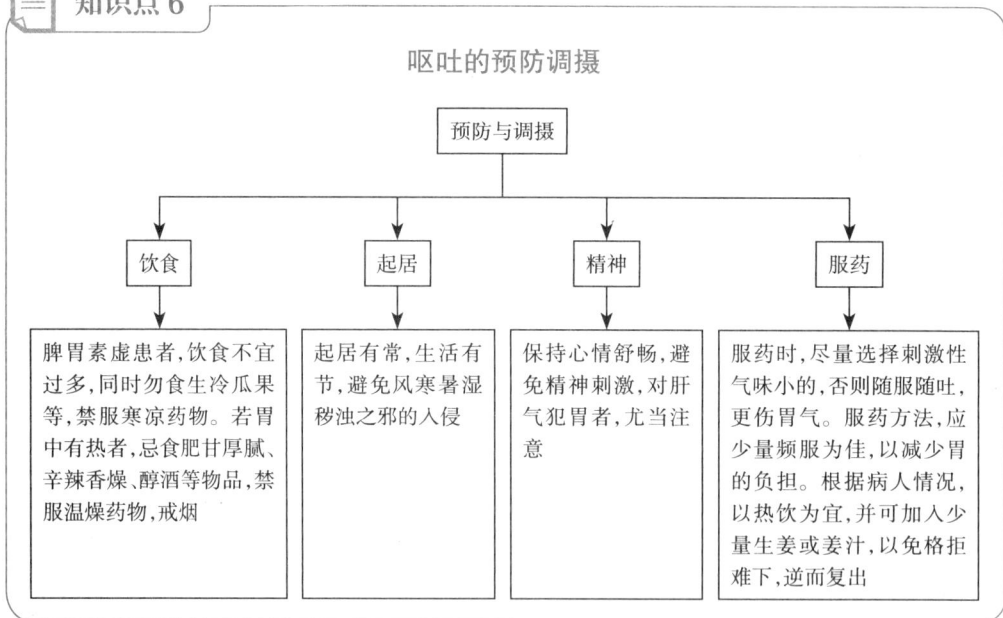

呕吐的预防调摄

预防与调摄

饮食	起居	精神	服药
脾胃素虚患者,饮食不宜过多,同时勿食生冷瓜果等,禁服寒凉药物。若胃中有热者,忌食肥甘厚腻、辛辣香燥、醇酒等物品,禁服温燥药物,戒烟	起居有常,生活有节,避免风寒暑湿秽浊之邪的入侵	保持心情舒畅,避免精神刺激,对肝气犯胃者,尤当注意	服药时,尽量选择刺激性气味小的,否则随服随吐,更伤胃气。服药方法,应少量频服为佳,以减少胃的负担。根据病人情况,以热饮为宜,并可加入少量生姜或姜汁,以免格拒难下,逆而复出

【临证要点】

1. 合理使用和胃降逆药物。

2. 处方宜精,选药宜少,以芳香醒脾之剂为宜,药如半夏、生姜、苏梗、黄连、砂仁、丁香、旋覆花、代赭石等。

3. 注意对因治疗。呕吐可涉及多种疾病,在辨证施治的同时,应结合病症明确发病原因,对因治疗以消除致吐之源。

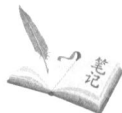

4. 不可见吐止吐。

5. 合理运用下法。就病位而论,呕吐病位在胃,不应用下药攻肠。若吐属虚下之更有虚证之弊。但下法又非所有呕吐之禁忌。胃与肠相连,同主运化,若吐因胃肠实热,又兼大便秘结者,应及时使用下法,通其大便可折其上逆之势。大黄不但是通腑主药,亦是降胃良药,《金匮要略》有"食已即吐者,大黄甘草汤主之"的记载。

6. 呕吐日久变证多。剧烈呕吐或顽固性呕吐日久,多伤津损液,甚至引起气随津脱等变证,应采取纠正脱水、调整水电解质平衡等措施,防治变证。

【诊疗流程】

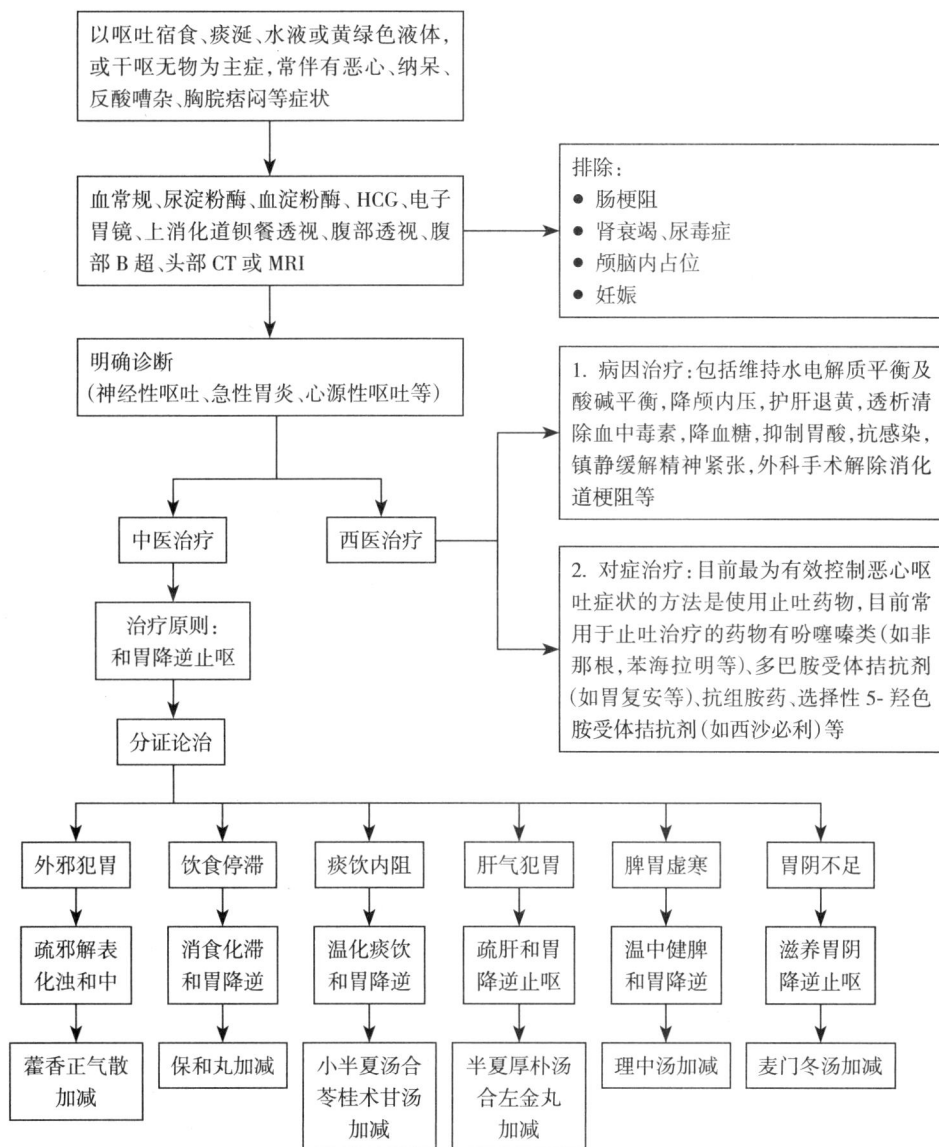

（沈智理）

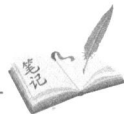

扫一扫
测一测

【复习思考题】

1. 呕吐如何与反胃、噎膈相鉴别？
2. 试述呕吐的病因病机。
3. 试述呕吐的辨证及治疗。

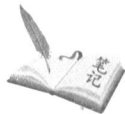

笔记

第八章

吐　酸

PPT 课件

08章PPT

1. 掌握吐酸的定义、病因病机。
2. 掌握吐酸的诊查要点（诊断依据、病证鉴别）、辨证论治。
3. 熟悉吐酸的预后转归。
4. 了解吐酸的预防调摄。

中医古籍论吐酸证治

ER-8-1

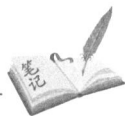

吐酸是由于肝郁化热，横逆犯胃，或由于脾胃虚弱，肝气乘虚克脾犯胃，导致肝胃不和、胃气上逆而出现以胃中酸水上泛，以吐酸为主症的病证。如酸水随即咽下称为吞酸，酸水随即吐出称为吐酸。吐酸或吞酸可单独出现，但常与胃痛兼见。吐酸的临床表现与西医学的胃食管反流病（包括反流性食管炎和内镜下阴性的胃食管反流病、巴雷特食管）、消化性溃疡、慢性胃炎等疾病相似，这些疾病若以反酸为主症时，可参照本章内容辨证论治。

【典型案例】

患者女性，48岁。

反酸，时轻时重，有时伴胃胀，胃痛，舌红苔薄黄，脉弦数。

问题一　根据现有病史资料，该患者属于哪一系的病证？为了进一步明确病因病机和诊断，需要补充哪些病史内容？

思路　患者以反酸为主要表现，伴有胃胀，胃痛等症状，首先可以考虑是"吐酸病"。

为了进一步明确诊断，需要补充了解以下病史：询问病程长短、发作频率和规律；询问发病的诱因；询问反酸的特点：胃中酸水上泛？口中酸水随即咽下，酸味刺心，犹如吞酸之状？询问常见伴随症状（可遵循从上到下，从消化系统到整体的询问原则）：烧心（胸骨后烧灼感），胃痛，胃胀，胸骨后疼痛，嗳气，是否有恶心、呕吐、反食症状，二便情况、精神情况、睡眠情况；询问既往接受的检查和治疗情况。

完善病史：

病程长短、发作频率和规律——1年前开始出现反酸；发病初期发作不甚频繁，但近3个月发作频繁，几乎每天均有反酸；餐后症状容易加重。

询问发病的诱因——平时急躁易怒，发病前工作压力大，精神紧张及情志不畅诱因，平素喜食肥甘厚腻食物特别是甜食。

询问反酸的特点——发病时反酸伴烧心，食后加重，弯腰时加重。

询问伴随症状——胸骨后疼痛，自觉胃中食物向咽部或口腔方向流动，嗳气，口干口苦，心烦易怒。

询问既往接受的检查和治疗情况——3个月前外院胃镜提示反流性食管炎，慢性浅表性胃炎。曾自行口服一些抑酸剂如奥美拉唑，有一定疗效。

知识点 1

病 因 病 机

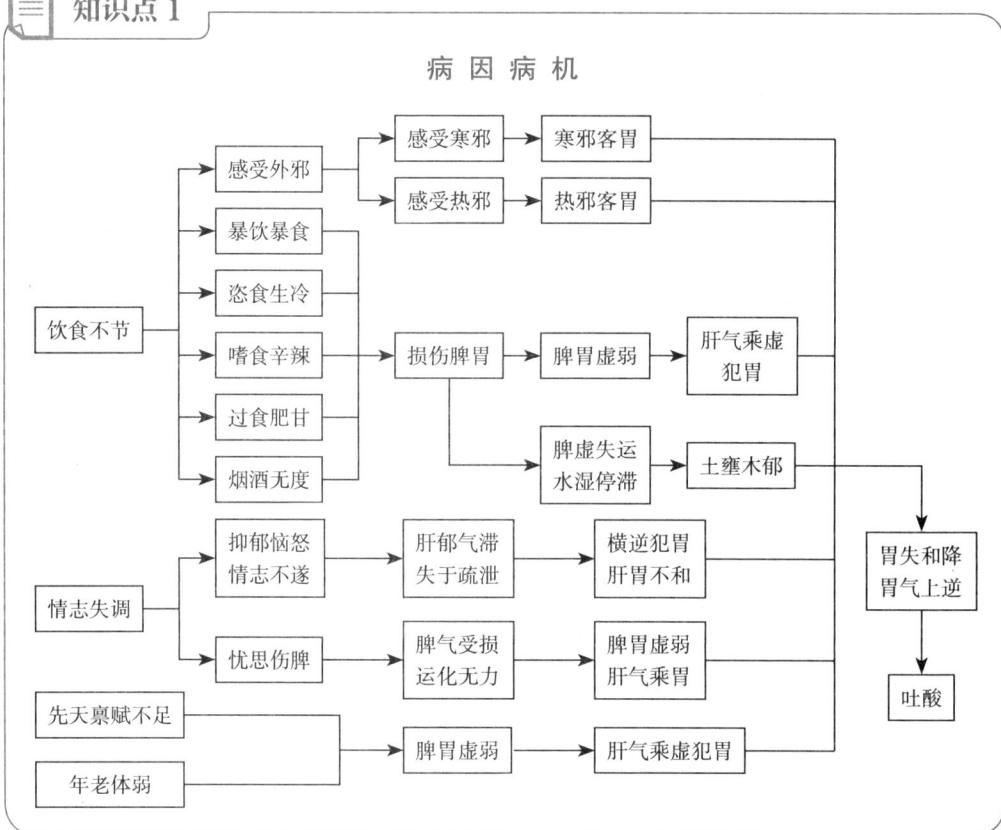

问题二　该患者的中医诊断是什么？需要和哪些病证进行鉴别？为进行鉴别，还需要了解哪些病史信息？

思路1　患者以吐酸为主症，病程漫长，反复发作，多由饮食、情志等因素诱发，胃镜提示反流性食管炎、慢性浅表性胃炎，中医诊断考虑是吐酸。

思路2　临诊时，应注意与胃痛、胃痞、嘈杂及胸痹相鉴别。

思路3　为了病证鉴别，需要进一步了解以下情况：

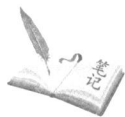

询问有无贫血、呕吐、吐血、黑便、便血、消瘦、发热等伴随症状。

询问既往有无慢性消化系统疾病病史或全身性疾病病史,有无肝脏、胆道及胰腺等相关慢性疾病史。除消化系统本身疾病以外,其他系统疾病也可以出现反酸烧心、胸骨后疼痛,如消化性溃疡、冠心病心绞痛、系统性红斑狼疮和硬皮病、长期服用非甾体类消炎药、激素等。

询问有无嗜食肥甘厚腻,特别是咖啡、巧克力、甜食等饮食爱好,是否有长期吸烟饮酒史。

完善病史:

患者胃镜、pH 监测 - 阻抗测定、腹部(肝胆脾胰)超声及上腹部 CT 检查。胃镜提示:反流性食管炎,LA-A 级,慢性浅表性胃炎;24 小时 pH 监测提示酸反流过多;腹部 B 超及 CT 未见异常;无明显的体重下降。病程中无吞咽困难、无呕血或黑便。近期无特殊药物服用史。上述检查除外了消化性溃疡、肝胆胰疾病、消化道肿瘤等疾病。

知识点 2

鉴 别 诊 断

	胃痛	胃痞	嘈杂	胸痹
同	可伴有胃痛	可伴有胸腹痞闷	反酸嘈杂常相伴而行	反酸常伴有胸痛
异	吐酸:以吐酸为主症,不以胃痛为主 胃痛:以疼痛为主,起病多急,压之可痛	吐酸:以泛吐酸水为主症 胃痞:以胸腹部痞闷胀满不舒为主症	吐酸:以泛吐酸水为主症 嘈杂:指胃中空虚,似饥非饥,似辣非辣,似痛非痛,莫可名状,时作时止的病证	吐酸:以泛吐酸水为主症 胸痹:以胸部闷痛为主症;轻者胸闷如窒,重则胸痛;兼症:常兼气短、心悸等症,偶有痛彻脘腹等表现

问题三 结合患者临床四诊信息,如何辨证论治?

思路

辨证要点——应首辨寒热,其次辨虚实。

望诊——舌质红,苔薄黄:乃肝胃郁热之象。

问诊 1——平时急躁易怒,发病前有工作压力大,精神紧张及情志不畅诱因:情志失调,肝气郁结。

问诊 2——平素喜食肥甘厚腻食物特别是甜食:饮食不节,湿热内生。

问诊 3——自觉胃中食物向咽部或口腔方向流动,嗳气:肝胃郁热,胃失和降。

问诊 4——胸骨后疼痛:气机不畅,不通则痛。

问诊 5——口干口苦,心烦易怒:乃肝胃郁热之象。

切诊——脉弦数:乃肝胃郁热之象。

患者以泛吐酸水为主症,病程漫长,反复发作,四诊合参,乃吐酸病——肝胃郁热证。

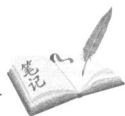

　　基本治法——以"泄肝和胃"为基本法则。

　　具体治法——泄肝和胃。

　　代表方药——左金丸合旋覆代赭汤加减。

　　处方注释——吐酸基本病机为胃失和降，故而在主方中加入和胃降逆药物（如旋覆代赭汤等）为治疗吐酸的通用之法，无论寒热虚实均可酌情选用。

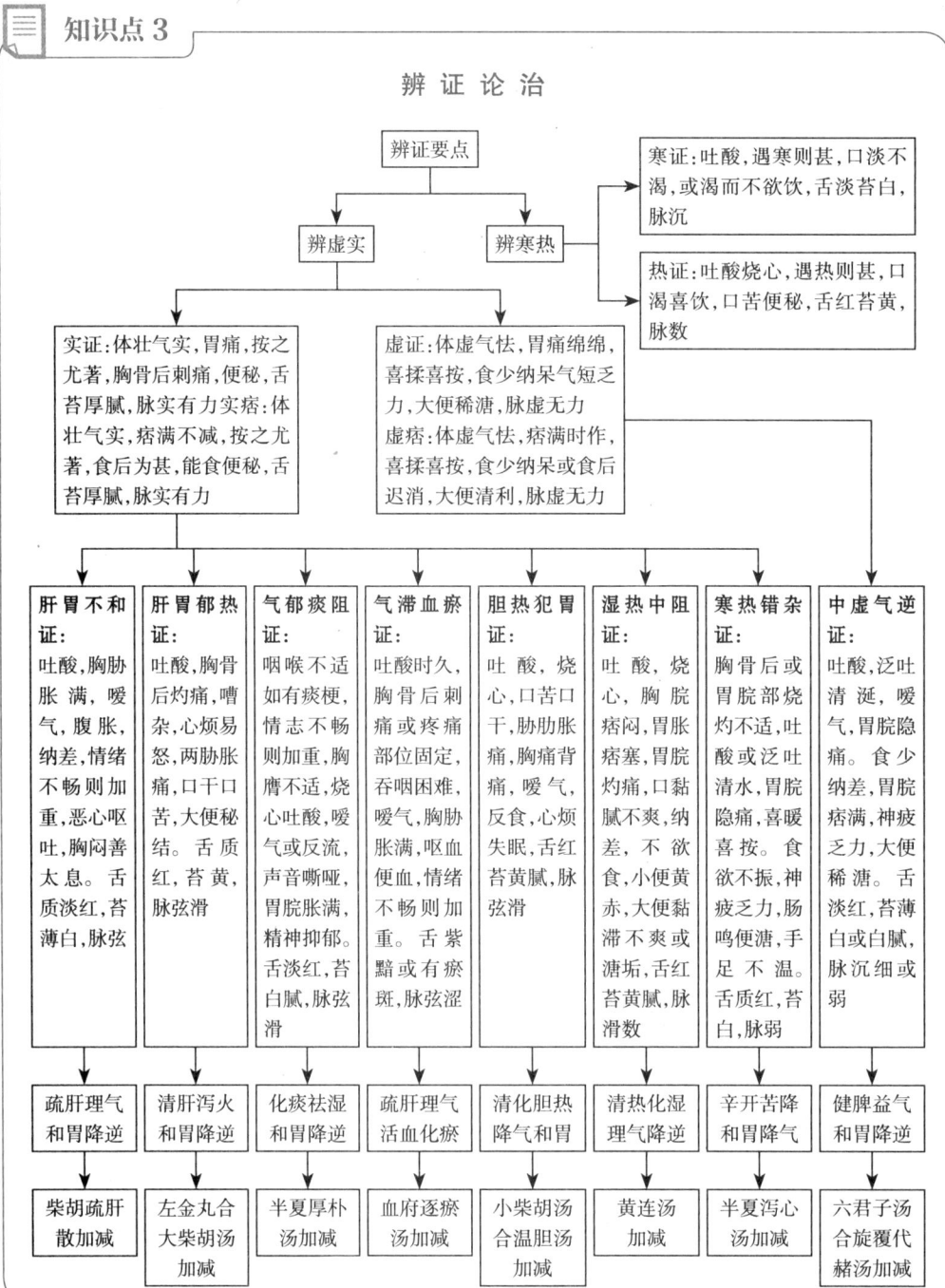

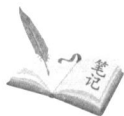

知识点3

辨证论治

辨证要点

- 辨虚实
- 辨寒热
  - 寒证：吐酸，遇寒则甚，口淡不渴，或渴而不欲饮，舌淡苔白，脉沉
  - 热证：吐酸烧心，遇热则甚，口渴喜饮，口苦便秘，舌红苔黄，脉数

辨虚实：

实证：体壮气实，胃痛，按之尤著，胸骨后刺痛，便秘，舌苔厚腻，脉实有力　实痞：体壮气实，痞满不减，按之尤著，食后为甚，能食便秘，舌苔厚腻，脉实有力

虚证：体虚气怯，胃痛绵绵，喜揉喜按，食少纳呆气短乏力，大便稀溏，脉虚无力　虚痞：体虚气怯，痞满时作，喜揉喜按，食少纳呆或食后迟消，大便清利，脉虚无力

肝胃不和证	肝胃郁热证	气郁痰阻证	气滞血瘀证	胆热犯胃证	湿热中阻证	寒热错杂证	中虚气逆证
吐酸，胸胁胀满，嗳气，腹胀，纳差，情绪不畅则加重，恶心呕吐，胸闷善太息。舌质淡红，苔薄白，脉弦	吐酸，胸骨后灼痛，嘈杂，心烦易怒，两胁胀痛，口干口苦，大便秘结。舌质红，苔黄，脉弦滑	咽喉不适如有痰梗，情志不畅则加重，胸膺不适，烧心吐酸，嗳气或反流，声音嘶哑，胃脘胀满，精神抑郁。舌淡红，苔白腻，脉弦滑	吐酸时久，胸骨后刺痛或疼痛部位固定，吞咽困难，嗳气，胸胁胀满，呕血便血，情绪不畅则加重。舌紫黯或有瘀斑，脉弦涩	吐酸，烧心，口苦口干，胁肋胀痛，胸痛背痛，嗳气，反食，心烦失眠，舌红苔黄腻，脉弦滑	吐酸，烧心，胸脘痞闷，胃胀痞塞，胃脘灼痛，口黏腻不爽，纳差，不欲食，小便黄赤，大便黏滞不爽或溏垢，舌红苔黄腻，脉滑数	胸骨后或胃脘部烧灼不适，吐酸或泛吐清水，胃脘隐痛，喜暖喜按。食欲不振，神疲乏力，肠鸣便溏，手足不温。舌质红，苔白，脉弱	吐酸，泛吐清涎，嗳气，胃脘隐痛。食少纳差，胃脘痞满，神疲乏力，大便稀溏。舌淡红，苔薄白或白腻，脉沉细或弱
疏肝理气和胃降逆	清肝泻火和胃降逆	化痰祛湿和胃降逆	疏肝理气活血化瘀	清化胆热降气和胃	清热化湿理气降逆	辛开苦降和胃降气	健脾益气和胃降逆
柴胡疏肝散加减	左金丸合大柴胡汤加减	半夏厚朴汤加减	血府逐瘀汤加减	小柴胡汤合温胆汤加减	黄连汤加减	半夏泻心汤加减	六君子汤合旋覆代赭汤加减

笔记

问题四 该患者的预后转归如何?

思路

吐酸一般预后良好。但是如果长期失治误治,就有可能发生血证、噎膈、积证等严重变证。

(1) 病患注意点:本病为心身疾病,与情志失调、饮食不节关系密切。病程较长,易反复发作。应保持心情舒畅,饮食有节,并坚持治疗,多能治愈或得到控制。

(2) 医生注意点:避免治疗不当,注意反酸病情迁延可渐渐发展为食管溃疡、食管癌等疾患。可根据临床情况应用现代医疗技术如电子内窥胃镜、病理组织检查、腹部B超、24小时食管pH检测、24小时胆汁监测、食管压力测定等助诊。

知识点 4

转 归

```
                        ┌──────────┐
                        │  吐酸转归  │
                        └──────────┘
        ┌───────────────────┼───────────────────┐
┌──────────────┐  ┌──────────────────┐  ┌──────────────────┐
│ 保持饮食有节,心情舒 │  │ 久病失治,或治疗不当, │  │ 吐酸日重,脾胃大伤,纳 │
│ 畅,并坚持治疗      │  │ 日久不愈,气血运行不  │  │ 食不足,气血乏源,后天 │
│              │  │ 畅,痰浊瘀血内生,可发 │  │ 失养          │
│              │  │ 展至食管溃疡、食管癌、 │  │              │
│              │  │ 消化道出血等     │  │              │
└──────────────┘  └──────────────────┘  └──────────────────┘
        │                    │                     │
┌──────────────┐  ┌──────────────────┐  ┌──────────────┐
│ 一般预后良好,多能治 │  │ 转化为胃痛、积聚、噎 │  │   形成虚劳   │
│ 愈或控制病情      │  │ 膈、血证等病症     │  └──────────────┘
└──────────────┘  └──────────────────┘
```

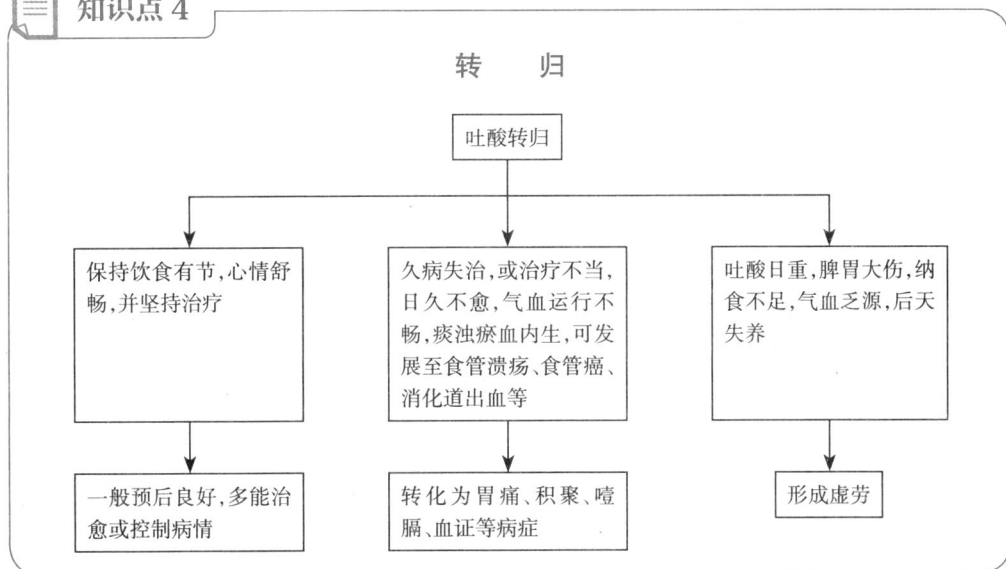

问题五 该患者如何预防与调摄?

思路

(1) 饮食调摄:注意戒烟戒酒,避免暴饮暴食。忌食生冷油腻辛辣肥甘之品,特别是甜食、油煎油炸食品及浓茶、巧克力、咖啡、奶油、韭菜、红薯、玉米、粥汤类食物。宜饮食清淡,少食多餐,临睡前3小时不应吃东西。

(2) 起居调摄:注意劳逸结合,适度锻炼身体,保持健康体重,避免超重肥胖。病情较重时,需抬高床头20cm,不宜做低头弯腰等动作。饭后不宜马上平卧。裤带不宜系过紧。

(3) 精神调摄:应保持精神愉快,避免忧思恼怒及情绪紧张。

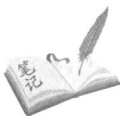

知识点5

吐酸的预防与调摄

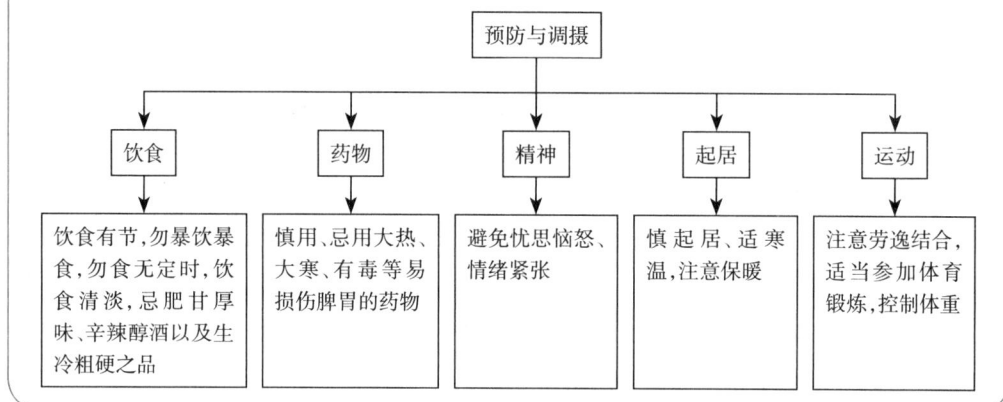

```
                    预防与调摄
        ┌──────┬──────┬──────┬──────┐
       饮食     药物     精神     起居     运动
```

饮食	药物	精神	起居	运动
饮食有节,勿暴饮暴食,勿食无定时,饮食清淡,忌肥甘厚味、辛辣醇酒以及生冷粗硬之品	慎用、忌用大热、大寒、有毒等易损伤脾胃的药物	避免忧思恼怒、情绪紧张	慎起居、适寒温,注意保暖	注意劳逸结合,适当参加体育锻炼,控制体重

【临证要点】

1. 吐酸是指胃中酸水上泛,又称泛酸。若随即咽下称为吞酸,若随即吐出称为吐酸,是临床上常见的病证。

2. 原因有热、痰、湿、气、郁、瘀、虚等方面,基本病理改变为胃失和降,胃气上逆。其发于食管、胃脘,责之肝、胆、脾。

3. 临床上常表现为本虚标实,寒热错杂之证。

4. 辨证上应首辨寒热,次辨虚实,还要辨虚实寒热的兼夹。

5. 临证治疗以和胃降逆为基本法则,应重视健脾和胃,调畅气机,遵照“寒者热之,热者寒之,虚者补之,实者泻之,寒热错杂者温清并用”的原则。

6. 扶正重在健脾益胃。

7. 祛邪则视具体证候,分别施以疏肝和胃、清肝泄热、化痰解郁、健脾益气、理气活血、辛开苦降等法。

8. 吐酸日久虚实夹杂,寒热并见者,治宜温清并用,辛开苦降。

9. 治吐酸宜注重胃的通降功能,调理气机,和胃降逆。

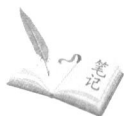

【诊疗流程】

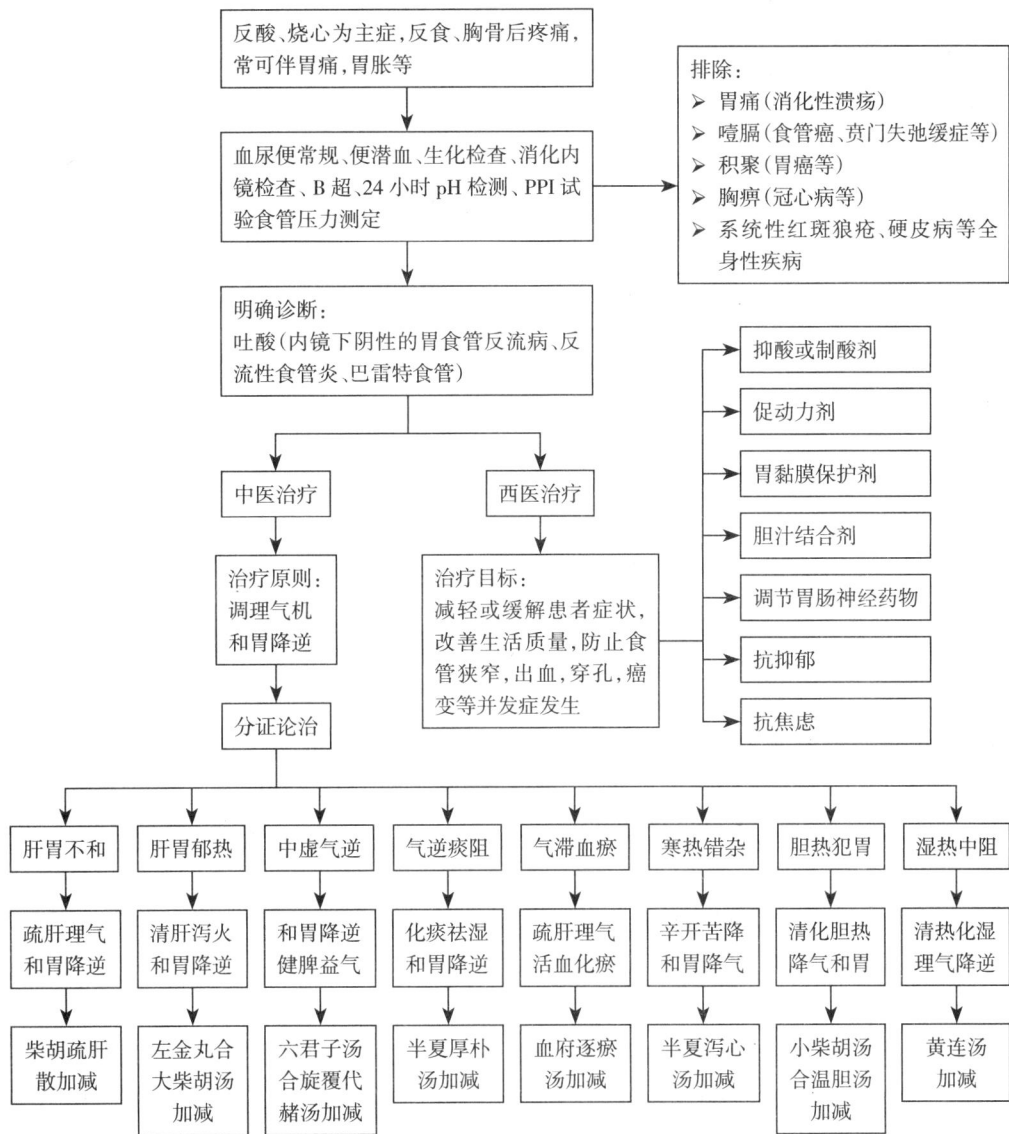

反酸、烧心为主症,反食、胸骨后疼痛,常可伴胃痛,胃胀等

血尿便常规、便潜血、生化检查、消化内镜检查、B超、24小时pH检测、PPI试验食管压力测定

排除:
➢ 胃痛(消化性溃疡)
➢ 噎膈(食管癌、贲门失弛缓症等)
➢ 积聚(胃癌等)
➢ 胸痹(冠心病等)
➢ 系统性红斑狼疮、硬皮病等全身性疾病

明确诊断:
吐酸(内镜下阴性的胃食管反流病、反流性食管炎、巴雷特食管)

中医治疗

西医治疗

治疗原则:
调理气机和胃降逆

治疗目标:
减轻或缓解患者症状,改善生活质量,防止食管狭窄、出血、穿孔、癌变等并发症发生

抑酸或制酸剂

促动力剂

胃黏膜保护剂

胆汁结合剂

调节胃肠神经药物

抗抑郁

抗焦虑

分证论治

肝胃不和	肝胃郁热	中虚气逆	气逆痰阻	气滞血瘀	寒热错杂	胆热犯胃	湿热中阻
疏肝理气和胃降逆	清肝泻火和胃降逆	和胃降逆健脾益气	化痰祛湿和胃降逆	疏肝理气活血化瘀	辛开苦降和胃降气	清化胆热降气和胃	清热化湿理气降逆
柴胡疏肝散加减	左金丸合大柴胡汤加减	六君子汤合旋覆代赭汤加减	半夏厚朴汤加减	血府逐瘀汤加减	半夏泻心汤加减	小柴胡汤合温胆汤加减	黄连汤加减

(刘 汶)

【复习思考题】

1. 吐酸如何与嘈杂、胃痛、胃痞、胸痹相鉴别?
2. 试述吐酸病的病因病机。
3. 试述吐酸病的辨证施治。

扫一扫
测一测

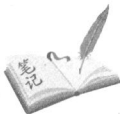

第九章

腹　痛

> **培训目标**
>
> 1. 掌握腹痛的定义、病因病机。
> 2. 掌握腹痛的诊查要点(诊断依据、病证鉴别)、辨证论治。
> 3. 熟悉腹痛的预后转归。
> 4. 了解腹痛的预防调摄。

　　腹痛是由于脏腑气机不利,经脉气血阻滞,在胃脘以下、耻骨毛际以上部位发生疼痛的病证。腹痛的疼痛性质各异,可由消化系统疾病引起,也可涉及全身多个系统;如血管性疾病、感染性疾病、风湿免疫性疾病均可引起腹痛,甚至心脏疾患、中毒、肿瘤等疾病都以腹痛为主要症状。本章主要讨论由胃肠病变引起的内科腹痛,外科、妇科以及其他内科病症出现的腹痛症状不在本章辨证论治范围内。

【典型案例】

　　患者女性,40 岁。

　　反复脐周胀满疼痛,呈窜痛性,情绪激动及饱食后症状加重,时嗳气,无反酸。

　　舌色黯红,苔薄黄,脉弦细。

　　问题一　通过病史采集,我们目前可以获得的临床信息有哪些? 为了进一步明确病因病机和诊断,需要补充哪些病史内容?

　　思路　患者以脐周胀满疼痛为主要表现,疼痛呈窜痛性,与情绪激动及饱食有关,伴嗳气等症状,首先可以考虑是脾胃病。

　　为了进一步明确诊断,需要补充了解以下病史:询问病程长短、发作频率和规律;询问发病的诱因;询问腹痛的缓解因素;询问腹痛的特点:喜按? 拒按? 喜温? 喜凉? 明确腹痛的具体部位:大腹? 小腹? 少腹? 询问常见伴随症状(可遵循从上到下,从消化系统到整体的询问原则):口内感觉、胃纳、是否有反酸及呕吐症状,二便情况、精神情况、睡眠情况;询问既往接受的检查和治疗情况。

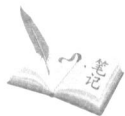

完善病史：

病程长短、发作频率和规律——5年来反复出现脐周胀满疼痛；多在情绪激动及饮食不节后诱发；有时症状可自行缓解，或者服用保和丸等药物后可缓解。

询问发病的诱因——本次发病是由于在外聚餐、进食过饱。

询问腹痛的缓解因素——嗳气及矢气后胀痛可稍缓解。

询问腹痛的特点——呈胀痛性、游走性，有时可以感觉两胁攻窜。目前疼痛拒按，不喜生冷寒凉饮食。

明确腹痛的具体部位——患者腹痛发作大多数在脐周，属于大腹，多为脾胃、大小肠所在体表投影处。

询问伴随症状（可遵循从上到下，从消化系统到整体的顺序记录）——口淡不渴，纳差，时嗳气，无反酸，无胃部不适，无呕吐，有时疼痛严重可放射至两胁部位。无发热，时有矢气。大便稀溏无便血、无黑便，小便正常，精神较疲乏，睡眠尚可。

询问既往接受的检查和治疗情况——未进行系统检查。腹痛发作时曾自行口服保和丸等消化系统药物，疗效一般。

知识点 1

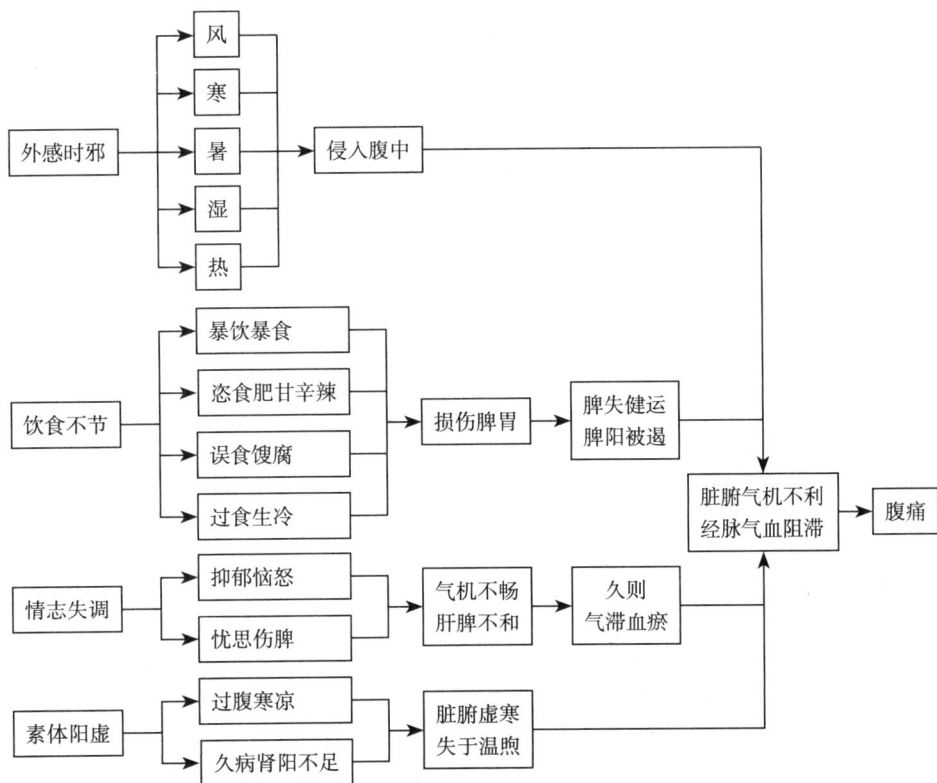

病 因 病 机

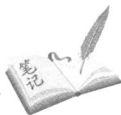

问题二 从患者的临床表现初步诊断为腹痛,为了鉴别其他疾病,避免误诊,还需要进一步了解什么?

思路1 该患者以反复发作的脐周胀满疼痛为主症,病程漫长,多由情绪、饮食等因素诱发,中医诊断考虑是腹痛。临诊时应与胃痛、鼓胀、积聚、外科及妇科腹痛疾病等进行鉴别。

思路2 为了病证鉴别,需要进一步了解以下情况:

询问患者有无贫血、呕吐、泄泻、吐血、黑便、便血、尿血、消瘦、胸痛、发热等伴随症状。除泄泻外,该患者无上述其他伴随症状。

询问患者既往有无慢性消化系统疾病病史,如有无腹膜、胃肠、肝脏、胆道及胰腺等疾患。除消化系统本身疾病以外,有无其他系统疾患,如冠心病、慢性心功能不全、慢性肾功能不全、系统性红斑狼疮、过敏性紫癜、寄生虫感染等也会导致腹痛症状发生。该患者否认上述疾病史。

询问患者的饮食习惯、生活环境、工作环境,有助于寻找疾病病因,协助诊断。该患者近期无接触疫区疫水、同就餐人员无腹痛泄泻症状;患者平素饮食不节制,工作压力较大。

询问患者近期体重变化情况及精神状态。该患者近期无明显体重下降及精神体力变化。

询问特殊用药史以及有无大量饮酒史。该患者否认特殊用药史及饮酒史。

询问家族史,该患者无家族肿瘤性疾病病史。

查体需重点进行腹部体格检查,还需留意体温、皮肤状态、淋巴结等项目。

📋 知识点2

鉴 别 诊 断

		相同点	不同点
腹痛	胃痛	均有疼痛症状	腹痛部位在胃脘以下,多伴便秘、泄泻等肠病症状;胃痛部位在心下胃脘之处,常伴有恶心、嗳气症状
	鼓胀、积聚	均可出现腹部疼痛症状	腹痛一般腹部按之柔软、无包块;鼓胀是以腹部胀大如鼓、皮色苍黄、脉络暴露为主症,按之腹皮绷紧;积聚是腹内结块,或痛或胀,不仅有自觉症状,而且有结块可扪及
	外科及妇科腹痛病症	均可有腹部疼痛不适的症状	外科腹痛多先疼痛后发热,疼痛剧烈,压痛明显,腹肌紧张;妇科腹痛多在小腹,与经、带、胎、产有关;内科腹痛多先发热后腹痛,腹痛一般程度不剧,压痛不明显,无肌紧张

问题三 结合该患者临床四诊信息,应该如何辨证论治?

思路

辨证要点——应首辨虚实;次辨病性及病理因素;还要辨病位所在脏腑。

望诊——舌质黯红,苔薄黄:有气郁化火之象。

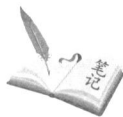

闻诊——语声正常。

问诊 1——发病前外出聚餐、进食过饱：饮食不节，损伤脾胃。

问诊 2——工作压力较大，每于情绪激动时发病；腹痛呈胀痛性、伴气窜感，嗳气则舒：肝郁气滞之象。

问诊 3——腹痛拒按，不喜生冷寒凉饮食，口淡不渴，纳呆：肝木克脾土，脾运化无力，纳运减弱之象。

问诊 4——时嗳气、矢气，腹痛严重时伴两胁攻窜感：肝郁气滞，气机升降失常之象。

问诊 5——大便稀溏：脾胃虚弱，水湿运化失司之象。

切诊——脉弦细：气机郁滞，脉道不利之象。

患者以脐周胀满疼痛为主症，病程漫长，反复发作，四诊合参诊断为：腹痛（气机郁滞证）。

基本治法——调理气血，通腑止痛。

具体治法——疏肝解郁，理气止痛。

代表方药——柴胡疏肝散加减。

处方注释——本方以大量理气药行气疏肝解郁，因肝体阴而用阳，理气同时容易化燥伤阴，故适量配合柔肝养阴之品，如白芍，且其与炙甘草合用取张仲景炙甘草汤方义缓急止痛。此外，肝旺克脾，可适量加用白术、茯苓、党参等健脾益气，调理肝脾的药物。

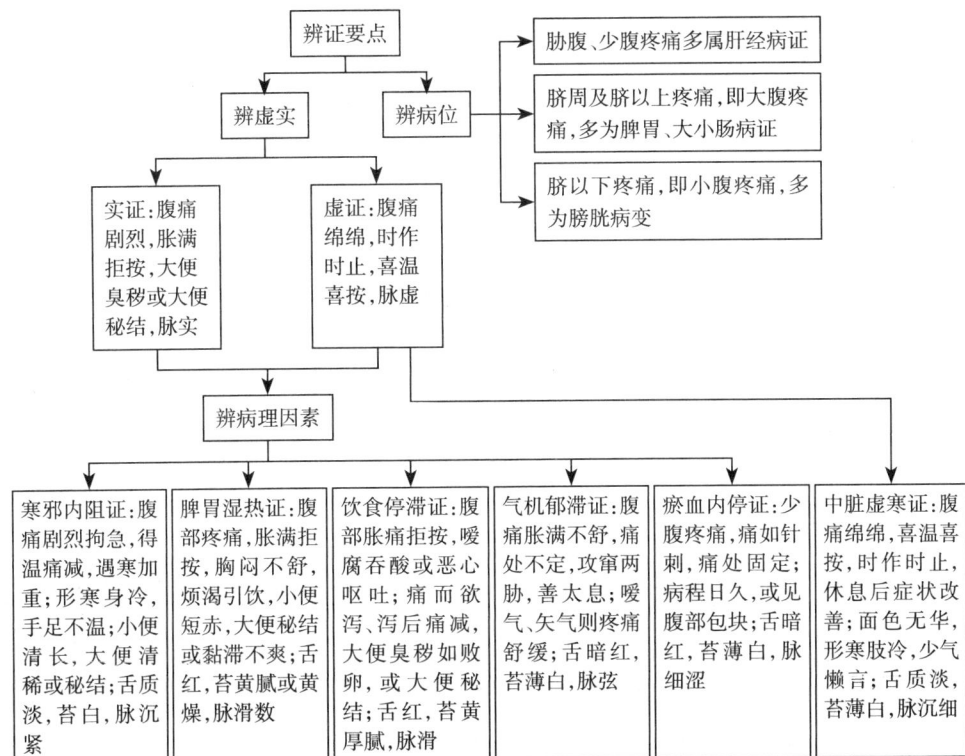

知识点 3

辨 证 论 治

辨证要点

辨虚实　　辨病位

胁腹、少腹疼痛多属肝经病证

脐周及脐以上疼痛，即大腹疼痛，多为脾胃、大小肠病证

脐以下疼痛，即小腹疼痛，多为膀胱病变

实证：腹痛剧烈，胀满拒按，大便臭秽或大便秘结，脉实

虚证：腹痛绵绵，时作时止，喜温喜按，脉虚

辨病理因素

寒邪内阻证：腹痛剧烈拘急，得温痛减，遇寒加重；形寒身冷，手足不温；小便清长，大便清稀或秘结；舌质淡，苔白，脉沉紧

脾胃湿热证：腹部疼痛，胀满拒按，胸闷不舒，烦渴引饮，小便短赤，大便秘结或黏滞不爽；舌红，苔黄腻或黄燥，脉滑数

饮食停滞证：腹部胀痛拒按，嗳腐吞酸或恶心呕吐；痛而欲泻、泻后痛减，大便臭秽如败卵，或大便秘结；舌红，苔黄厚腻，脉滑

气机郁滞证：腹痛胀满不舒，痛处不定，攻窜两胁，善太息；嗳气、矢气则疼痛舒缓；舌暗红，苔薄白，脉弦

瘀血内停证：少腹疼痛，痛如针刺，痛处固定；病程日久，或见腹部包块；舌暗红，苔薄白，脉细涩

中脏虚寒证：腹痛绵绵，喜温喜按，时作时止，休息后症状改善；面色无华，形寒肢冷，少气懒言；舌质淡，苔薄白，脉沉细

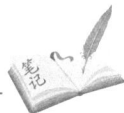

问题四　该患者已经诊断明确,并予以相应治疗,他的预后转归如何?

思路　该患者预后良好。

病患应当注意树立健康的生活习惯,三餐定时定量,饮食有节,忌肥甘厚味、醇酒辛辣,并注意保持心情舒畅,多能治愈。

因为腹痛的病因复杂、病种多样,在治疗期间应该时刻警惕外科腹痛、妇科腹痛及内科急危重症所引起的腹痛可能,避免治疗不当。可根据临床情况应用现代检验技术如血液分析、血液生化分析或者消化内镜、腹部 X 线检查、腹部 B 超检查、腹部 CT 检查、心电图检查等对患者进行跟踪随访。

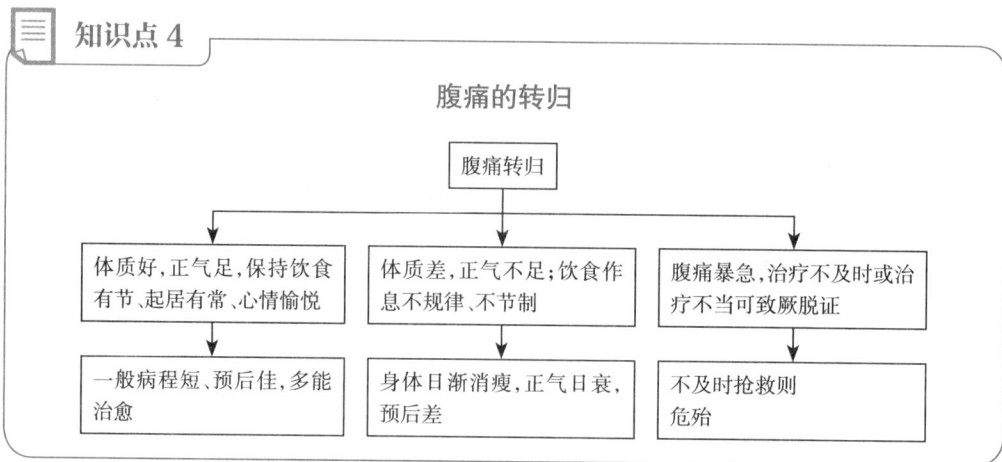

知识点 4

腹痛的转归

腹痛转归

- 体质好,正气足,保持饮食有节、起居有常、心情愉悦 → 一般病程短、预后佳,多能治愈
- 体质差,正气不足;饮食作息不规律、不节制 → 身体日渐消瘦,正气日衰,预后差
- 腹痛暴急,治疗不及时或治疗不当可致厥脱证 → 不及时抢救则危殆

问题五　该患者在生活中应当如何调摄从而预防腹痛的复发?

思路

(1)饮食调摄:饮食要摄入高营养、易消化、少刺激的食物,避免肥甘厚味、醇酒辛辣,注意一日三餐定时定量,避免粗硬饮食、生冷食物、暴饮暴食,或饥饱无常。

(2)起居调摄:腹部是太阴经走行之处,是人体的"阴中之阴",要注意防寒保暖。注意劳逸结合,适当锻炼有助于气血流通,可选用太极拳、慢跑等运动方式。

(3)精神调摄:应保持心情愉悦,心态平和,避免过度劳累和过度紧张。

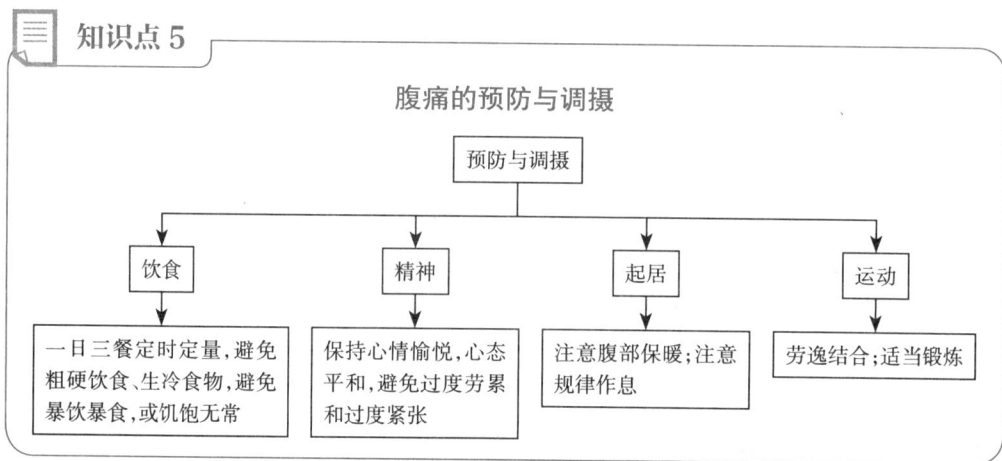

知识点 5

腹痛的预防与调摄

预防与调摄

饮食	精神	起居	运动
一日三餐定时定量,避免粗硬饮食、生冷食物,避免暴饮暴食,或饥饱无常	保持心情愉悦,心态平和,避免过度劳累和过度紧张	注意腹部保暖;注意规律作息	劳逸结合;适当锻炼

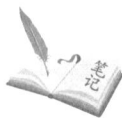

【临证要点】

1. 腹痛辨证上首辨虚实,次辨病性及病理因素,再辨腹痛病位,最后还要注意患者的精神体力、食欲、二便等情况。

2. 临证治疗以调和气血,行气止痛为基本法则,根据病理因素予以温中散寒、清利湿热、温中补虚、消食导滞、疏肝解郁、活血化瘀等治法。

3. 注意理气不伤阴、祛邪不伤正,中病即止,顾护脾胃功能。

【诊疗流程】

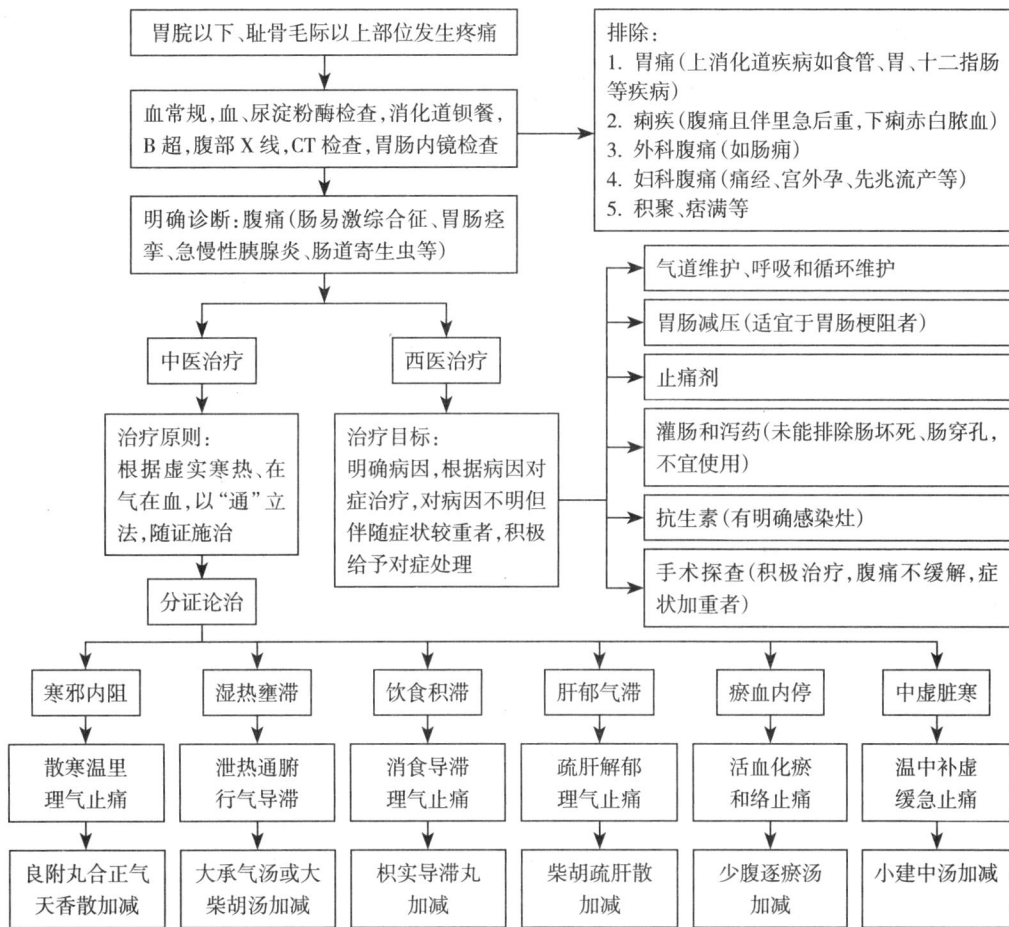

胃脘以下、耻骨毛际以上部位发生疼痛	排除:
血常规,血、尿淀粉酶检查,消化道钡餐, B超,腹部X线,CT检查,胃肠内镜检查	1. 胃痛(上消化道疾病如食管、胃、十二指肠等疾病) 2. 痢疾(腹痛且伴里急后重,下痢赤白脓血) 3. 外科腹痛(如肠痈) 4. 妇科腹痛(痛经、宫外孕、先兆流产等) 5. 积聚、痞满等

明确诊断:腹痛(肠易激综合征、胃肠痉挛、急慢性胰腺炎、肠道寄生虫等)

中医治疗 → 西医治疗

治疗原则:根据虚实寒热、在气在血,以"通"立法,随证施治

治疗目标:明确病因,根据病因对症治疗,对病因不明但伴随症状较重者,积极给予对症处理

- 气道维护、呼吸和循环维护
- 胃肠减压(适宜于胃肠梗阻者)
- 止痛剂
- 灌肠和泻药(未能排除肠坏死、肠穿孔,不宜使用)
- 抗生素(有明确感染灶)
- 手术探查(积极治疗,腹痛不缓解,症状加重者)

分证论治

寒邪内阻	湿热壅滞	饮食积滞	肝郁气滞	瘀血内停	中虚脏寒
散寒温里 理气止痛	泄热通腑 行气导滞	消食导滞 理气止痛	疏肝解郁 理气止痛	活血化瘀 和络止痛	温中补虚 缓急止痛
良附丸合正气天香散加减	大承气汤或大柴胡汤加减	枳实导滞丸加减	柴胡疏肝散加减	少腹逐瘀汤加减	小建中汤加减

(刘凤斌)

扫一扫 测一测

【复习思考题】

1. 腹痛如何与其他疾病引起的腹痛相鉴别?

2. 腹痛如何与胃痛、胸痹心痛相鉴别?

3. 腹痛如何与妇科腹痛相鉴别?

4. 试述腹痛的病因病机。

5. 试述腹痛的辨证及治疗。

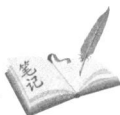

第十章

泄　泻

📖 培训目标

1. 掌握泄泻的定义、病因病机。
2. 掌握泄泻的诊查要点(诊断依据、病证鉴别)、辨证论治。
3. 熟悉泄泻的预后转归。
4. 了解泄泻的饮食调摄。

泄泻是由感受外邪、饮食所伤、情志失调、劳倦久病等导致脾虚湿盛,并在临床上表现为以排便次数增多、粪便稀溏或完谷不化,甚至如水样为主要症状的一种病证,可兼有发热、恶心呕吐、纳呆、腹痛、腹胀、肠鸣等症。大便溏薄势缓为泄,大便清稀如水势急为泻,临床上两者难以截然分开,故称为泄泻。西医学的感染性腹泻、炎症性肠病、肠道肿瘤、小肠吸收不良、腹泻型肠易激综合征、功能性腹泻等以泄泻为主要表现的疾病,均可参照本章内容进行辨证论治。

【典型案例】

患者男性,31 岁。

近 5 年来经常出现泄泻。发作时每日排便 3~5 次,大便稀溏,无黏液脓血,伴有腹痛。未发作时每日排便 1~2 次,大便时而成形时而不成形。苔薄白腻,舌淡,舌胖边有齿印,脉细弦。

问题一　该患者可能的西医诊断是什么? 如需要明确西医诊断,还需询问哪些病史或需做哪些检查?

思路　该患者主要表现为大便次数增多和粪质稀薄,而且病程大于 8 周,应属于慢性腹泻。年轻男性发生慢性腹泻的常见原因有感染性腹泻(肠结核、慢性菌痢、寄生虫)、克罗恩病、溃疡性结肠炎、腹泻型肠易激综合征、功能性腹泻、乳糖不耐受、甲状腺功能亢进等。因此,应先围绕这些疾病的临床表现特点进行问诊,来判断患者有无罹患这些疾病的可能性,再实施对于诊断这些疾病具有确诊性或排除性的实验室或影像学检查来帮助确诊,如粪便常规 + 隐血、粪便细菌培养、寄生虫、结核感染 T 细胞

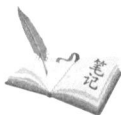

斑点试验(T-SPOT)、全结肠镜、小肠镜或胶囊内镜或小肠 CT 或小肠 MRI、甲状腺功能等。该患者无发热、无消瘦、无食用奶制品后腹泻等;腹泻前脐周疼痛,泻后疼痛缓解;多次粪常规 + 隐血未见异常,红细胞沉降率和 C 反应蛋白未见异常,甲状腺功能未见异常,全结肠镜未见异常,胶囊内镜未见异常。根据上述临床表现和实验室检查结果,该患者的西医诊断应考虑为腹泻型肠易激综合征。

问题二 该患者的中医病名诊断是什么?

思路 要明确中医病名诊断,首先应明确该患者的主要症状是什么。该患者主要症状为大便次数增多、粪质稀薄。中医内科疾病中以大便次数增多和粪质稀薄为主要表现的疾病主要有泄泻、痢疾和霍乱。该患者无黏液脓血便,可以排除痢疾。该患者病程长,病势和缓,与霍乱发病急骤、来势凶猛不同,可以排除霍乱。因此,该患者的中医病名诊断为泄泻。

知识点 1

泄泻的类证鉴别

	泄泻	痢疾	霍乱
共同点	大便次数增多,粪质稀薄		
不同点	粪质稀溏或水样,可伴腹痛、腹胀、肠鸣,一般无传染性	大便黏液脓血便,伴有里急后重,可具有传染性	发病急,来势凶,上吐下泻,粪便呈米泔水样,具有传染性

问题三 要明确该患者的中医证型,还需询问哪些病史?

思路 中医泄泻根据病程分为暴泻和久泻两类。该患者病程已达 5 年之久,因此属于泄泻中的久泻。久泻包括脾胃虚弱、肝气乘脾和肾阳虚衰三个证型。为了进一步明确患者属于久泻中哪一个证型,需围绕上述三个证型的辨证要点而询问一下内容:泄泻诱发或加重、缓解的因素;泄泻发作的时间;腹痛与泄泻的关系;粪便性状的特点;能反映每一证型特点的伴随症状;既往接受的中医药治疗情况(可根据以往中药治疗的疗效来对证型进行推测)。

完善病史:

泄泻诱发或加重、缓解因素——进食不消化食物或者精神紧张时易发作或者加重。

泄泻发作的时间——多数于餐后半小时到 1 小时发作,或者在精神紧张时发作。

腹痛与泄泻的关系——泄泻发作前多有脐周疼痛不适,泻后疼痛缓解。

粪便性状特点——大便溏薄,时而夹有不消化食物。

伴随症状——纳可,时有倦怠乏力,平时较容易紧张,无畏寒肢冷,无腹部冷痛,无腰膝酸软。

中药治疗经过——曾服用香连丸、四神丸,但效果不明显。

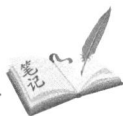

知识点 2

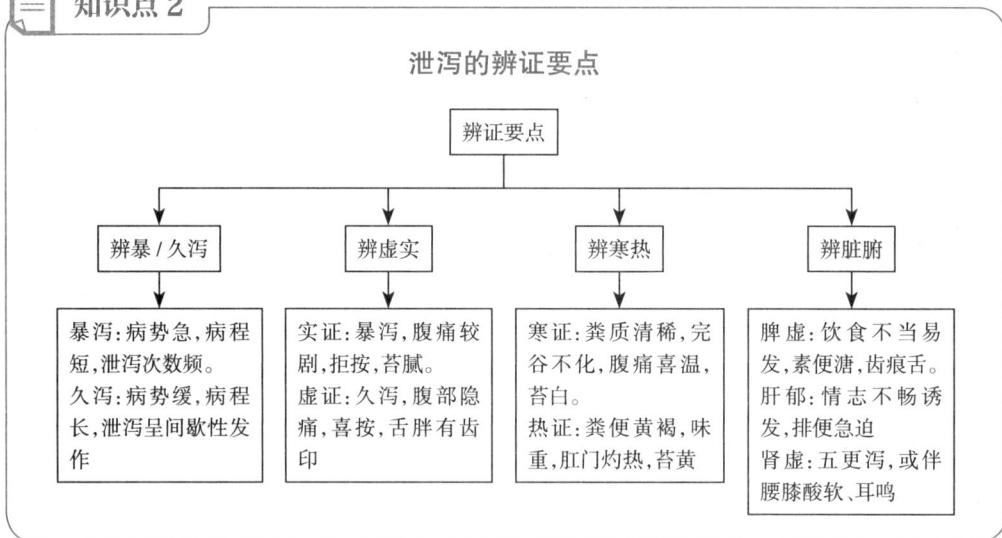

泄泻的辨证要点

问题四   该患者的中医证型是什么？其病因病机是什么？

思路   根据上述病史以及患者的舌脉,该患者的中医证型应考虑为脾胃虚弱合肝气乘脾证。脾胃虚弱证的辨证依据为大便稀溏,完谷不化,饮食不当时易泄泻,倦怠乏力,舌淡胖,边有齿印,脉细。肝气乘脾证的辨证依据为精神紧张易诱发,便前腹痛,泻后痛缓,脉弦。

该患者平素大便时而不成形,且舌淡胖,边有齿印,提示患者脾胃素虚。平时或因饮食不慎,或因情志失调,反复诱发泄泻,使脾胃更为虚弱。土虚则木乘,肝木之气横逆犯脾,致使脾土失于运化,谷反为滞,水反为湿,故而表现腹痛、泄泻、苔薄白腻。诚如吴琨所云"泻责之脾,痛责之肝,肝责之实,脾责之虚"。因此,该病案的病因病机为脾胃虚弱为本,饮食情志为诱因,导致肝气乘脾,清浊不分。

知识点 3

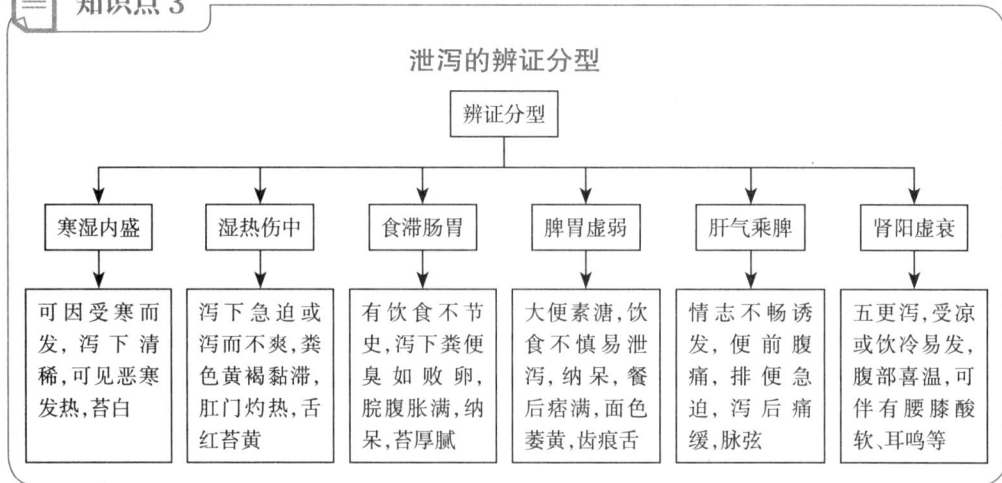

泄泻的辨证分型

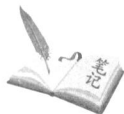

知识点 4

泄泻的病因病机

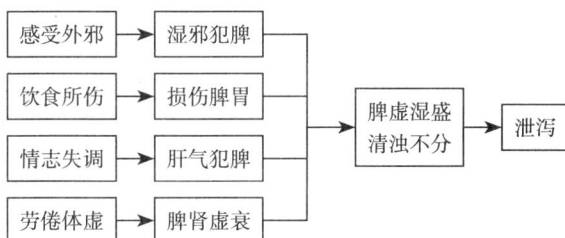

```
感受外邪 ──→ 湿邪犯脾 ─┐
                        │
饮食所伤 ──→ 损伤脾胃 ─┤
                        ├─→ 脾虚湿盛 ──→ 泄泻
情志失调 ──→ 肝气犯脾 ─┤    清浊不分
                        │
劳倦体虚 ──→ 脾肾虚衰 ─┘
```

问题五 该患者的中医治则治法和处方用药是什么?

思路

基本治则——运脾化湿。

具体治法——益气健脾,化湿止泻,佐以抑肝。

代表方药——参苓白术散合痛泻要方加减。

处方注释——参苓白术散为益气健脾、化湿止泻的代表方,痛泻要方则为抑木扶土治疗痛泻的代表方。因患者表现为泄泻,方中白术、薏苡仁和防风宜用焦白术、炒薏苡仁和防风炭,以加强止泻的功效。不宜使用生白术、生薏苡仁。腹泻反复发作,可加乌梅炭、焦山楂、煨诃子等收敛止泻。如伴有少腹坠胀、脱肛等中气下陷证候,可用补中益气汤升阳举陷。

知识点 5

泄泻的分型论治

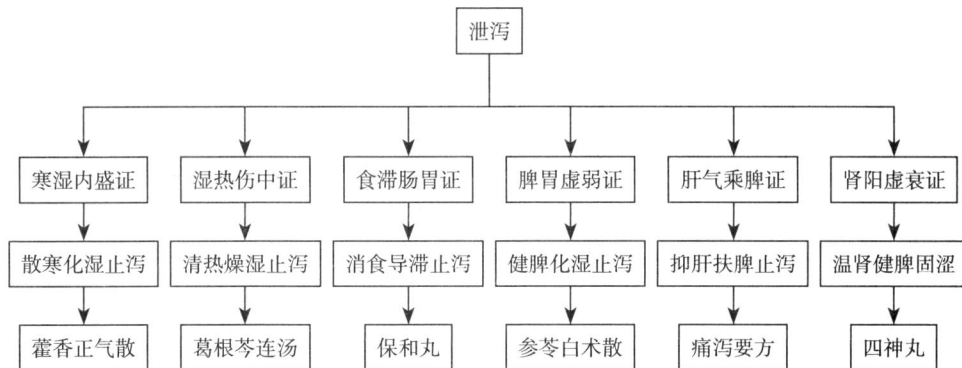

```
                        泄泻
    ┌────┬────┬────┬────┬────┬────┐
  寒湿   湿热   食滞   脾胃   肝气   肾阳
  内盛证 伤中证 肠胃证 虚弱证 乘脾证 虚衰证
    │     │     │     │     │     │
  散寒   清热   消食   健脾   抑肝   温肾
  化湿   燥湿   导滞   化湿   扶脾   健脾
  止泻   止泻   止泻   止泻   止泻   固涩
    │     │     │     │     │     │
  藿香   葛根   保和丸 参苓   痛泻   四神丸
  正气散 芩连汤        白术散 要方
```

问题六 该患者的预后转归如何?

思路 该患者泄泻为肠易激综合征所致,该病属于功能性胃肠疾病,预后良好。

(1)病患注意点:肠易激综合征具有反复发作的临床特点,目前无法根治。患者应确定合理的治疗目标,即缓解症状和减少发作。正确认识疾病的本质,避免无谓的忧虑恐惧。

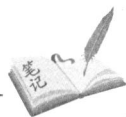

（2）医生注意点：应对患者做好疾病的解释和宣教工作，帮助患者确立合理的治疗目标，避免过多和不必要的诊断检查以免增加患者的忧虑。

问题七　该患者在日常生活中应注意什么以预防该病的发作?

思路

（1）饮食调摄：避免生冷、辛辣等刺激性或者不耐受的食物，避免无科学依据的饮食禁忌。

（2）起居调摄：注意腹部的保暖，做到劳逸结合，以缓解工作压力。

（3）精神调摄：应保持心情舒畅，避免忧思、恼怒、紧张等负面情绪。

【临证要点】

1. 应明确泄泻的西医诊断，对患者的病情、病程和预后有一个明确的判断，为患者制订一个最适宜合理的诊疗方案。

2. 明确不同病因所致泄泻的根本病机，在此基础上根据每一位患者的体质和具体病症进行辨证论治。

3. 暴泻不宜轻用固涩，以免关门留寇；久泻不可过投分利，以免损伤阴液。

4. 对于泄泻来势急暴，水湿聚于肠道，洞泻而下者，可用利小便而实大便之法分流水湿以止泻，可用猪苓、泽泻、车前子等。

5. 久泻不愈者，根据"风能胜湿"理论，可酌加羌活、防风、荆芥、升麻、柴胡等"风药"以醒脾升清，胜湿止泻。

【诊疗流程】

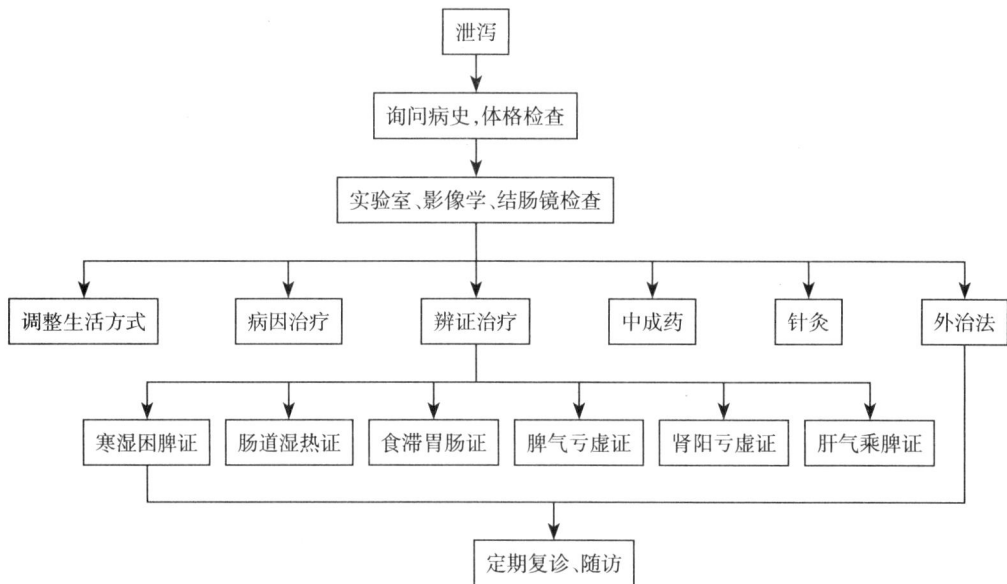

（林　江）

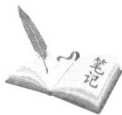

【复习思考题】

1. 泄泻如何与痢疾相鉴别?

2. 试述"泄泻之本，无不由于脾胃"的理由。

3. 试述泄泻的辨证要点。

4. 病案分析

患者女性，58 岁。患者晨起常腹痛泄泻，泻后疼痛缓解。平素进食稍过多则胃脘胀满，进食油腻或生冷，即易出现腹泻。自觉乏力腰酸，畏寒肢冷。苔薄白，舌淡胖，边有齿印，脉细弱。

请写出该患者的证候分析、中医诊断、辨证分型、治法和方剂。

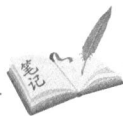

第十一章

便　秘

::: 培训目标

1. 掌握便秘的定义、病因病机。
2. 掌握便秘的诊查要点(诊断依据、病证鉴别)、辨证论治。
3. 熟悉便秘的预后转归。
4. 了解便秘的预防调摄。
:::

　　便秘是大肠传导功能失常所致的以大便排出困难,排便时间或排便间隔时间延长为主症的病证。排便困难是其特点,可数日不大便,大便干结,但也有大便不干而表现为无力排便者。西医学的功能性便秘以及肠道菌群紊乱、药物性便秘等,均可参照本病证进行诊治。

【典型案例】

　　患者男性,50 岁。

　　排便困难,腹满,舌淡胖,苔白,脉沉迟。

　　问题一　通过病史采集,我们目前可以获得的临床信息有哪些? 为了进一步明确诊断及证型,需要补充哪些病史内容?

　　思路　患者以排便困难,腹满为主要症状,首先可以考虑是脾胃病。为了进一步明确诊断,需要补充了解以下病史:询问病程长短、发作规律;询问发病的诱因;询问便质的特点:干? 稀? 黏液? 脓血? 排便感觉:黏滞不爽? 里急后重? 虚坐努责? 询问常见伴随症状(围绕主症询问兼症进行病证鉴别及类证鉴别,可结合十问歌内容):腹满喜温还是喜寒,喜按还是拒按,是否腹痛,是否有肛裂或痔疮,小便情况,睡眠情况等。询问既往接受的检查和治疗情况。

　　完善病史:

　　病程长短、发作频率和规律——患者排便困难 10 余年,既往常服番泻叶等药物辅助排便。

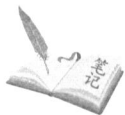

询问发病的诱因——发病前无明显诱因。

询问粪质的特点——粪质不干,无稀溏,无脓血。

询问排便感觉——无黏滞不爽,无里急后重,无虚坐努责。

询问伴随症状——喜温喜按,不喜生冷寒凉饮食,小便清长,腰膝酸冷,睡眠尚可。

询问既往接受的检查和治疗情况——外院曾行结肠镜等检查,未发现异常,既往常服番泻叶等药物辅助排便,近日因药效不佳,为求中医治疗来就诊。

知识点 1

病 因 病 机

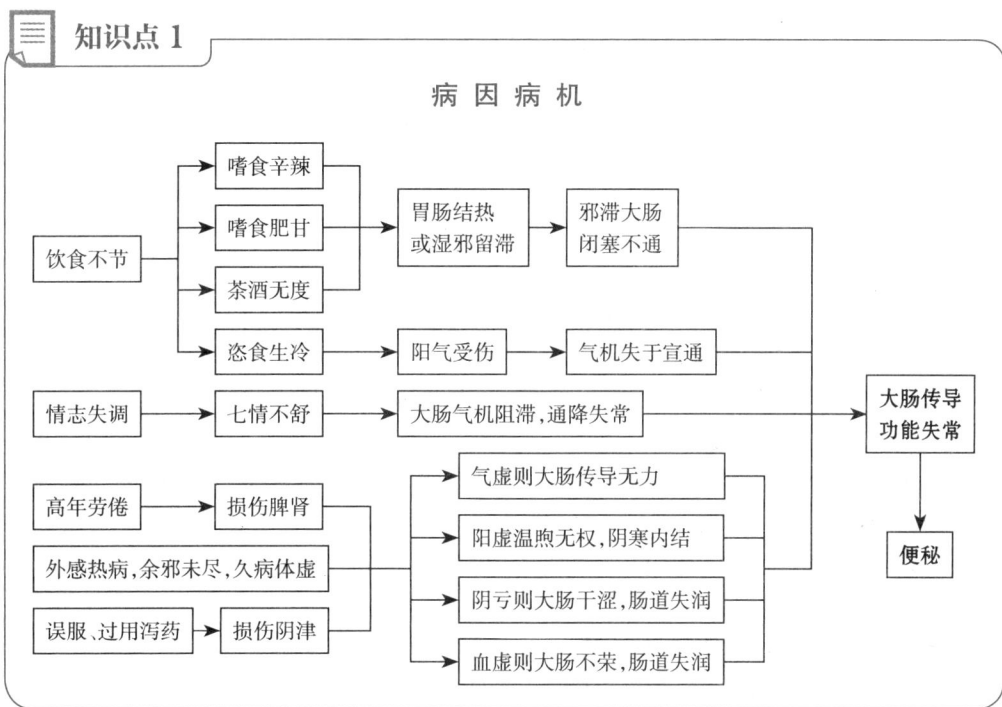

问题二　为了鉴别其他疾病,还需要进一步了解什么?

思路　患者以排便困难为主症,病程漫长,反复发作,多由饮食等因素诱发,结肠镜检查未见异常,中医诊断考虑为便秘。

为了病证鉴别,需要进一步了解以下情况:

询问有无便血、痔疮、消瘦、发热等伴随症状。

询问既往有无慢性消化系统疾病病史或全身性疾病病史。

询问特殊用药史以及有无大量饮酒史。

切腹部看是否有腹中积块。

完善病史:

患者切诊腹部未发现腹中包块、无明显腹痛,无明显的体重下降。病程中无便血或黑便。近期无特殊药物服用史及大量饮酒史。

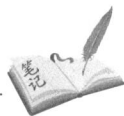

知识点 2

鉴别诊断

```
便秘当与以      ┌→ 肠痈 ─┐              异:肠痈典型表现是右下腹痛,拒按,有压痛,
下病证鉴别 ─┼→ 积聚 ─┼→ 出现便秘 ─→  可伴有发热等;而便秘一般腹痛不突出
              └→ 肠癌 ─┘   症状
                                          异:积聚典型表现是腹中聚块,固定不移,或
                                          时聚时散,可伴有腹胀腹痛;而便秘有时左下
                                          腹虽也可见包块,但多呈条索状,排便后包块
                                          可自然消失

                                          异:肠癌属于"积证"范畴,可表现为便秘,也
                                          可表现为大便不调,时干时稀,或有黑便,常
                                          见头晕乏力,形体日渐消瘦,病情逐渐加重
```

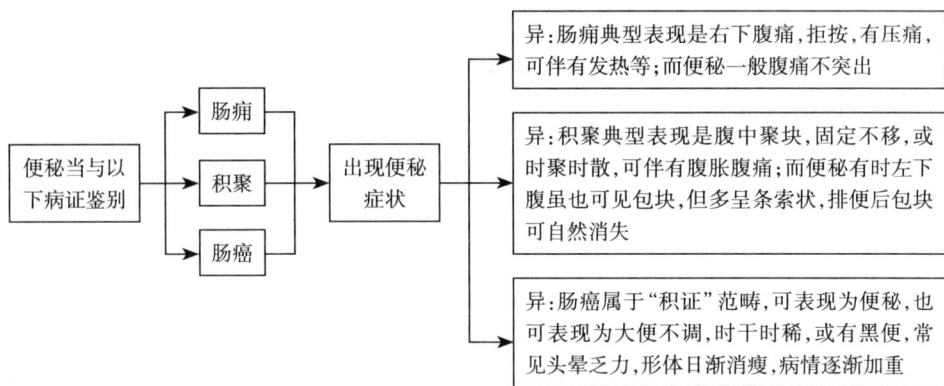

问题三 结合患者临床四诊信息,如何辨证论治?

思路

辨证要点——应首辨虚实寒热;还要辨粪质与排便情况。

望诊——舌淡胖,苔白,乃脾肾阳虚之象。

问诊 1——排便困难,腹满,无黏液脓血,无里急后重,属于便秘范畴。

问诊 2——患者排便困难 10 余年,属于久病多虚证。

问诊 3——既往常服番泻叶等药物辅助排便,久服寒凉泻剂,更伤阳气,温煦乏权,肠道不运。

问诊 4——喜温喜按,不喜生冷寒凉饮食,小便清长,腰膝酸冷,乃脾肾阳虚,不得温煦之象。

问诊 5——腹满,乃便秘日久,腑气不通所致。

切诊——脉沉迟,乃阳气不足之象。

患者以排便困难为主症,病程漫长,反复发作,四诊合参,乃便秘——脾肾阳虚证。

基本治法——通便导滞为基本法则。

具体治法——温阳通便。

代表方药——济川煎加减。

处方注释——方中肉苁蓉、牛膝温补肾阳,润肠通便;当归养血润肠;升麻、泽泻升清降浊;枳壳宽肠下气。可加肉桂以增温阳之力。若脾阳不足,中焦虚寒,可用理中汤加当归、芍药;若肾阳不足,尚可选用金匮肾气丸或右归丸。

名老中医治疗
便秘经验

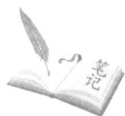

知识点 3

辨 证 论 治

```
                          ┌──────────┐
                          │  辨证要点  │
                          └────┬─────┘
                               │
                          ┌────┴─────┐
                          │  辨虚实   │
                          └────┬─────┘
              ┌────────────────┴────────────────┐
              ▼                                  ▼
```

实秘:	虚秘:
大便干硬,或黏滞不爽,排便困难,可伴有烦热口渴,腹胀腹痛,面赤口臭,舌红苔黄干,或黄腻,或白腻,脉滑数、弦滑、沉弦,脉实有力,多见于年轻体壮者	大便干结,也可大便不干,排出无力,可伴有头晕眼花,咽干,或乏力气短,自汗,畏寒肢冷等,舌红少苔,或舌淡胖,脉细或沉,脉虚弱无力,多见于老年人,妇女产后以及久病体虚者

肠胃积热证:	气机郁滞证:	阴寒积滞证:	湿邪郁滞证:
大便干结,腹胀腹痛,口干口臭。面红畏热,心烦不安,多汗,时欲饮冷,小便短赤。舌质干红,苔黄燥,或焦黄起芒刺,脉滑数或弦数	大便干结,欲便不得出,腹中胀满。胸胁满闷,嗳气呃逆,肠鸣矢气,便后不爽。舌苔薄白,或薄黄,或薄腻,脉弦	大便干涩,难以排出,腹中攻满。喜温恶寒,四肢不温,或呃逆呕吐。舌质淡,苔白腻,脉沉紧或迟沉	大便不干,欲便不得出,或大便黏滞不爽,腹中胀满,食欲差,口中黏腻,便后不爽。舌苔腻或黄腻,脉滑

气虚便秘:	血虚便秘:	阴虚便秘:	阳虚便秘:
虽有便意,但临厕努责乏力,难以排出,便后乏力,汗出气短,面白神疲,肢倦懒言。舌淡胖,或舌边有齿痕,苔薄白,脉细弱	大便干结,努责难下,面色苍白,头晕目眩,心悸气短,失眠健忘,爪甲色淡。舌质淡,苔白,或舌质红,少苔,脉细或细数	大便干结,数日不下,面色红,伴有头晕眼花,咽干口渴,五心烦热,腰膝酸软,或有盗汗,耳鸣。舌红少苔,脉细或细数	大便艰涩,排出困难。面色㿠白,四肢不温,喜热怕冷,小便清长,或腹中冷痛,拘急拒按,或腰膝酸冷。舌质淡,苔白或薄腻,脉沉迟或沉弦

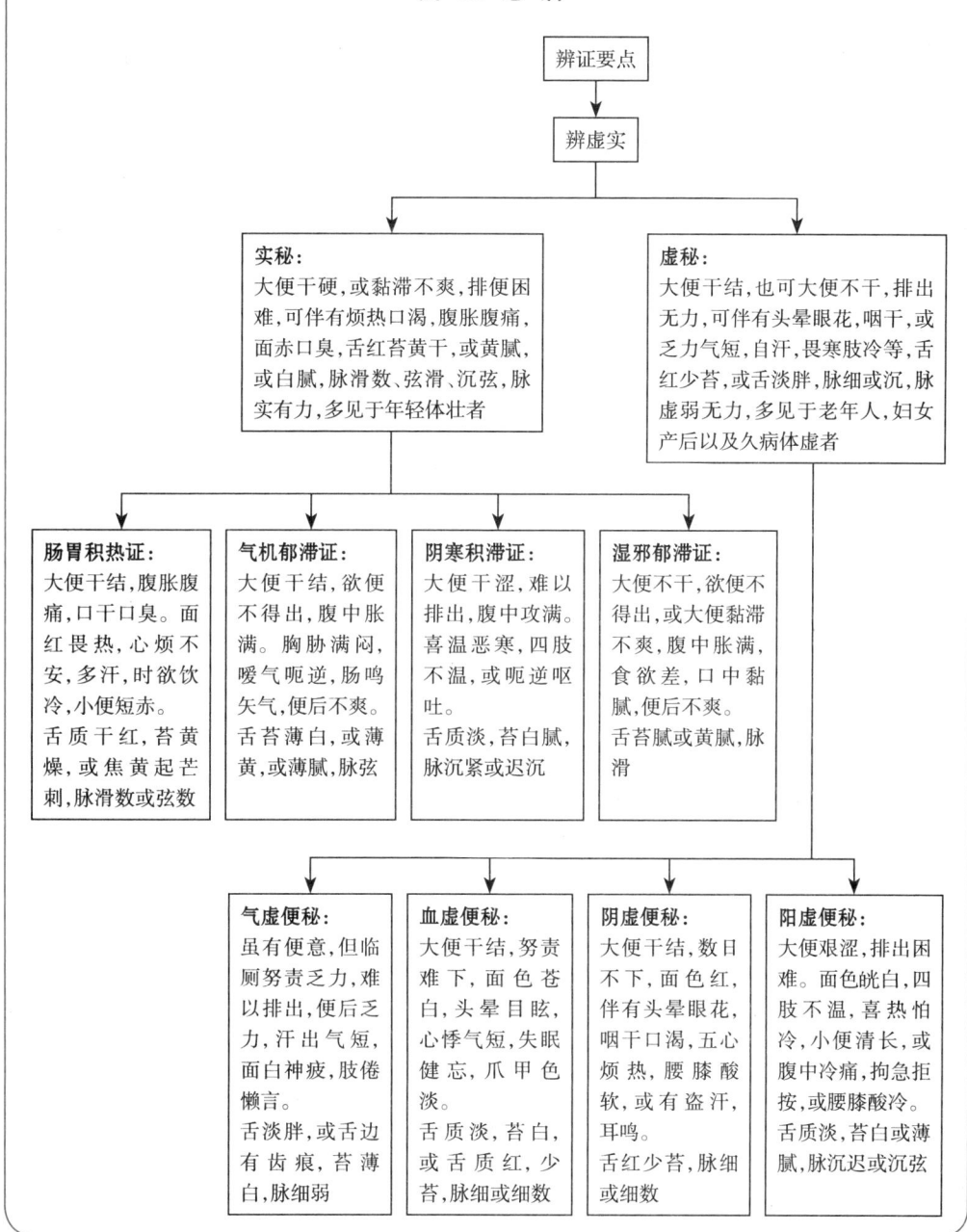

问题四 该患者的预后转归如何?

思路 便秘一般预后良好。

(1) 病患注意点:保持心情舒畅,饮食有节,并坚持治疗,多能治愈。

(2) 医生注意点:病性有虚有实,初病多实证,久病多虚证,或虚实夹杂。久病不愈,或经失治误治,则病情迁延不愈。若加以饮食、情志诱发,病情急性加重,可成腹

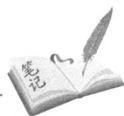

满腹痛、肠结腑实之证。

知识点 4

便秘预后转归

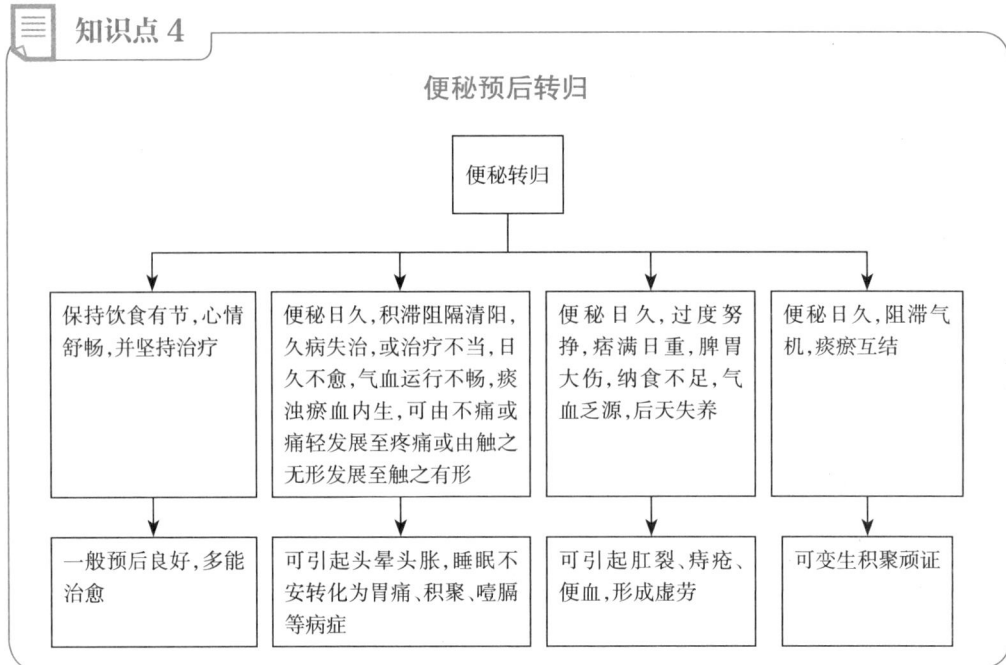

问题五 该患者如何预防与调摄?

思路

(1) 饮食调摄:应注意避免过食辛辣、油炸、寒凉和生冷之品,应该适当多食粗粮蔬菜、水果,多饮水。

(2) 起居调摄:注意劳逸结合,避免久坐少动,适当多活动。同时,应该养成定时排便的习惯。

(3) 精神调摄:应保持精神愉快,避免过度刺激。

知识点 5

便秘预防与调摄

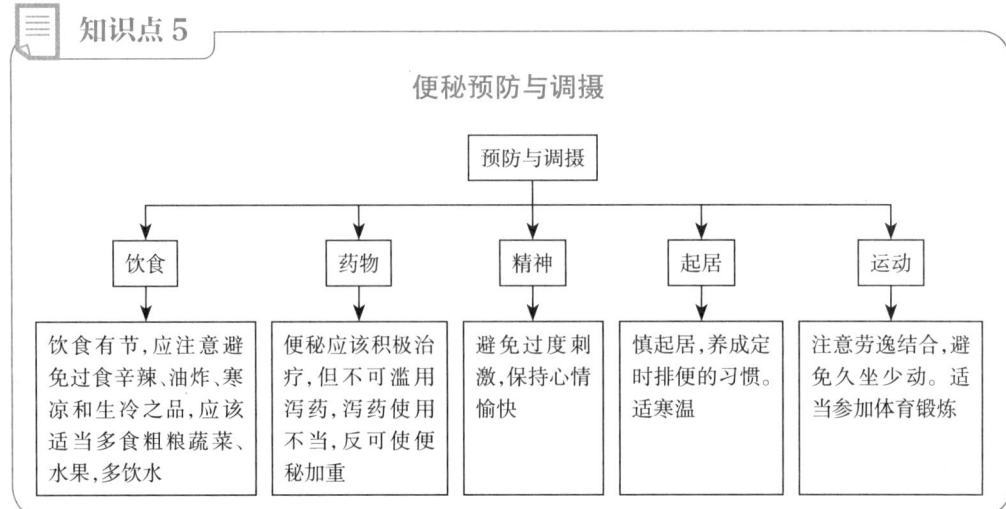

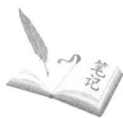

【临证要点】

1. 便秘以大便排出困难,排便时间或排便间隔时间延长为主要表现,是临床上常见的病证。

2. 原因有饮食失节、情志失调以及高年劳倦,病后余邪不尽,或久病体虚等方面,便秘的病位在大肠,与脾胃肝肾多脏腑有关。核心病机是大肠传导功能失常。

3. 病性有虚有实,初病多实证,久病多虚证,或虚实夹杂。

4. 辨证上应首辨虚实,次辨粪质与排便情况。

5. 便秘的治疗,应在明辨虚实的基础上,以通便导滞为基本治法。

6. 实证以祛邪为主,可根据热秘、湿秘、冷秘、气秘之不同,分别施以泄热、祛湿、温通、理气之法,辅以导滞之品。

7. 虚证以养正为先,依阴阳气血亏虚的不同,主用滋阴养血、益气温阳之法,酌用甘温润肠之药。

8. 因六腑以通为用,大便干结,排便困难,可用下法,但应在辨证论治基础上以润下为基础,有时虽可暂用攻下之药,当以缓下为宜,以大便软为度,不得一见便秘,便用大黄、芒硝、巴豆、牵牛之属。因泻药有依赖性,所以绝对不可久用。

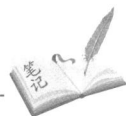

【诊疗流程】

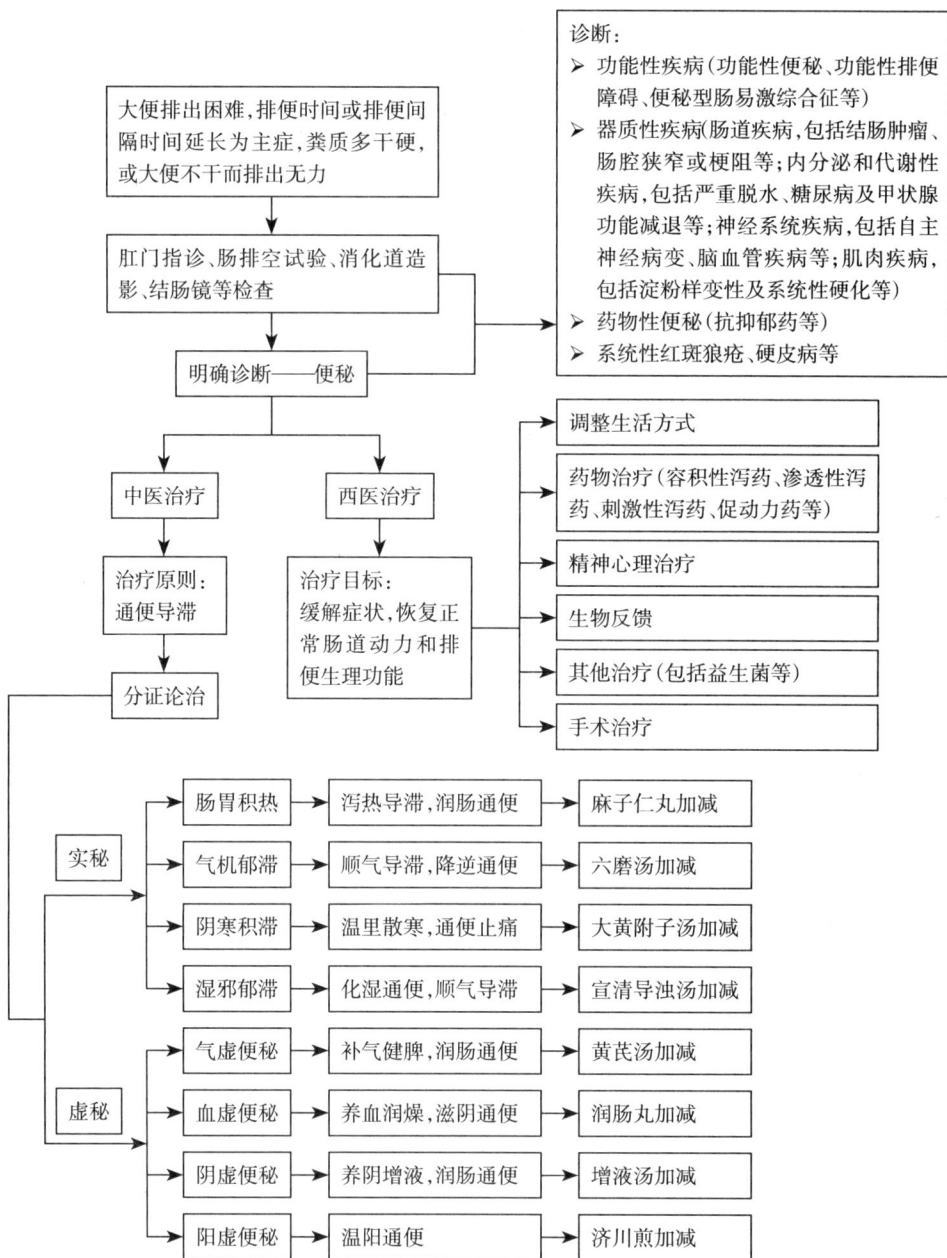

（孙慧怡）

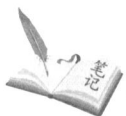

【复习思考题】

1. 便秘如何与肠痈、积聚、肠癌相鉴别？
2. 试述便秘的病因病机。

3. 试述便秘的辨证及治疗。

4. 病案分析

患者王某,女,35 岁。半年前因产后大出血出现严重贫血,血红蛋白为 63g/L,之后经常大便干硬,每次排便后汗出不止,面色萎黄,神疲乏力,头晕目眩,心悸,失眠,舌质淡胖,边有齿痕,苔薄白,脉沉细无力。

写出辨病辨证分析、诊断、证候、治法和方剂。

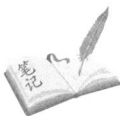

PPT 课件

12章PPT

第十二章

痢　疾

培训目标

1. 掌握痢疾的定义、病因病机。
2. 掌握痢疾的诊查要点(诊断依据、病证鉴别)、辨证论治。
3. 熟悉痢疾的预后转归。
4. 了解痢疾的预防调摄。

中医古籍论痢疾证治

ER-12-1

痢疾是由于邪蕴肠腑,气血壅滞,传导失司,脂络受损,出现以腹痛,里急后重,下痢赤白脓血为主症的病证,多发于夏秋季节,多有饮食不洁史,或具有传染性。以腹痛、里急后重、下痢赤白脓血为临床特征,痢疾的临床表现与西医学的细菌性痢疾、阿米巴痢疾、溃疡性结肠炎、放射性结肠炎等疾病相似,这些疾病若以腹痛、里急后重、下痢赤白脓血为主症时,可参照本章内容辨证论治。

【典型案例】

患者男性,31 岁。

腹痛,里急后重,下痢脓血。舌苔黄腻,脉滑数。

问题一　根据现有病史资料,该患者属于哪一系的病证?为了进一步明确病因病机和诊断,需要补充哪些病史内容?

思路　患者以腹痛、里急后重、下痢脓血为主要表现,首先可以考虑是脾胃病。

为了进一步明确诊断,需要补充了解以下病史:询问病程长短、发作频率和规律;询问发病的诱因;询问腹痛、下痢脓血的特点:腹痛喜按?拒按?下痢脓血赤多?白多?大便气味?询问常见伴随症状(可遵循从上到下,从消化系统到整体的询问原则):是否有恶心、呕吐,胃纳情况,是否有腹胀、是否有肛门异常感觉,小便情况、精神情况、睡眠情况;询问既往接受的检查和治疗情况。

完善病史:

病程长短、发作频率和规律——2 天前开始出现腹痛,大便次数增多,发病初

笔记

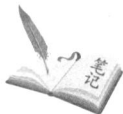

期为黄色稀便,一日 10 余次,半日后转为黏液脓血便。

询问发病的诱因——发病前曾在外就餐,有饮食不洁史。

询问腹痛、里急后重、下痢脓血的特点——腹痛拒按,便后腹痛减轻,但随后腹痛复作,里急后重明显,下痢黏液脓血,赤多白少,有腥臭味。

询问伴随症状——感恶心,呕吐 2 次,呕吐物为胃内容物,无咖啡色液体,纳呆,腹胀,肛门灼热,小便短赤,精神疲倦,睡眠差。

询问既往接受的检查和治疗情况——曾自行口服小檗碱治疗,疗效不佳,血常规:白细胞 11.2×10^9/L,中性粒细胞 83%。大便常规:红细胞 ++,脓细胞 +++。大便细菌培养结果未回。

知识点 1

病因病机

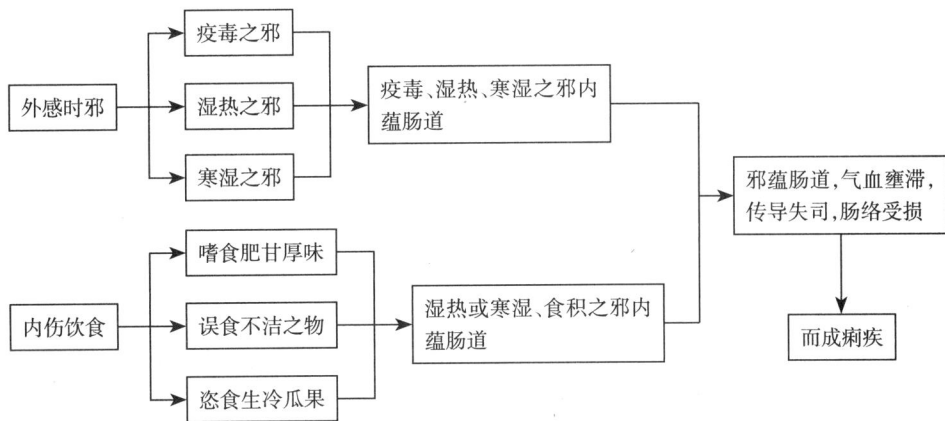

问题二　该患者的中医诊断是什么? 需要和哪些病证进行鉴别? 为进行鉴别,还需要了解哪些病史信息?

思路 1　患者以腹痛、里急后重、下痢脓血为主症,病程短,由饮食不洁诱发,血常规:白细胞 11.2×10^9/L,中性粒细胞百分比 83%。大便常规:红细胞 ++,脓细胞 +++。大便培养结果未回。西医诊断初步考虑细菌性痢疾,中医诊断考虑是痢疾。

思路 2　临诊时需与泄泻相鉴别。

思路 3　为了病证鉴别,需要进一步了解以下情况:

询问有无发热、贫血、呕血、皮疹、皮下出血、消瘦、腹部包块、关节疼痛或肿胀等伴随症状。

询问既往有无慢性消化系统疾病病史或全身性疾病病史,有无肝脏、胆道及胰腺、肾脏等慢性疾病史。

询问特殊用药史。

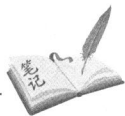

完善病史：

患者腹部(肝胆脾胰肾)超声未见明显异常。无明显的体重下降。无发热、贫血、呕血、皮疹、皮下出血、消瘦、腹部包块、关节疼痛或肿胀。近期无特殊药物服用史。

知识点 2

鉴别诊断

痢疾当与泄泻鉴别 → 泄泻

同:均多发于夏秋季节；
病变均在肠胃；
皆由外盛时邪,内伤饮食发病；
症状均有大便次数增多、腹痛

异:痢疾:大便次数虽多而量少,排赤白脓血便,腹痛伴里急后重感明显。
泄泻:大便溏薄,粪便清稀,或如水,或完谷不化,而无赤白脓血便,腹痛多伴肠鸣,少有里急后重

问题三 结合患者临床四诊信息,如何辨证论治?

思路

辨证要点——辨虚实；辨寒热；辨伤气、伤血。

望诊——下痢脓血,赤多白少,舌质红,苔黄腻:乃湿热蕴肠,热伤及血分之象。

闻诊——大便腥臭:乃热象。

问诊 1——发病前有饮食不洁史:湿热毒邪蕴结肠道,气血壅滞,传导失司,脂络受损。

问诊 2——腹痛、里急后重、下痢脓血 2 天,病程短:新病多实证。

问诊 3——腹痛拒按,便后腹痛减轻,但随后腹痛复作:乃实证之象。

问诊 4——里急后重,下痢黏液脓血,赤多白少:乃湿热壅滞肠道,气机不畅,传导失常,脂络受损之象。

问诊 5——肛门灼热,小便短赤:乃湿热下注之象。

切诊——脉滑数:乃湿热之象。

患者以腹痛、里急后重、下痢脓血为主症,病程短,四诊合参,乃痢疾:湿热痢。

基本治法——清热化湿解毒,调气行血导滞为基本法则。

具体治法——清肠化湿,调气和血。

代表方药——芍药汤加减。

处方注释——痢疾基本病机为邪蕴肠道,气血壅滞,传导失司,脂络受损。

本证属湿热痢,故治宜清热化湿解毒,调气行血导滞为基本法则,忌过早用收涩止泻之品,如罂粟壳、牡蛎、龙骨、诃子之类,以免关门留寇。

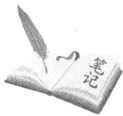

笔记

知识点 3

辨 证 论 治

辨证要点

├─ 辨虚实
├─ 辨寒热
└─ 辨伤气伤血

辨寒热

热:下痢脓血,色鲜红,甚则紫黑,稠厚腥臭,腹痛、里急后重明显,口渴口臭,尿黄赤,舌红苔黄,脉数

寒:下痢赤白清稀,白多赤少,腹痛喜按,里急后重不明显,面白肢冷形寒,舌淡苔白,脉沉细

辨伤气伤血

伤气:下痢白多赤少

伤血;下痢赤多白少,或以血为主

辨虚实

实:发病急,病程短,腹痛腹胀,痛而拒按,痛时窘迫欲便,便后里急后重暂缓

虚:病程长,久痢腹痛绵绵,痛而喜按,便后里急后重不减,坠胀甚

湿热痢:
腹痛拒按,里急后重,下痢赤白脓血,黏稠如胶冻,腥臭,肛门灼热,尿短赤,舌苔黄腻,脉滑数

疫毒痢:
发病急骤,腹痛剧烈,里急后重明显,下痢鲜紫脓血,恶心呕吐,壮热口渴,头痛烦躁,甚至神昏惊厥,舌红绛,苔黄燥,脉滑数或微欲绝

寒湿痢:
腹痛拘急,下痢赤白黏冻,白多赤少,或纯为白冻,里急后重,脘胀腹满,头身困重,舌质淡,苔白腻,脉濡缓

阴虚痢:
下痢赤白,或鲜血黏稠,脐下灼痛,虚坐努责,量少难出,食少,心烦口干,舌红绛少津,苔少或花剥,脉细数

虚寒痢:
腹部隐痛,喜温喜按,痢下赤白清稀或白冻,无腥臭,甚则滑脱不禁,肛门坠胀,食少神疲,四肢不温,腰膝酸软,舌淡苔薄白,脉沉细弱

休息痢:
下痢时发时止,日久难愈,常因饮食不当、受凉或劳累而诱发。发作时,大便次数增多,便中带有赤白黏冻,腹痛,里急后重,舌质淡苔腻,脉濡软或虚数

问题四　该患者的预后转归如何?

思路

该患者一般在两周左右痊愈,发热、腹痛、里急后重、便脓血等症状在3~7天消失。

(1) 病患注意点:须适当禁食,病情稳定后,以清淡饮食为宜,忌食油腻荤腥。久痢之人,避免情志刺激,保持心情舒畅。

(2) 医生注意点:避免治疗不当,注意痢疾病情迁延日久可转为慢性;或正虚邪恋,虚实并见,寒热错杂;或正气衰败,由脾及肾。疫毒痢要中西医结合抢救治疗。可根据临床情况应用现代医疗技术如血常规、粪便检查、粪便培养、免疫学检查、结肠镜

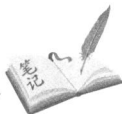

及病理组织学检查等进行跟踪随访。

知识点 4

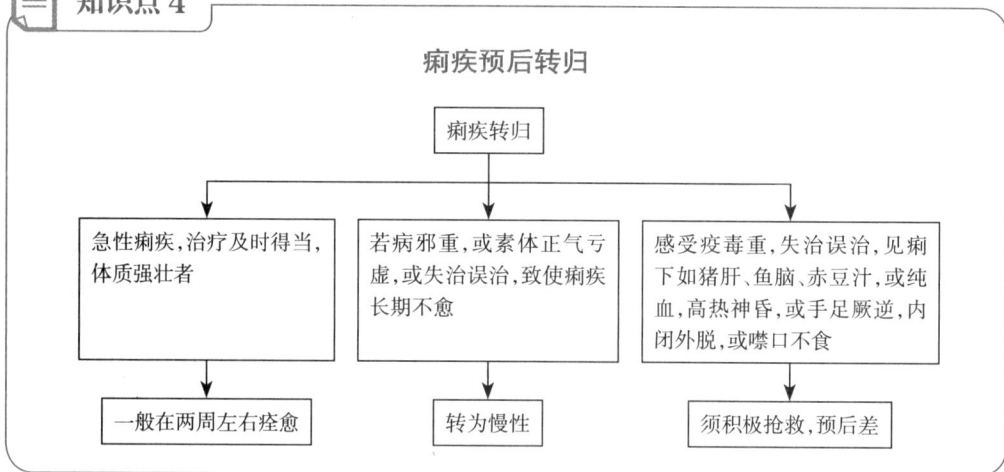

痢疾预后转归

问题五　该患者如何预防与调摄?

思路

（1）饮食调摄:注意饮食卫生,不宜嗜食肥甘厚味、恣食生冷瓜果,饮食以少食多餐,营养丰富,清淡易消化为原则。

（2）起居调摄:注意劳逸结合,避免劳累;注意隔离;病情较重时,需适当卧床静养。

（3）精神调摄:应保持精神愉快,避免忧思恼怒及情绪紧张。

知识点 5

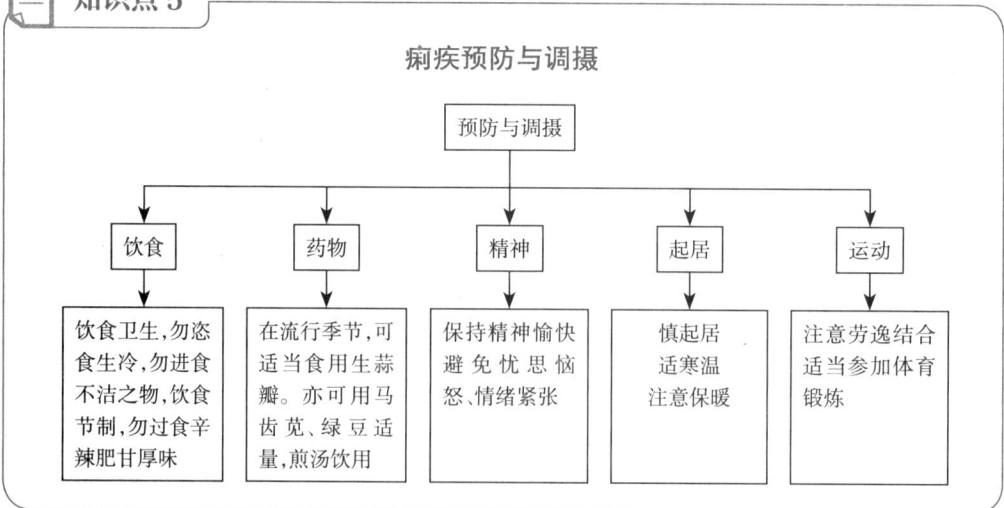

痢疾预防与调摄

【临证要点】

1. 痢疾以腹痛、里急后重、痢下赤白脓血为临床特征,多见于夏秋季节。

2. 主要原因有外感时邪和内伤饮食两方面,病机为湿热、疫毒、寒湿蕴结肠腑,气

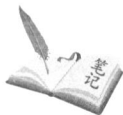

血壅滞,传导失司,脂络受伤,化为脓血,发为痢疾。基本病位在肠,与脾胃关系密切,可涉及肾。

3. 辨证上应辨久暴,察虚实主次;辨寒热;辨伤气、伤血。

4. 暴痢多为实证,久痢多为虚证。

5. 临证治疗以初痢宜通,久痢宜涩,热痢宜清,寒痢宜温,寒热虚实夹杂者宜通涩兼施、温清并用。

6. 祛邪则视具体证候,分别施以清热化湿、清热凉血解毒、温中燥湿等法。

7. 扶正重在温补脾肾或养阴和营。

8. 治疗时宜注意顾护脾胃之气。

9. 疫毒痢因病势凶险,应及早救治。

10. 日久迁延不愈的休息痢,往往形成虚实夹杂,治宜采取综合措施,通涩兼施、内外同治。

【诊疗流程】

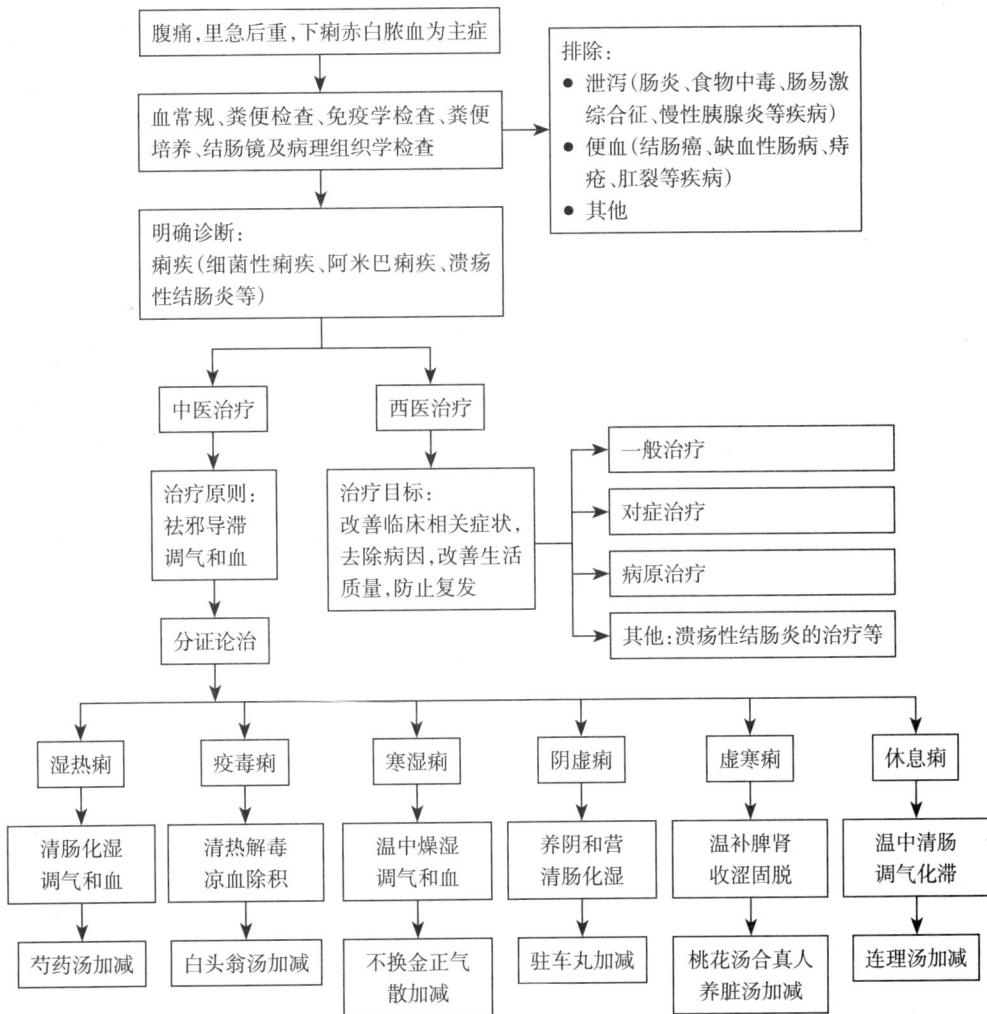

（王惠娟）

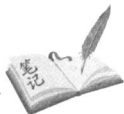

扫一扫
测一测

【复习思考题】

1. 试述痢疾的病因病机。

2. 试述痢疾与泄泻的鉴别。

3. 试述痢疾的辨证论治。

4. 病案分析

患者蒋某,男,48岁。下痢稀薄,带有白冻,滑脱不禁,腹中隐痛,食少神疲,四肢不温,腰酸怕冷,舌淡苔薄白,脉沉细弱。试述其证候分析、诊断、证型、治法和方剂。

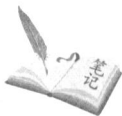

第十三章

胁　痛

1. 掌握胁痛的定义、病因病机。
2. 掌握胁痛的诊查要点(诊断依据、病证鉴别)、辨证论治。
3. 熟悉胁痛的预后专归。
4. 理解胁痛的预防调摄。

胁痛是指以一侧或两侧胁肋部疼痛为主要表现的病证,其部位在侧胸部,是腋以下至第十二肋骨这一部位的总称,是中医肝胆病常见病症。根据其临证特点,大致包括了西医学中的急、慢性肝炎,急、慢性胆囊炎、胆结石、胆道蛔虫、肋间神经痛等疾病。这些疾病若以胁痛不舒为主症时,可参照本章内容辨证论治。

【典型案例】

患者男性,50 岁。

反复胁肋疼痛,走窜不定,疼痛常因情志变化而增减,胸闷腹胀,喜叹息。舌苔薄白,脉弦。

问题一　根据现有病史资料,该患者属于哪一系的病证? 为了进一步明确病因病机和诊断,需要补充哪些病史内容?

思路　患者以胁肋疼痛为主要表现,走窜不定,且因情志变化而增减,伴胸闷腹胀,喜叹息,首先可以考虑是肝系病。

为了进一步明确诊断,需要补充了解以下病史:询问病程长短、发作频率和规律;询问发病的诱因;询问胁肋疼痛的特点:胀痛? 刺痛? 隐痛? 询问常见伴随症状(可遵循从上到下,从消化系统到整体的询问原则):有无头晕头痛、目胀、口干口苦,饮食情况,是否有恶心呕吐等消化系统症状,二便情况、精神情况、睡眠情况;询问既往接受的检查和治疗情况。

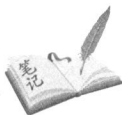

完善病史:

病程长短、发作频率和规律——3 年前开始出现胁肋疼痛;症状时轻时重,但近 1 个月发作频繁;情志不畅时病情加重。

询问发病的诱因——情志不畅。

询问胁肋胀痛的特点——与情志有关,心情舒畅及叹气时症状好转。

询问伴随症状——口苦,胸闷胀痛,乏力纳差,时嗳气,嗳气后胀痛稍减,无反酸,无呕吐,大便稀溏,无黑便,小便正常,精神抑郁,睡眠尚可。

询问既往接受的检查和治疗情况——1 个月前外院消化系统彩超示轻 - 中度脂肪肝、慢性胆囊炎。曾自行口服消炎利胆药物,疗效不佳。

知识点 1

病 因 病 机

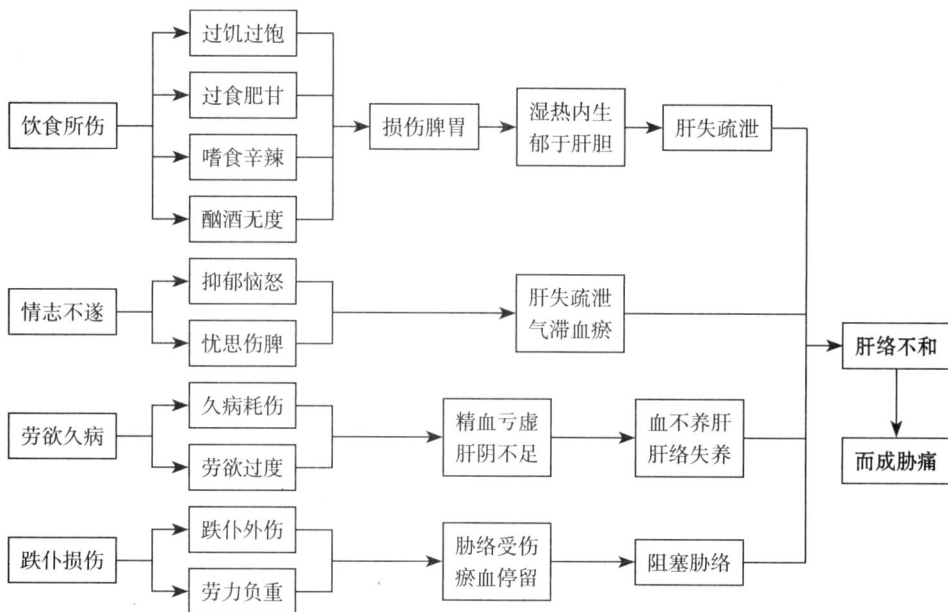

问题二 该患者的中医诊断是什么?需要和哪些病证进行鉴别?为进行鉴别,还需要了解哪些病史信息?

思路 1 患者以胁肋胀痛不舒为主症,病程漫长,反复多次发作,多由情志等因素诱发,消化系统彩超提示轻 - 中度脂肪肝、慢性胆囊炎,中医诊断考虑是胁痛。

思路 2 临诊时需与胃痛、悬饮、胸痹相鉴别。

思路 3 为了病证鉴别,需要进一步了解以下情况:

询问有无恶心、呕吐、吐血、黑便、便血、身目尿黄、恶寒发热等伴随症状。

询问既往有无慢性胃炎、十二指肠溃疡等消化系统疾病病史或全身性疾病病史。除消化系统本身疾病以外,其他系统疾病也可以出现胁肋部胀痛不适,如胸膜炎、肋

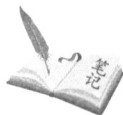

间神经痛、神经官能症等。

询问特殊用药史以及有无大量饮酒史。

询问有无外伤史。

完善病史：

患者胃镜及上腹部 CT 检查未见明显异常。无明显的体重下降。病程中无身目尿黄、无恶心呕吐、无呕血黑便。近期无特殊药物服用史及大量饮酒史。

知识点 2

鉴别诊断

胁痛当与以下病症鉴别：

胃痛
- 同：病位同在脘腹部
- 异：
  胁痛——以胁肋部疼痛为主
  胃痛——以上腹胃脘近心窝处疼痛为主，偶可出现胃痛连胁，但仍以胃痛为主

悬饮
- 同：均可有胁肋疼痛的特征
- 异：
  悬饮——咳唾引痛，呼吸或转侧加重，患侧肋间饱满，多合并咳嗽咳痰等呼吸症状，且疼痛一般持续不解，与胁痛迥异
  胁痛——一侧或双侧胁痛，多与情志不遂有关

胸痹
- 同：均可有胁肋疼痛的特征
- 异：
  胸痹——疼痛部位在前胸，可及胁肋，以刺痛或压榨样痛为主，多伴胸部憋闷，呼吸不畅，严重者可出现汗出肢冷，手足青紫。
  胁痛——疼痛部位在胁肋，多为胀痛、刺痛、隐痛，多伴胸闷善叹息，口苦

问题三　结合患者临床四诊信息，如何辨证论治？

思路

辨证要点——应首辨气血，次辨虚实，还应注意有无外感。

望诊——舌质淡，苔薄白：乃邪气未盛之象。

闻诊——喜叹息：乃肝气不舒之象。

问诊 1——平素情志不遂：肝气不舒，血行不畅，肝络失和。

问诊 2——胸胁疼痛已经 3 年，但近 1 个月发作频繁，心情舒畅时症状缓解：久病多郁证。

问诊 3——胸闷腹胀，喜叹息，口苦：乃肝气郁滞之象。

问诊 4——时嗳气：乃肝木乘脾土之象。

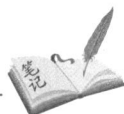

切诊——脉弦:乃肝病之象。

患者以胁肋疼痛为主症,病程漫长,反复发作,四诊合参,乃胁痛——肝郁气滞证。

基本治法——以调畅肝木为基本法则。

治则治法——疏肝理气,通络止痛。

代表方药——柴胡疏肝散。

处方注释——胁痛基本病机为肝络失和,不通则痛或不荣则痛,且其病位在肝,故而在主方中加入疏肝理气,柔养肝阴药物(如柴胡、枳壳、川楝子、白芍、甘草、川芎、郁金等)为治疗胁痛的大法,虚根据患者肝阴亏虚的状况酌情调整行气与柔肝药物比例,同时尽量选用理气不伤阴之品,如佛手、香橼等。

知识点 3

辨 证 论 治

```
              辨证要点
           ┌─────┴─────┐
        辨虚实          辨气血 ──→ 气:胁肋胀痛,游走不定,痛
                                    无定处,时轻时重,症状随
                                    情绪变化而变化
                              ──→ 血:刺痛为主,痛处固定不
                                    移,疼痛持续不已,局部拒
                                    按,入夜尤甚
```

实证:以气滞、血瘀、湿热为主,起病较急,疼痛而拒按,脉多有力	虚证:多阴血不足,水不涵木,肝络失养,起病较缓,胁痛隐隐,缠绵不休

肝郁气滞证:	肝胆湿热证:	瘀血阻络证:	肝络失养证:
胁肋胀痛,走窜不定,疼痛常随情志变化而变化,伴胸闷腹胀,喜叹息,乏力纳差,口苦,舌苔薄白,脉弦	胁肋胀痛或灼痛,口干口苦,胸闷纳差,厌食油腻,小便黄赤,大便不爽,或身目尿黄,舌苔黄腻,脉弦滑数	胁肋刺痛,痛处固定不移,入夜尤甚,或见胁肋下癥块,赤丝红缕,舌质紫黯或见瘀点瘀斑,脉沉涩	胁痛隐隐,缠绵不休,遇劳加重,口干咽燥,五心烦热或午后潮热,头晕目眩、目涩,舌红少苔,脉弦细数

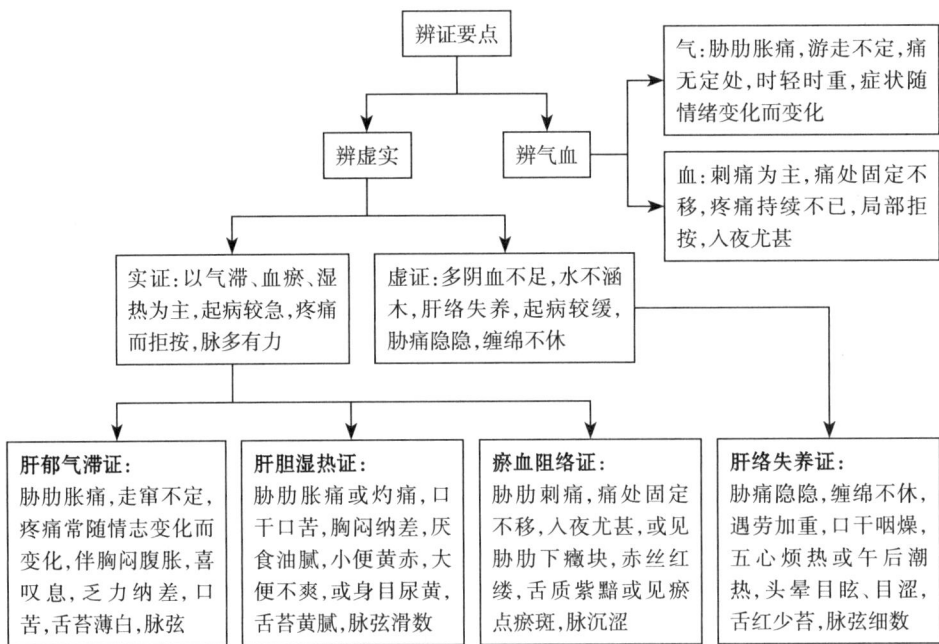

问题四　该患者的预后转归如何?

思路

该患者肝郁气滞证多病情较轻,预后较好。

(1) 病患注意点:保持精神愉快,情绪平稳,平时注意休息,劳逸结合,清淡饮食,忌熬夜、劳累、暴怒、酗酒等。

(2) 医生注意点:避免过度治疗,多与患者沟通病情,消除患者紧张情绪,注意胁痛病情迁延可渐渐发展为癥积、鼓胀等疾患。可根据临床病情需要酌情应用现代医疗技术如生化检查、腹部彩超、电子计算机断层扫描(CT)、病理组织学检查等进行跟踪随访。

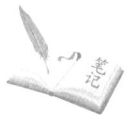

知识点 4

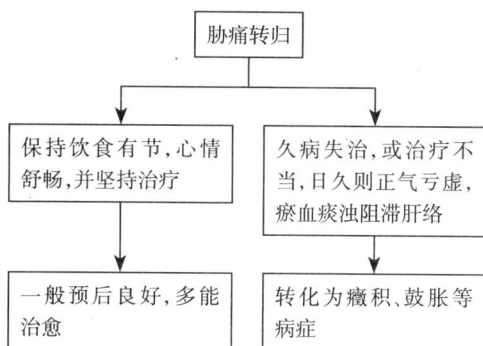

胁痛预后转归

```
        胁痛转归
    ┌───────┴───────┐
保持饮食有节,心情      久病失治,或治疗不
舒畅,并坚持治疗       当,日久则正气亏虚,
                  瘀血痰浊阻滞肝络
    │               │
一般预后良好,多能     转化为癥积、鼓胀等
治愈              病症
```

问题五　该患者如何预防与调摄?

思路

(1) 饮食调摄:应以清淡饮食原则,不宜饮酒及过食生冷、辛辣食物,切忌粗硬饮食,暴饮暴食,或饥饱无常。

(2) 起居调摄:注意劳逸结合,锻炼,避免劳累、熬夜,病情较重时,需适当休息。

(3) 精神调摄:应保持精神愉快,避免忧思恼怒及情绪紧张。

知识点 5

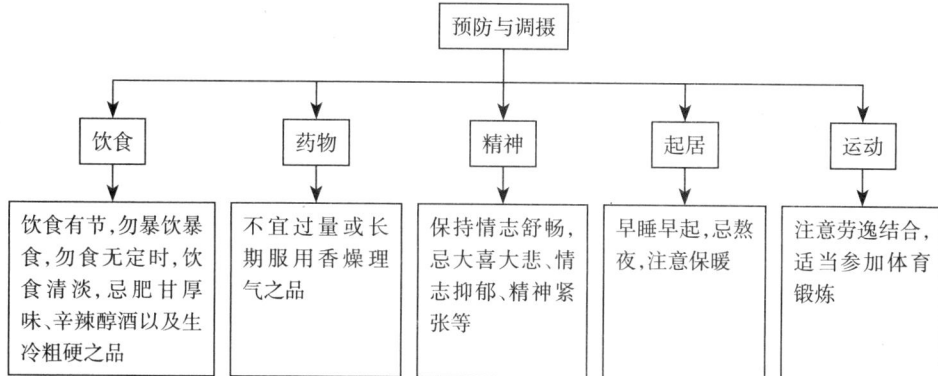

预防与调摄

饮食	药物	精神	起居	运动
饮食有节,勿暴饮暴食,勿食无定时,饮食清淡,忌肥甘厚味、辛辣醇酒以及生冷粗硬之品	不宜过量或长期服用香燥理气之品	保持情志舒畅,忌大喜大悲、情志抑郁、精神紧张等	早睡早起,忌熬夜,注意保暖	注意劳逸结合,适当参加体育锻炼

【临证要点】

1. 胁痛以一侧或两侧胁肋部疼痛为主要表现,是临床上常见的病证。

2. 肝络失和为本病的病机关键,常见病因有饮食所伤、情志不畅、劳欲久病、跌仆损伤等。

3. 一般胁痛以实证为多见,属"不通则痛",还有以虚证为主,属"不荣则痛"。

4. 辨证上应首辨气血,次辨虚实,还应注意有无外感。

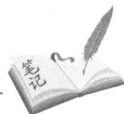

5. 临证治疗以疏肝和络止痛为基本治则。

6. 实证宜用理气、活血、清利湿热、祛瘀通络之法。

7. 虚证宜补中寓通,采用滋阴、养血、柔肝之法。

8. 虚实并见者,根据虚实之轻重缓急,补泻兼施,补中有泻,泻中有补。

9. 用药时注意不宜过量或长期服用香燥理气之品。

【诊疗流程】

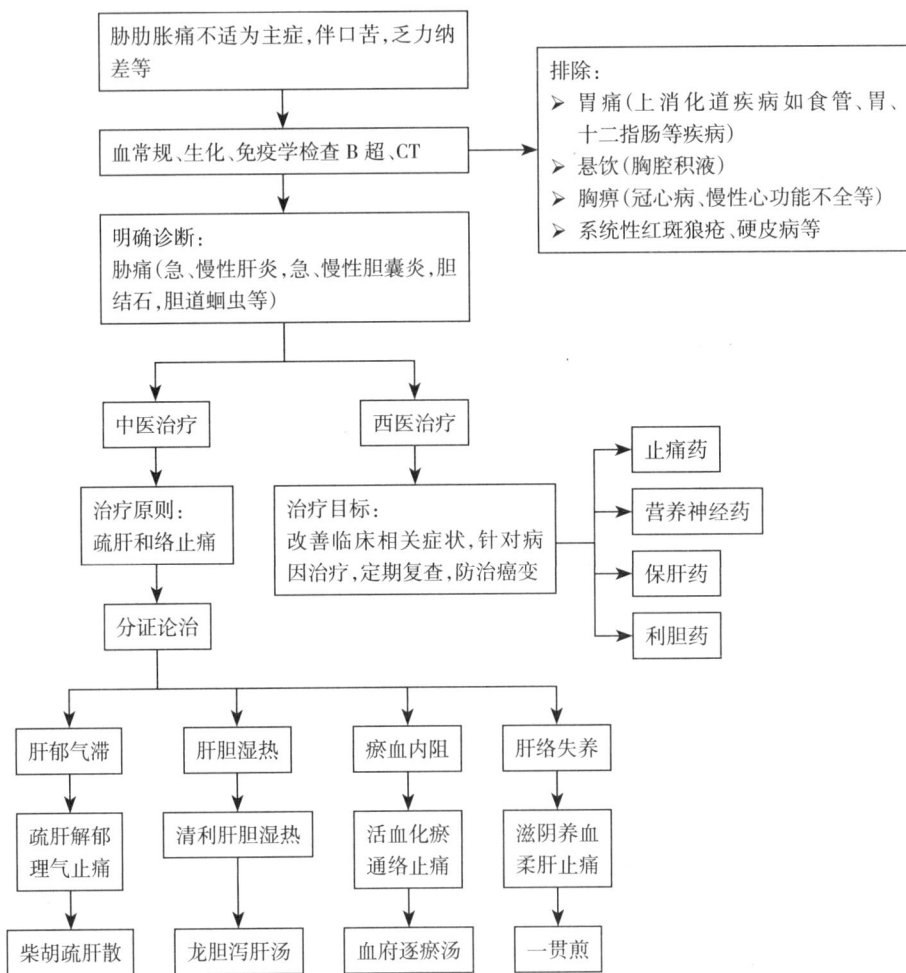

(施卫兵)

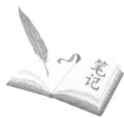

【复习思考题】

1. 胁痛如何与胃脘痛、悬饮、胸痹心痛相鉴别?

2. 试述胁痛的病因病机。

3. 试述胁痛的辨证及治疗。

第十四章

黄 疸

1. 掌握黄疸的定义、病因病机。
2. 掌握黄疸的诊查要点(诊断依据、病证鉴别)、辨证论治。
3. 熟悉黄疸的预后转归。
4. 了解黄疸的预防调摄。

黄疸是由于外感或内伤导致湿邪困遏脾胃,壅塞肝胆,肝疏泄功能失常,胆汁运行不循常道,临床以身黄、目黄、小便黄为主症的病证,其中目睛黄染为本病的重要临床特征。西医疾病如急慢性肝炎、肝硬化、胆囊炎、胆结石、蚕豆病及部分消化系统肿瘤等,凡出现黄疸者,均可参照本章辨证施治。

【典型案例】

患者男性,50 岁。

发现乙肝五项异常 20 年,身目小便黄染进行性加深 4 周,伴腹胀、厌油纳差等症状。舌苔黄腻,舌质红,脉弦数。

问题一　根据现有病史资料,该患者属于哪一系的病证? 为了进一步明确病因病机和诊断,需要补充哪些病史内容?

思路　患者慢性肝炎病史,以身目小便黄染为主要表现,伴腹胀、厌油纳差等症状,首先可以考虑是黄疸病。

为了进一步明确诊断,需要补充了解以下病史:询问病程长短、发作频率和规律;询问发病的诱因;观察黄疸的特点:阴黄? 阳黄? 询问常见伴随症状(可遵循从上到下,从消化系统到整体的询问原则):口内感觉、是否存在腹胀纳差、恶心呕吐症状,二便情况、精神情况、睡眠情况;询问既往接受的检查和治疗情况。

完善病史:

病程长短、发作频率和规律——20 年前诊断为"慢性乙肝",3 年前曾因黄疸住院治疗,经"恩替卡韦"抗病毒等治疗后复常。

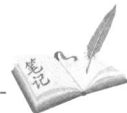

笔记

询问发病的诱因——发病前1月因工作繁忙,长期加班,自行停用抗病毒药物。

观察黄疸的特点——目前发病身目俱黄,黄色鲜明如橘色。

询问伴随症状——口干口苦,脘腹胀满,恶心呕吐,小便少色黄赤,大便秘结,精神疲倦,睡眠尚可。

询问既往接受的检查和治疗情况——3年前开始使用"恩替卡韦"抗乙肝病毒治疗,近1月自行停用。

📑 知识点 1

病 因 病 机

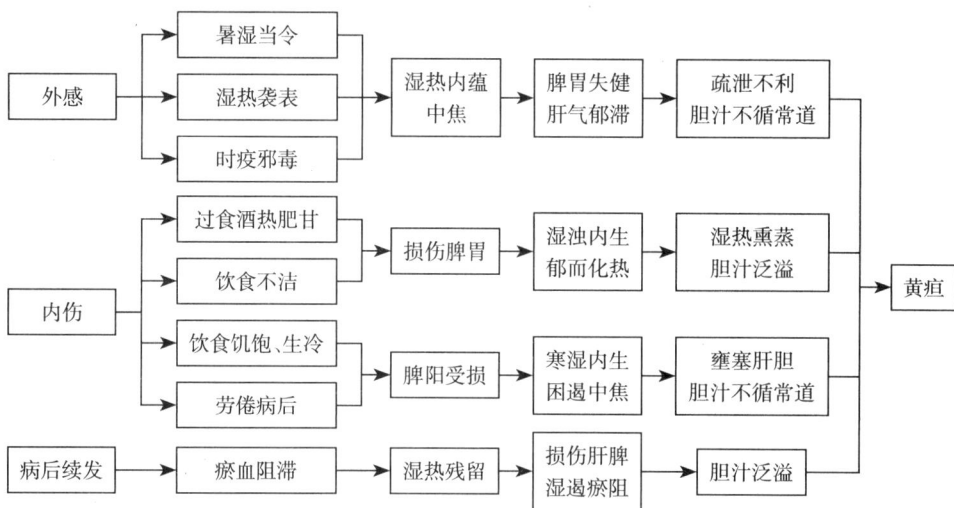

问题二 该患者的中医诊断是什么？需要和哪些病证进行鉴别？为进行鉴别,还需要了解哪些病史信息？

思路1 患者以身目小便黄染为主症,病程漫长,反复发作,由病后劳倦等因素诱发,既往诊断为慢性乙型病毒性肝炎,中医诊断考虑是黄疸。

思路2 临诊时,需与萎黄相鉴别,同时需要鉴别黄疸之阴黄、阳黄。

思路3 为了病证鉴别,需要进一步了解以下情况:

询问有无贫血、吐血、黑便、便血、消瘦等伴随症状。

询问既往有无慢性消化系统疾病病史或全身性疾病病史,有无肝脏、胆道及胰腺等慢性疾病史。除消化系统本身疾病以外,其他系统疾病也可以出现身目小便黄染,如血液系统疾病、遗传代谢性疾病、免疫系统疾病、寄生虫等。

询问特殊用药史以及有无大量饮酒史。

完善病史:

患者腹部(肝胆脾胰)超声及上腹部CT检查未见明显异常。无明显的体重下降。病程中无呕血或黑便。近期无特殊药物服用史及大量饮酒史。

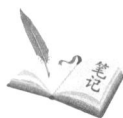

知识点 2

鉴 别 诊 断

```
                                        ┌─────────────────────────────┐
                                    ┌──→│ 同:身黄,病在脾胃              │
                                    │   └─────────────────────────────┘
              ┌──────┐   ┌────┐    │   ┌─────────────────────────────┐
          ┌──→│鉴别病│──→│萎黄│────┤   │ 异:①病机:黄疸 - 湿滞脾胃     │
          │   └──────┘   └────┘    └──→│        萎黄 - 脾胃虚弱        │
          │                            │    ②主症:黄疸 - 身目小便黄     │
  ┌────┐  │                            │        萎黄 - 肌肤萎黄        │
  │黄疸│──┤                            └─────────────────────────────┘
  └────┘  │
          │                            ┌─────────────────────────────┐
          │                        ┌──→│ 阳黄:黄色鲜明,常伴身热、口干苦,舌│
          │                        │   │ 苔黄腻,脉弦数                  │
          │  ┌──────┐  ┌────────┐ │   └─────────────────────────────┘
          └──→│鉴别证│→│阴黄与阳黄│─┤   ┌─────────────────────────────┐
             └──────┘  └────────┘ ├──→│ 急黄:阳黄之重症,疸色如金,兼见神│
                                   │   │ 昏、发斑,出血等危象            │
                                   │   └─────────────────────────────┘
                                   │   ┌─────────────────────────────┐
                                   └──→│ 阴黄:黄色晦暗,常伴纳少、乏力、舌│
                                       │ 淡、脉沉迟或细缓              │
                                       └─────────────────────────────┘
```

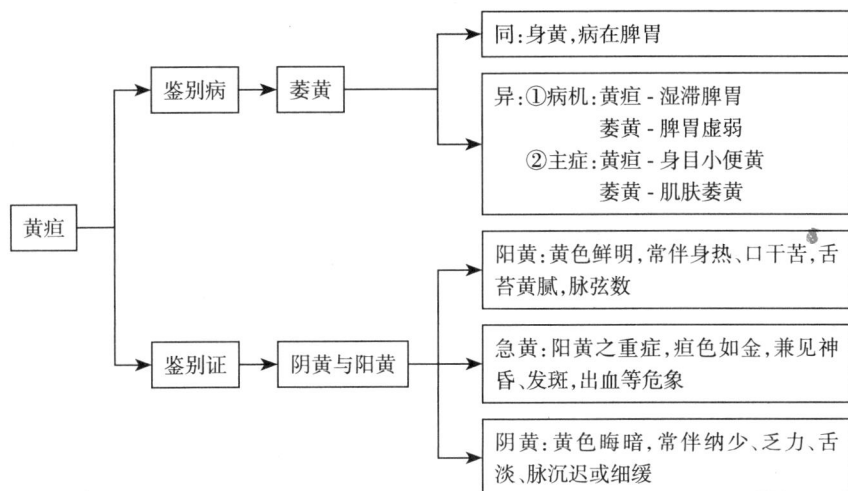

问题三 结合患者临床四诊信息,如何辨证论治?

思路

辨证要点——以阴阳为纲,注意阴阳转换。

望诊——舌质红,苔黄腻:乃脾胃湿热之象。

闻诊——口臭:乃脾胃湿热之象。

问诊 1——发病前工作繁忙,连续加班:劳倦太过,内伤脾胃。

问诊 2——3 年前曾因黄疸住院治疗,1 月前自行停用抗病毒药物:病后续发。

问诊 3——口干口苦,发热口渴:乃湿热熏蒸之象。

问诊 4——恶心呕吐,脘腹胀满:乃湿热困遏脾胃、壅滞肝胆之象。

问诊 5——小便短小黄赤,大便秘结:乃湿从热化,湿热交蒸之象。

切诊——脉弦数:乃气机失常,脉道鼓搏壅迫之象。

患者以身目黄染为主症,病程漫长,反复发作,四诊合参,乃黄疸(阳黄):热重于湿证。

基本治法——化湿邪、利小便为基本法则。

具体治法——清热通腑、利湿退黄。

代表方药——茵陈蒿汤。

处方注释——茵陈蒿为清热利湿退黄之要药,栀子清泻三焦湿热,大黄通利大便,导热下行,三药配伍,使湿热之邪从二便排泄,湿去热除,发黄自退。

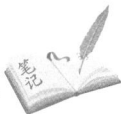

知识点 3

黄疸的辨证论治

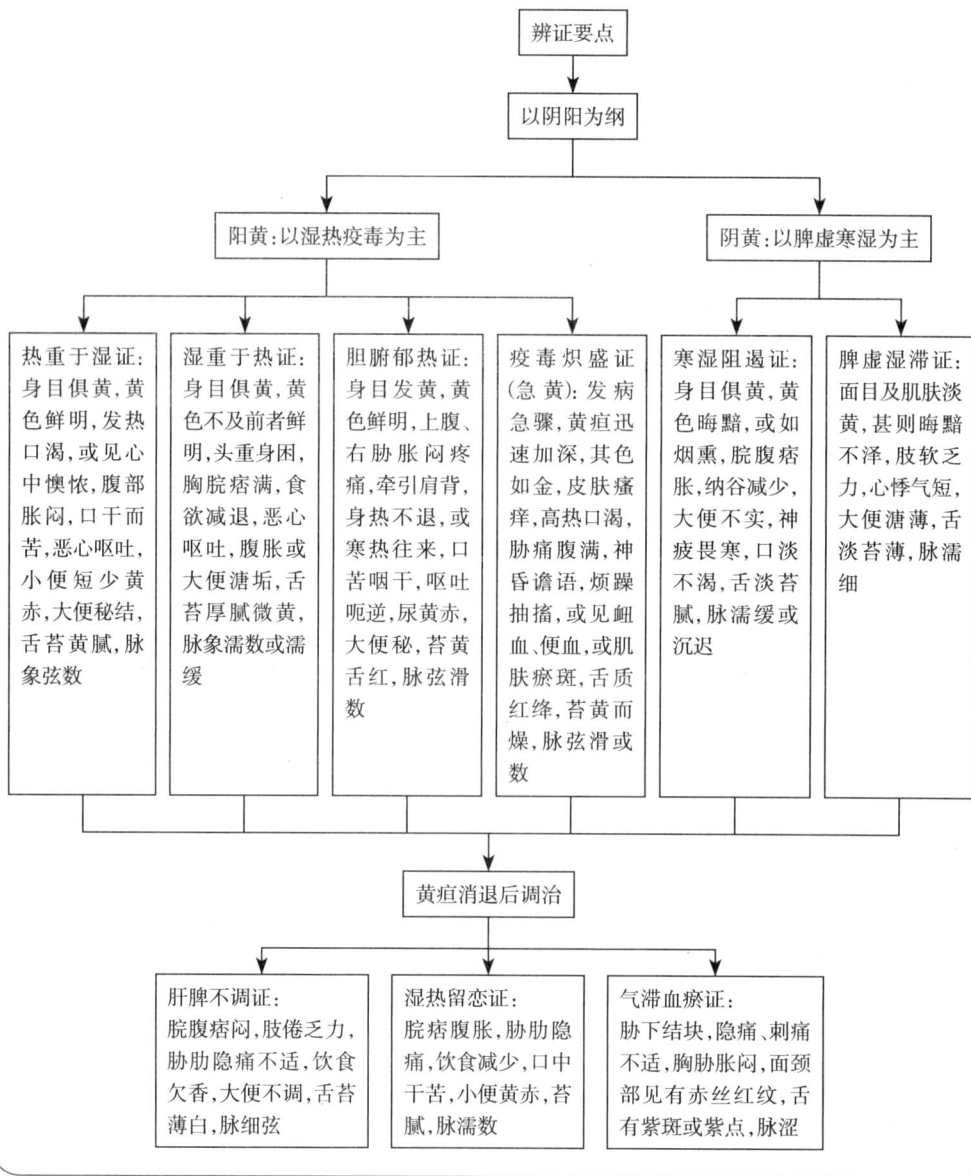

```
                        辨证要点
                           │
                           ▼
                       以阴阳为纲
                           │
          ┌────────────────┴────────────────┐
          ▼                                  ▼
   阳黄:以湿热疫毒为主                   阴黄:以脾虚寒湿为主
```

热重于湿证:身目俱黄,黄色鲜明,发热口渴,或见心中懊恼,腹部胀闷,口干而苦,恶心呕吐,小便短少黄赤,大便秘结,舌苔黄腻,脉象弦数	湿重于热证:身目俱黄,黄色不及前者鲜明,头重身困,胸脘痞满,食欲减退,恶心呕吐,腹胀或大便溏坵,舌苔厚腻微黄,脉象濡数或濡缓	胆腑郁热证:身目发黄,黄色鲜明,上腹、右胁胀闷疼痛,牵引肩背,身热不退,或寒热往来,口苦咽干,呕吐呃逆,尿黄赤,大便秘,苔黄舌红,脉弦滑数	疫毒炽盛证(急黄):发病急骤,黄疸迅速加深,其色如金,皮肤瘙痒,高热口渴,胁痛腹满,神昏谵语,烦躁抽搐,或见衄血、便血,或肌肤瘀斑,舌质红绛,苔黄而燥,脉弦滑或数	寒湿阻遏证:身目俱黄,黄色晦黯,或如烟熏,脘腹痞胀,纳谷减少,大便不实,神疲畏寒,口淡不渴,舌淡苔腻,脉濡缓或沉迟	脾虚湿滞证:面目及肌肤淡黄,甚则晦黯不泽,肢软乏力,心悸气短,大便溏薄,舌淡苔薄,脉濡细

```
                       黄疸消退后调治
                           │
          ┌────────────────┼────────────────┐
          ▼                ▼                ▼
```

肝脾不调证:脘腹痞闷,肢倦乏力,胁肋隐痛不适,饮食欠香,大便不调,舌苔薄白,脉细弦	湿热留恋证:脘痞腹胀,胁肋隐痛,饮食减少,口中干苦,小便黄赤,苔腻,脉濡数	气滞血瘀证:胁下结块,隐痛、刺痛不适,胸胁胀闷,面颈部见有赤丝红纹,舌有紫斑或紫点,脉涩

问题四　该患者的预后转归如何?

思路

该患者虽为黄疸——阳黄,但病程漫长,反复发作,病情日久,容易转变为阴黄。且失治误治后,容易转为急黄。

(1) 病患注意点:卧床休息,保持心情愉快舒畅,进食营养易消化食物。

(2) 医生注意点:注意该患者病程的阶段性和病证的动态变化,及时掌握阴黄与阳黄之间的转化,避免误治。

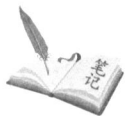

知识点 4

黄疸的预后转归

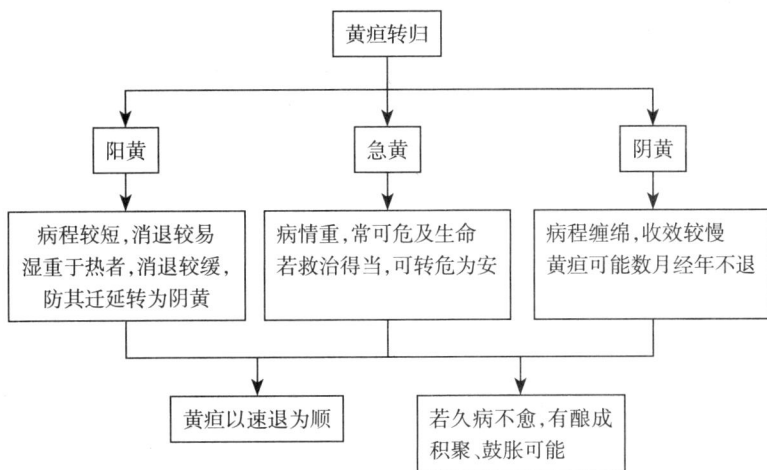

```
                    黄疸转归
        ┌──────────────┼──────────────┐
        ▼              ▼              ▼
      阳黄            急黄            阴黄
        │              │              │
        ▼              ▼              ▼
 病程较短,消退较易  病情重,常可危及生命  病程缠绵,收效较慢
 湿重于热者,消退较缓, 若救治得当,可转危为安  黄疸可能数月经年不退
 防其迁延转为阴黄
        │              │              │
        └──────┬───────┴──────┬───────┘
               ▼              ▼
          黄疸以速退为顺   若久病不愈,有酿成
                         积聚、鼓胀可能
```

问题五　该患者如何预防与调摄?

思路

(1) 饮食调摄:饮食以少食多餐,营养丰富,清淡易消化为原则,禁食辛热、油腻、酒辣之品。

(2) 起居调摄:发病初期应卧床休息,急黄患者应绝对卧床,恢复期和久病患者,可适当活动。

(3) 精神调摄:应保持精神愉快,避免忧思恼怒及情绪紧张。

知识点 5

预防与调摄的要点

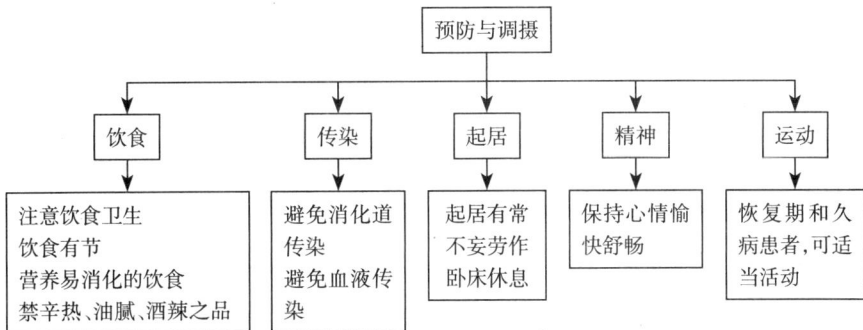

```
                  预防与调摄
     ┌───────┬───────┼───────┬───────┐
     ▼       ▼       ▼       ▼       ▼
    饮食     传染     起居     精神     运动
     │       │       │       │       │
     ▼       ▼       ▼       ▼       ▼
 注意饮食卫生 避免消化道 起居有常  保持心情愉 恢复期和久
 饮食有节    传染      不妄劳作  快舒畅    病患者,可适
 营养易消化的 避免血液传 卧床休息           当活动
 饮食       染
 禁辛热、油腻、
 酒辣之品
```

【临证要点】

1. 黄疸以身目小便黄染为主要表现,可出现于多种疾病中,临证除了辨别阴阳之外,还应完善相关辅助检查,区分黄疸病因,明确西医诊断。

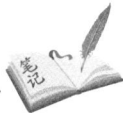

2. 病因有外感湿热疫毒和内伤饮食劳倦或他病继发,病理因素有湿、热、寒、疫毒、气滞、瘀血六种,但以湿为主。

3. 黄疸的病机关键是湿,治疗过程中必须注意病程的阶段性和病症的动态变化。

4. 黄疸辨证以阴阳为纲,临证以化湿邪、利小便为基本法则。

5. 黄疸在辨证论治基础上,常加入活血行瘀、化痰散结、利胆通络之品。

6. 黄疸消退后仍应调治,以免湿邪不清,肝脾未复,导致黄疸复发,甚或转成积聚、鼓胀。

【诊疗流程】

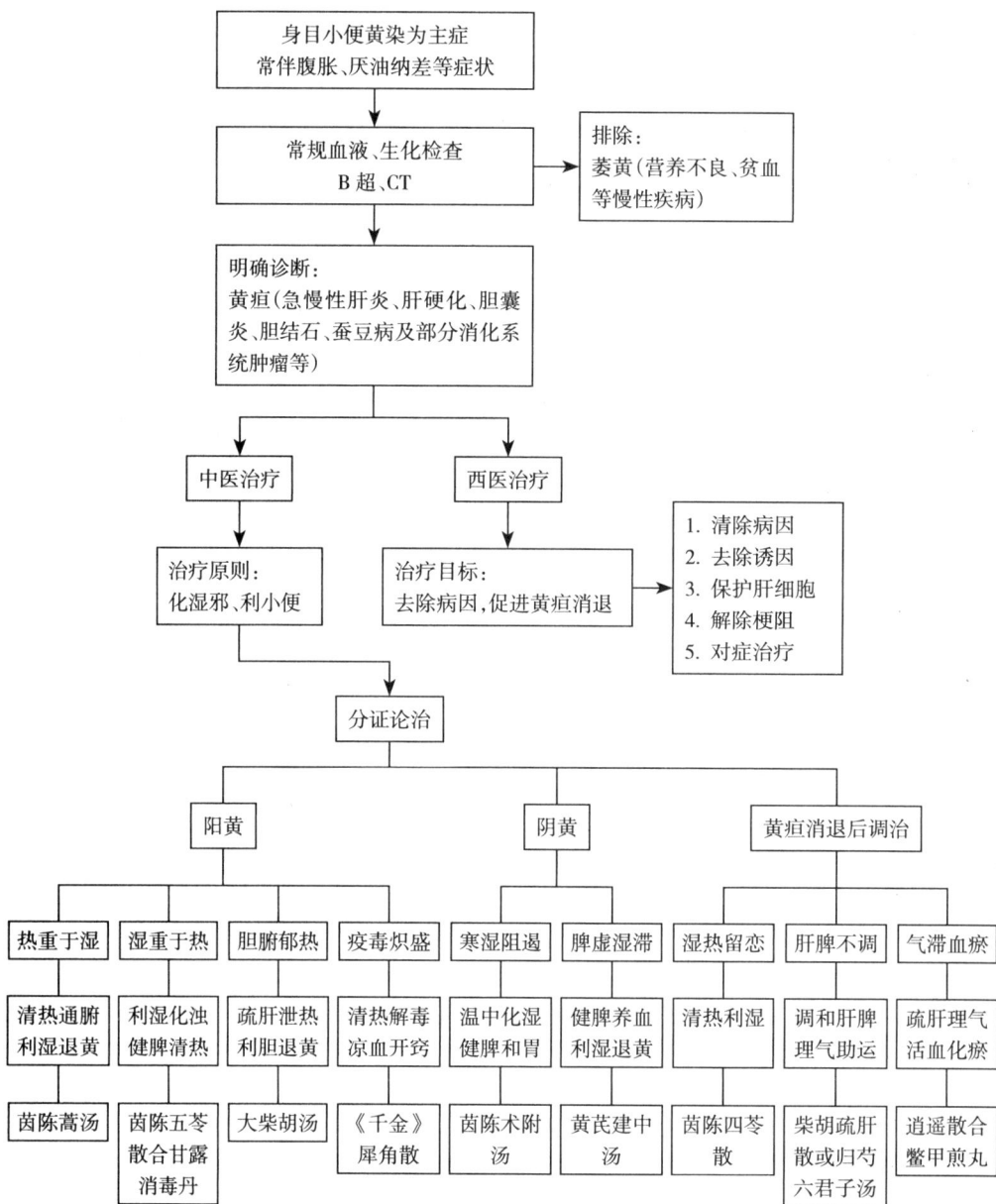

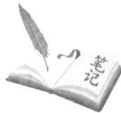

(汪 静)

扫一扫
测一测

【复习思考题】

1. 试述黄疸的鉴别诊断。
2. 试述黄疸的病因病机。
3. 试述黄疸的辨证分型及治疗。

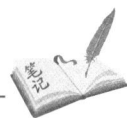

第十五章

积　证

培训目标

1. 掌握积证的定义、病因病机。
2. 掌握积证的诊查要点(诊断依据、病证鉴别)、辨证论治。
3. 熟悉积证的预后转归。
4. 了解积证的预防调摄。

　　积证是由于气机阻滞、瘀血内结,出现以腹内结块、或胀或痛为主要症状,以腹内结块触之有形、固定不移,以痛为主、痛有定处为临床特征的病证。常有情志抑郁、饮食不节、外邪侵袭、或黄疸、胁痛、虫毒、久疟、久泻久痢、虚劳等病史。积证的临床表现与西医学的肝脾肿大、腹腔肿瘤、增生性肠结核等相似。这些疾病若以腹内结块、或胀或痛为主症时,可参照本章内容辨证论治。

【典型案例】

　　患者男性,38岁。

　　腹内积块坚硬明显,硬痛不移,时有寒热,面色晦黯黧黑,面颈胸壁或有血痣赤缕,食少神疲,舌质紫黯有瘀点,苔薄黄而干,脉弦,左关细涩而沉。

　　问题一　根据现有病史资料,该患者属于哪一系的病证? 为了进一步明确病因病机和诊断,需要补充哪些病史内容?

　　思路　患者以腹内积块坚硬、痛处固定为主要表现,伴面色晦黯黧黑、面颈胸壁或有血痣赤缕、食少神疲等症状,首先可以考虑是肝病。

　　为了进一步明确诊断,需要补充了解以下病史:询问病程长短、疼痛发作频率和规律;询问发病的诱因;询问腹内积块的位置;询问腹内积块的特点:触之有形? 触之无形? 触之可移? 触之固定? 询问常见伴随症状(可遵循从上到下,从消化系统到整体的询问原则):口内感觉、胃纳,是否有呕血、黑便、鼻衄症状,是否有发热等症状,二便情况、精神情况、睡眠情况;询问既往接受的检查和治疗情况。

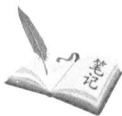

完善病史:

病程长短、发作频率和规律——2 个月前发现腹内(胁下)积块伴有隐痛;发病初期疼痛不甚频繁,但近 1 个月疼痛发作频繁,几乎每天均有不适;夜间疼痛加重。

询问发病的诱因——发病前长期大量饮酒。询问腹内积块的特点——目前腹内(胁下)积块,触之有形,固定不移,痛有定处。

询问伴随症状——口渴,但欲漱口不欲饮,纳差,饮食量约平时 1/4,腹胀、大便日 4~5 次,质稀量少,小便量少,下肢轻度水肿,精神疲倦,睡眠差。

询问既往接受的检查和治疗情况——2 个月前外院腹部 CT 提示肝内巨大占位、肝硬化、脾大、食管静脉曲张。自服一些抑酸、调节肠道菌群的药物,疗效不佳。

知识点 1

病 因 病 机

积证的病位主要在肝脾胃肠,与肝、脾关系密切。气机阻滞、瘀血内结是本病的病机关键。病因有情志失调、饮食伤脾、感受外邪、他病继发、正气亏虚等。

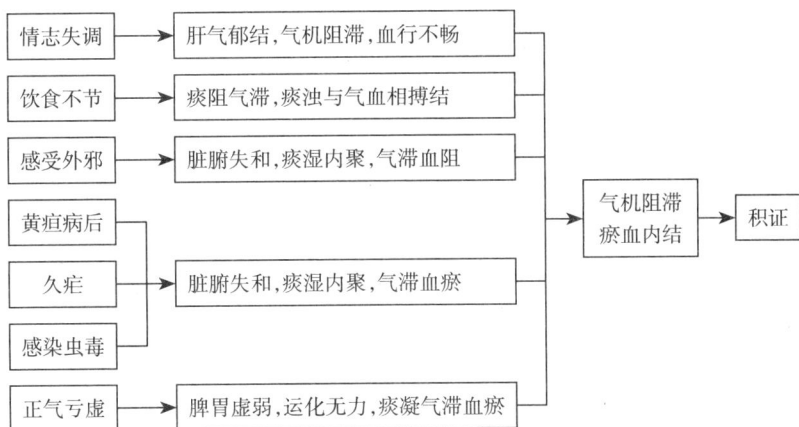

问题二 该患者的中医诊断是什么?需要和哪些病证进行鉴别?为进行鉴别,还需要了解哪些病史信息?

思路 1 患者以腹内积块为主症,病程漫长,迁延日久,缓慢进展,多由感染虫毒、嗜酒等因素诱发,腹部 CT 提示肝占位、肝硬化、脾大,中医诊断考虑是积证。

思路 2 临诊时,需要与腹痛、鼓胀及积证相鉴别。

思路 3 为了病证鉴别,需要进一步了解以下情况:

询问有无贫血、目睛黄染、尿黄、便血、消瘦、发热等伴随症状,女性患者需询问经带情况。

询问既往有无慢性消化系统疾病病史或全身性疾病病史,特别注意询问有无肝

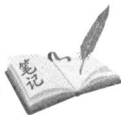

脏、胆道及胰腺等慢性疾病史。除消化系统本身疾病以外,其他系统疾病也可以出现腹内积块和隐痛,如卵巢囊肿、子宫肌瘤、异位妊娠等。

询问特殊用药史以及有无大量饮酒史。

完善病史:

患者有慢性乙型肝炎病史20年,未治疗。腹部(肝胆脾胰)超声及上腹部CT检查提示肝内占位、肝硬化、脾大。病程中无吞咽困难、无呕血或黑便。患者长期大量饮酒史18年,2月前戒酒。近2月体重下降5kg。

知识点2

鉴 别 诊 断

积证与如下病证鉴别

腹痛
- 两者皆可出现腹痛,腹痛之气滞血瘀型也可出现腹部包块
- 积证:或痛或胀,疼痛不甚,以腹部包块为主要特征
  腹痛:可出现少腹疼痛,位置固定,痛剧如针刺,虽可见腹部包块,但以腹部疼痛为主

鼓胀
- 两者病位同可在肝脾,都可见胀满、腹部包块等症状
- 积证:以腹部包块,或胀或痛为主症
  鼓胀:以腹部胀大、脉络显露为临床特征,疼痛不显,以胀为主,腹中水液停聚是关键

聚证
- 两者皆可出现腹痛,腹部包块等病症
- 积证:结块触之有形,固定不移,痛有定处,由小渐大,由软渐硬,痛渐加剧,病在血分,多属于脏
  聚证:腹内结块聚散无常,痛无定处,病在气分,多属于腑,病史短,病情较轻

从《灵枢》络脉系统谈积证的治疗

ER-15-2

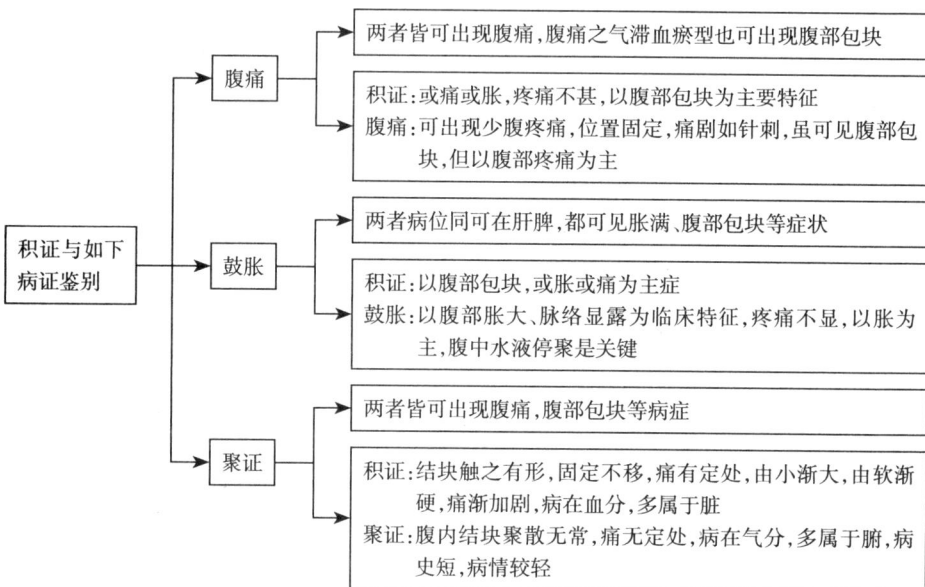

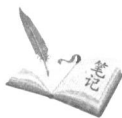

问题三 结合患者临床四诊信息,如何辨证论治?

思路

辨证要点——应首辨部位;次辨积证初、中、末三期;还要辨标本缓急。

望诊——舌质紫黯,苔薄黄而干:乃瘀血内结之象。

闻诊——语言短促,声音低沉,时有太息:乃肝气不舒之象。

问诊1——有慢性乙型肝炎病史及长期大量饮酒史:外邪侵袭人体,稽留不去,复嗜酒无度,损伤肝脾。

问诊2——有慢性乙型肝炎病史20年,大量饮酒史18年:久病多瘀证。

问诊3——口干苦,但欲漱口不欲咽:乃瘀血内结、津液不化之象。

问诊4——纳差,食少:乃肝木克土、脾胃纳运失司之象。

问诊5——大便次数多,质稀量少:乃木郁土壅、水湿运化失司之象。

切诊——腹内(胁下)积块,触之有形,固定不移;脉弦,左关细涩而沉:乃肝木瘀

血内结之象。

患者以腹内积块为主症,病程漫长,迁延日久,缓慢进展,四诊合参,乃积证(瘀血内结证)。

基本治法——以祛瘀软坚为基本法则。

具体治法——活血化瘀、软坚散结。

代表方药——膈下逐瘀汤加减。

处方注释——积证基本病机为气机阻滞、瘀血内结,故而在主方中选活血化瘀药物(如桃仁、红花、当归、赤芍、川芎、丹皮、五灵脂等)为治疗积证的通用之法。同时,气为血之帅,气行则血行,活血亦需行气,故佐助乌药、枳壳、香附、延胡索等行气药物。甘草益气缓中、调和诸药,如此收效更佳。

知识点 3

辨 证 论 治

辨证要点

初期	中期	末期
正盛邪实 积块形小 按之不坚	正虚邪盛 积块增大 按之较硬	正衰邪极 积块明显 按之坚硬
气滞血阻证: 积块软而不坚,固定不移,胁肋疼痛,脘腹痞满;舌黯,苔薄白;脉弦	**血瘀内阻证:** 腹部积块明显,硬痛不移,时有寒热,面色晦黯黧黑,面颈胸臂偶见血痣赤缕,女子可见月事不下;舌质瘀黯,或有瘀点;脉细涩	**正虚瘀阻证:** 积块坚硬,疼痛逐渐加剧,面色萎黄或黧黑,形脱骨立,饮食大减,神疲乏力,或呕血、便血、衄血;舌质淡紫,舌光无苔;脉细数或弦细

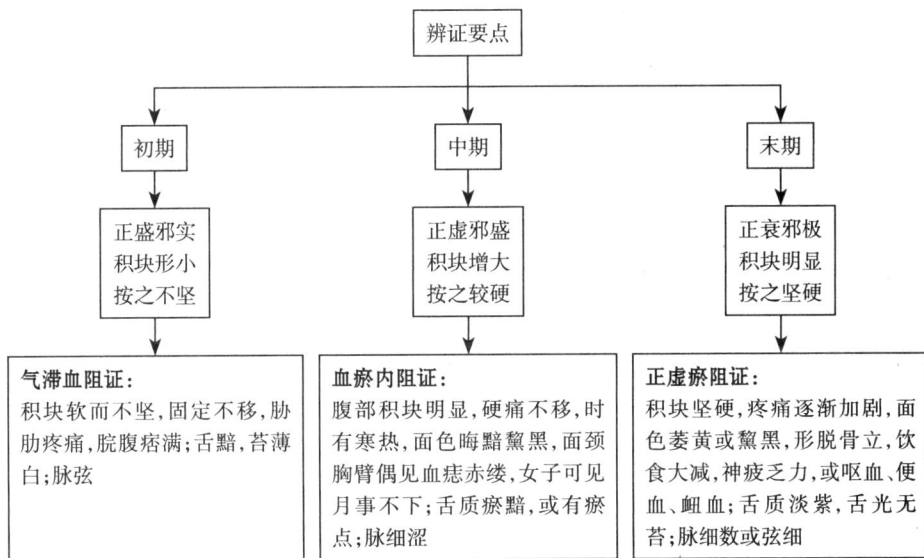

问题四　该患者的预后转归如何?

思路

该患者以腹内积块为主症,病程漫长,迁延日久,缓慢进展,正邪交织,容易带病延年。

(1) 病患注意点:饮食有节,起居有时,条畅情志,如有他疾,应及时检查,坚持治疗。

(2) 医生注意点:结合现代医疗技术如腹部 B 超、电子计算机断层扫描(CT)、磁共振(MRI)、X 片、消化内镜、病理组织活检及相关血液检查,明确积块性质。该患者治疗上始终注意固护正气,攻伐药物不可太过。正如《素问·六元正纪大论》所说:"大积大聚,其可犯之,衰其大半而止。"

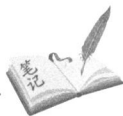

知识点 4

积 证 转 归

积证转归

早期发现,
祛除病因,
及早根治,
病后调摄,
饮食将息,
劳逸结合

及早确诊及治疗,积
极病因治疗,祛除不
利因素,对积块进行
针对性控制治疗,重
视饮食生活调摄,最
大限度延缓病情进展

发现较晚,病情进展
迅速,病因控制不彻
底,治疗不彻底,不能
规律服药,不重视饮
食生活调摄,病情持
续进展、并恶化

正气胜邪
元气恢复

正邪交争
正气尚强

邪气侵凌
正气消残

预后较好,注
意防止积块
复发及新发

实现带病延年

预后极差

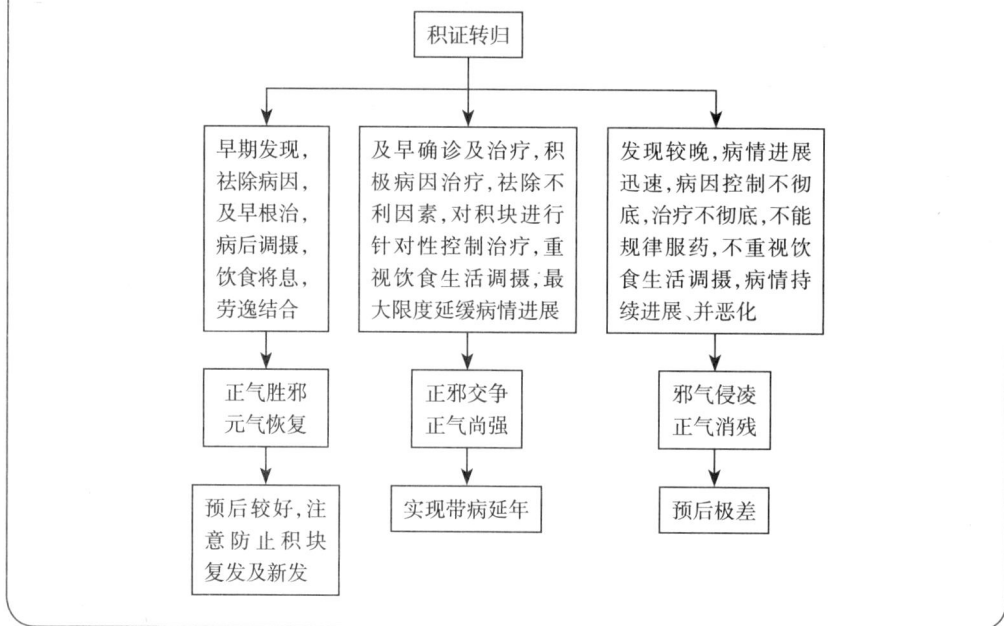

问题五 该患者如何预防与调摄?
思路

(1) 饮食调摄:饮食以少食多餐,营养丰富,清淡易消化为原则,忌食肥甘厚味及辛辣刺激之品,禁酒,切忌粗糙饮食、暴饮暴食,或饥饱无常。

(2) 起居调摄:注意劳逸结合,适量运动,病情较重时,需适当休息。注意防寒保暖,保证睡眠。

(3) 精神调摄:应保持精神愉悦,避免忧思恼怒及情绪紧张。

【临证要点】

1. 积证以腹内结块,或胀或痛,结块固定不移,痛有定处为主要表现,是消化系统疑难危重病证之一。

2. 病因有情志失调、饮食内伤、感受外邪、正气亏虚或黄疸疟疾等他疾继发等方面,病机主要为气机阻滞、瘀血内结。病位主要在于肝、脾、胃、肠。

3. 临床上常表现为虚实夹杂证,初期以实为主,中期虚实夹杂,晚期以虚为主。

4. 辨证上应首辨部位,次辨初、中、末三期,还要辨标本缓急。

5. 积证病在血分,重在治血,以活血化瘀、软坚散结为基本治疗法则。临证根据气滞、血瘀轻重,调整行气、活血的主次。

6. 明辨正邪之盛衰,适当调整攻补策略。初期重在攻邪,中期攻补兼施,末期以培补元气为主。始终注意顾护正气,应用攻伐药物,应遵照"衰其大半而止"的原则。

7. 根据结块具体部位、性质、所属脏腑综合考虑,结合西医学检测手段,明确积证性质。在辨证论治基础上加用针对疾病性质的治疗措施,如抗病毒、调节免疫、抗纤维化、抗肿瘤等。

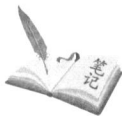

笔记

【诊疗流程】

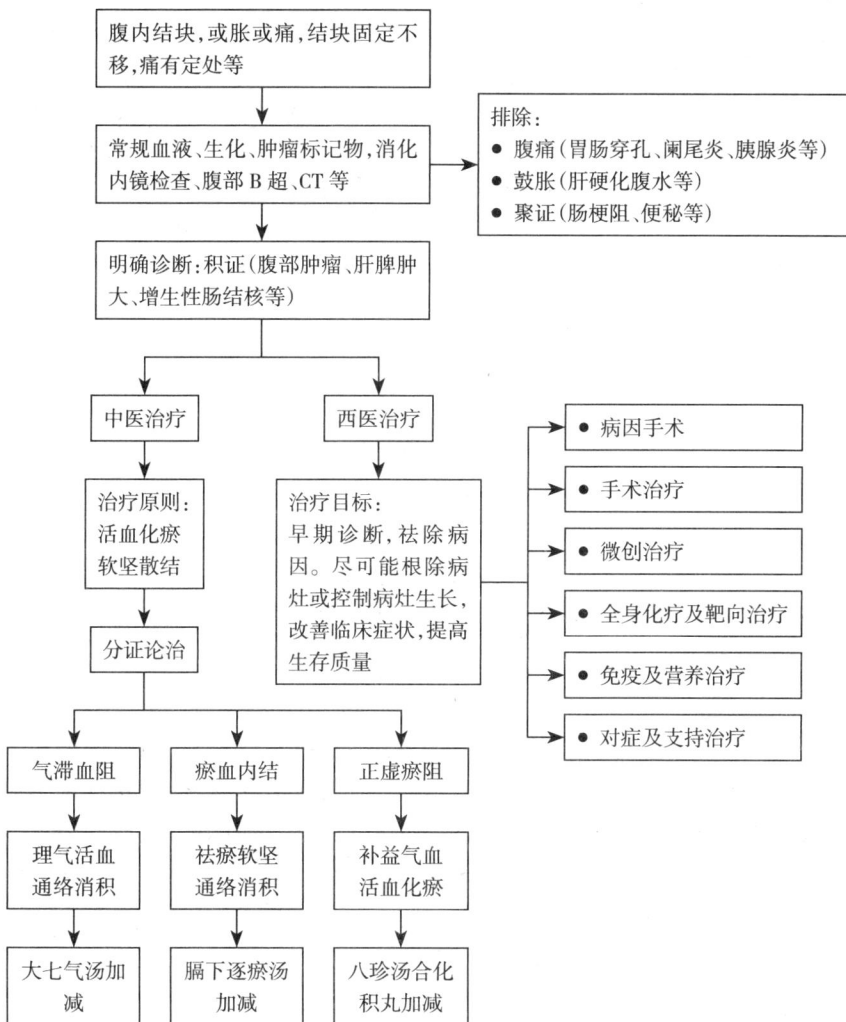

（赵文霞）

扫一扫
测一测

【复习思考题】

1. 积证如何与聚证、鼓胀、腹痛相鉴别？
2. 试述积证的病因病机。
3. 试述积证的辨证及治疗。
4. 病案分析

患者符某，男，55岁。自述腹部胀痛不适，腹部积块质软不坚，固定不移，平素心烦易怒，喜长叹息，大便不爽，苔薄白，脉弦。

写出证候分析、诊断、证型、治法和方剂。

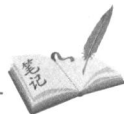

第十六章

聚　证

培训目标

1. 掌握聚证的定义、病因病机。
2. 掌握聚证的诊查要点(诊断依据、病证鉴别)、辨证论治。
3. 熟悉聚证的预后转归。
4. 了解聚证的预防调摄。

聚证是由于肝脾不调,气机阻滞,瘀血内结出现以腹内结块、时聚时散、伴有胀或痛为主要特征的病证。又称癖块、疝癖、痞块。包块聚散无常,痛无定处为临床特点。本病与积证关系密切,但在病理和临床表现上有所区别,临床上当加以鉴别。聚证的临床表现与西医学的胃肠功能紊乱、不完全性肠梗阻等疾病相似,这些疾病若出现腹内结块,或痛或胀,痛无定处时,可参照本章内容辨证论治。

【典型案例】

患者女性,58 岁。

腹中结块,攻窜胀痛,时聚时散,舌苔薄白,脉弦。

问题一　根据现有病史资料,该患者属于哪一系的病证? 为了进一步明确病因病机和诊断,需要补充哪些病史内容?

思路　患者以腹中结块,攻窜胀痛,时聚时散为主要表现,首先可以考虑是肝胆病。

为了进一步明确诊断,需要补充了解以下病史:询问病程长短、发作频率和规律;询问发病的诱因;询问腹中结块的特点:质地坚硬? 质地柔软? 固定不宜? 痛无定处? 询问常见伴随症状(可遵循从上到下,从消化系统到整体的询问原则):口内感觉、胃纳、是否有恶心呕吐症状、是否有脘腹胀闷症状,二便情况、精神情况、睡眠情况;询问既往接受的检查和治疗情况。

完善病史

病程长短、发作频率和规律——3 年前因家事不和,经常忿郁争执开始出现腹中气聚,攻窜胀痛,时聚时散;聚时胀痛加重,散时腹痛隐隐,善太息,每遇忧思

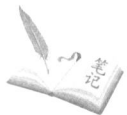

愤怒时加重；

询问发病的诱因——每遇忧思愤怒，心情不畅时加重；

询问腹内结块的特点——右上腹有一拳头大小突出物，按之柔软，有压痛，诊间不治自散；

询问伴随症状——胸闷腹胀，纳呆、时太息，体倦乏力，无恶心呕吐，大小便正常，睡眠差；

询问既往接受的检查和治疗情况——曾自行口服一些疏肝解郁的药物，疗效不佳。

知识点 1

病 因 病 机

情志失调 →	情志抑郁 →	脏腑失和 →	肝气不舒，血行不畅 ─┐	
饮食不节 →	酒食不节 / 恣食肥甘 / 嗜食生冷	损伤脾胃 →	运化失健、聚生痰湿 →	肝脾不调 气机阻滞 瘀血内结
感受寒邪 →	寒邪侵袭 →	脉络不通、气血凝滞 ─┘		↓ 聚证
他病所伤 →	胁痛黄疸病后 / 久疟不愈 / 感染虫毒	湿浊留恋 →	肝脾不和、气血凝滞	

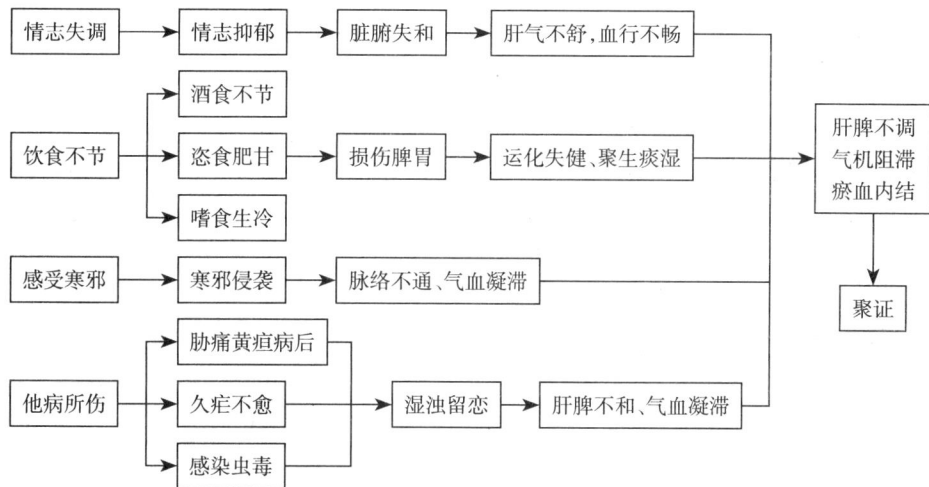

问题二 该患者的中医诊断是什么？需要和哪些病证进行鉴别？为进行鉴别，还需要了解哪些病史信息？

思路 患者腹中结块，攻窜胀痛为主症，病程漫长，反复发作，每因情绪影响而加重，中医诊断考虑是聚证。

为了病症鉴别，需要进一步了解以下情况：

询问既往有无慢性消化系统疾病病史或感染性疾病病史，有无肝脏、胆道及胰腺等慢性疾病史。

询问特殊用药史以及有无大量饮酒史。

完善病史：

患者腹部（肝胆脾胰）超声及上腹部 CT 检查未见明显异常。无明显的体重下降。病程中无吞咽困难、无呕血或黑便。近期无特殊药物服用史及大量饮酒史。

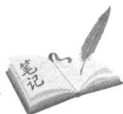

知识点 2

鉴 别 诊 断

	聚证	痞满	积证
症状	腹胀或腹痛	腹胀	腹胀或腹痛
有无包块	有,包块聚散无常	无	有,包块固定不移
有无疼痛	有,痛无定处	无	有,痛有定处

问题三　结合患者临床四诊信息,如何辨证论治?

思路　结合四诊信息,把握辨证要点。

辨证要点——应首辨虚实。

望诊——面容憔悴,消瘦,舌质淡,苔薄白:乃脾胃虚弱之象。

闻诊——语声低微:乃中气不足之象。

问诊 1——每遇忧思愤怒时加重,失眠,善太息:情志失调,肝郁气滞。

问诊 2——腹中结块 3 年:久病多虚证。

问诊 3——体倦乏力,胸闷纳呆:乃脾胃虚弱,纳运减弱之象。

切诊——脉弦:乃肝气郁结之象。

患者以腹内结块为主症,病程漫长,反复发作,四诊合参,乃聚证:肝郁脾虚证。

基本治法——疏肝行气,散结消聚为基本法则。

具体治法——疏肝健脾,行气散结。

代表方药——逍遥散合木香顺气散。

处方注释——聚证基本病机为肝气不畅,脾运失司,肝脾失调,气血凝滞,壅塞不通,故而在主方中加入疏肝解郁,行气消聚,佐以健脾药物(如柴胡、当归、白芍、薄荷、香附、青皮、枳壳、木香、郁金、乌药等),为治疗聚证的通用之法,兼瘀象加延胡索、莪术活血化瘀;寒湿中阻,腹胀,舌苔白腻,加苍术、厚朴、砂仁、桂心。

知识点 3

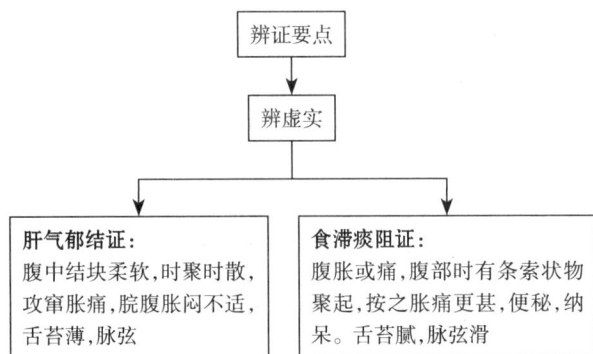

辨 证 论 治

辨证要点
↓
辨虚实

肝气郁结证:
腹中结块柔软,时聚时散,攻窜胀痛,脘腹胀闷不适,舌苔薄,脉弦

食滞痰阻证:
腹胀或痛,腹部时有条索状物聚起,按之胀痛更甚,便秘,纳呆。舌苔腻,脉弦滑

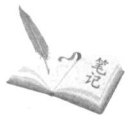

问题四　该患者的预后转归如何?

思路　该患者以攻窜胀痛为主症,虽病程漫长,反复发作,但预后较好。

(1) 病患注意点:保持心情舒畅,饮食有节,并坚持治疗,多能治愈。

(2) 医生注意点:可根据临床情况应用现代医疗技术如病理组织检查、腹部 B 超、电子计算机断层扫描(CT)等进行跟踪随访。

知识点 4

聚　证　转　归

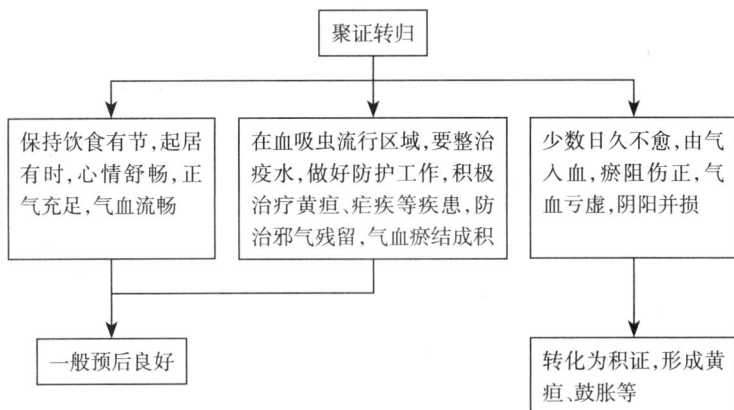

问题五　该患者如何预防与调摄?

思路

(1) 饮食调摄:饮食宜清淡,不宜饮酒及过食生冷、辛辣、油腻食物。

(2) 起居调摄:注意起居有时,注意冷暖,劳逸结合。

(3) 精神调摄:应保持精神愉快,避免忧思恼怒及情绪紧张。

知识点 5

聚证的预防与调摄

	预防调摄要点
饮食	饮食有节,宜清淡,不宜饮酒及过食生冷、辛辣、油腻食物
药物	忌过用攻伐,破血逐瘀的药物
精神	避免忧思抑郁,忿恨恼怒,情绪紧张
起居	起居有时,防止感寒受冷
运动	注意劳逸结合,适当参加体育锻炼

【临证要点】

1. 聚证以腹内结块,或痛或胀,时聚时散为主要表现,是临床上常见的病证。

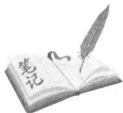

2. 原因有寒邪、湿热、痰浊、食滞、虫积等方面,基本病理改变为肝脾不调,气机阻滞,瘀血内结。

3. 辨证上应首辨虚实,其形成总与正气亏虚有关。

4. 注意与积证相鉴别,积属有形,结块固定不移,痛有定处,病在血分,是为脏病;聚属无形,痛无定处,病在气分,是为腑病。

5. 临证治疗以行气散结为基本法则,应重视顾护正气,攻伐药物不可多用。

6. 扶正重在健运脾胃,调畅气机。

7. 祛邪则视具体证候,分别施以消食导滞、除湿化痰、理气解郁等法。

【诊疗流程】

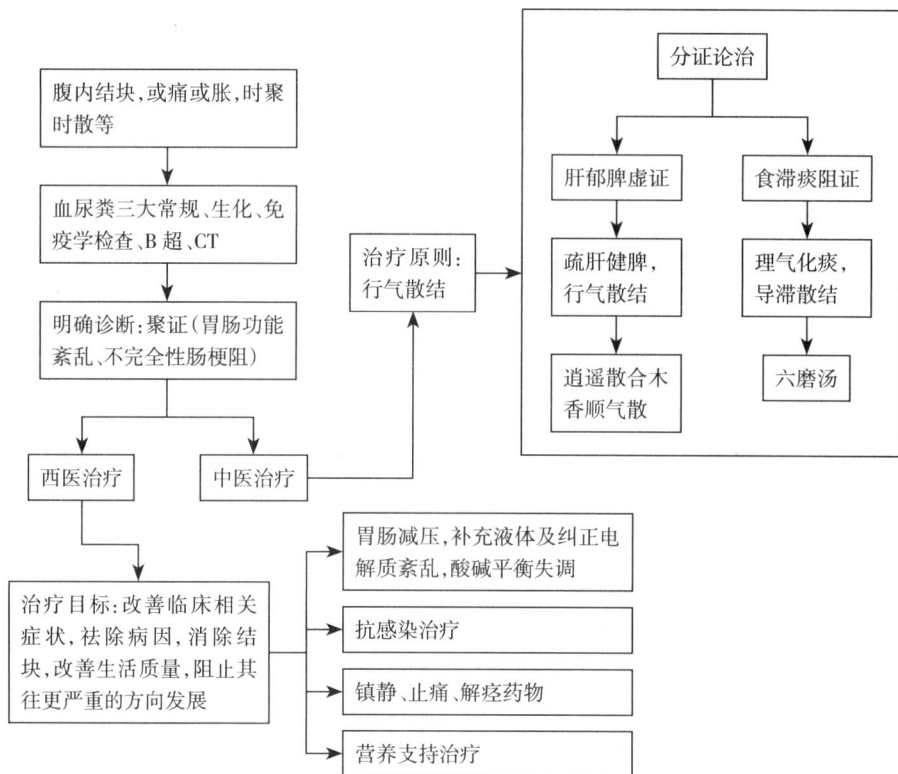

(李晓东)

【复习思考题】

1. 试述聚证的诊断依据。

2. 积证与聚证的鉴别要点。

3. 积聚与痞满的鉴别要点。

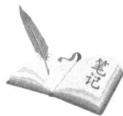

第十七章

鼓 胀

PPT 课件

17章PPT

鼓胀系指肝病日久,肝脾肾功能失调,气滞、血瘀、水停于腹中而导致腹部胀大如鼓的一种病证。以腹胀大如鼓,皮色苍黄,脉络暴露为临床特点。根据临床表现,鼓胀多属西医学所指的肝硬化腹水,其中包括肝炎后、血吸虫性、胆汁性、营养性、中毒性等肝硬化之腹水期。其他如腹腔内肿瘤、结核性腹膜炎等疾病,若出现鼓胀证候,亦可参考本章辨证论治。

中医古籍论鼓胀证治

ER 17-1

【典型案例】

患者女性,54 岁。

腹大胀满,形体消瘦,小便短少,伴乏力倦怠、纳差、胸闷气短、口干,大便干燥,3~4 日 1 行;舌黯红少苔有裂纹,脉弦细数。

问题一　根据现有病史资料,该患者属于哪一系的病证? 为了进一步明确病因病机和诊断,需要补充哪些病史内容?

思路　患者以腹大胀满为主要表现,兼见形体消瘦,小便短少等症状,首先应考虑肝胆系疾病。

为了进一步明确诊断,需要补充了解以下病史:既往有无慢性肝病史;询问病程长短、是首发还是再次发作;询问发病的诱因;询问腹部胀大的特点:喜按? 拒按? 喜温? 喜凉? 询问常见伴随症状(从肝胆病的常见症状、有助于辨别病症的寒热虚实症状、有助于腹胀的鉴别诊断症状):口内感觉、胃纳、是否有四肢水肿,是否有发热、腹泻、呕吐症状,是否有齿衄、鼻衄、皮肤紫斑等出血症状及二便情况、精神情况、睡眠情况;询问既往接受的检查和治疗情况。

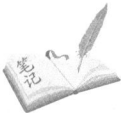

笔记

107

完善病史：

　　既往有无慢性肝病病史——有慢性乙型肝炎病史 20 余年，间断性检查与治疗。

　　病程长短、是首发还是再次发作——2 年前开始出现腹部胀大，病情时轻时重。10 天前腹胀明显加重，并出现双下肢浮肿。

　　询问发病的诱因——发病前有过度劳累。

　　询问腹部胀大的特点——腹部胀大如鼓，不拒按，腹壁青筋暴露。

　　询问伴随症状——伴乏力倦怠、纳差、胸闷气短、腰膝酸软、口干，大便干燥，3~4 日 1 行，小便短少；时有齿衄、鼻衄等出血症状，无发热、腹泻、呕吐症状，精神疲倦，睡眠差。

　　询问既往接受的检查和治疗情况——2 年前饮食不节后出现腹胀，遂到当地某医院就诊，诊断为"慢性乙型病毒性肝炎、肝硬化腹水"，曾多次在该医院住院治疗，病情时轻时重，反复发作。

知识点 1

病 因 病 机

	饥饱失常	
	恣食生冷	
酒食不节	嗜食辛辣 → 损伤脾胃 → 纳运无力 食滞内停 酿湿生热 → 壅阻气机 湿浊内聚	
	过食肥甘	
	嗜酒无度	
情志刺激	抑郁恼怒 情志不遂 → 肝失疏泄 气机滞涩 → 日久伤气及 血脉络瘀阻 → 气滞水 停血瘀 → 鼓胀	
	忧思伤脾 → 脾气受损 运化无力 → 水湿内停 气血水结	
病后续发	感染血吸虫、 肝炎病毒 黄疸、积证失治 久泻久痢 → 损伤肝脾 气滞络瘀 → 运化失常 湿浊内停	

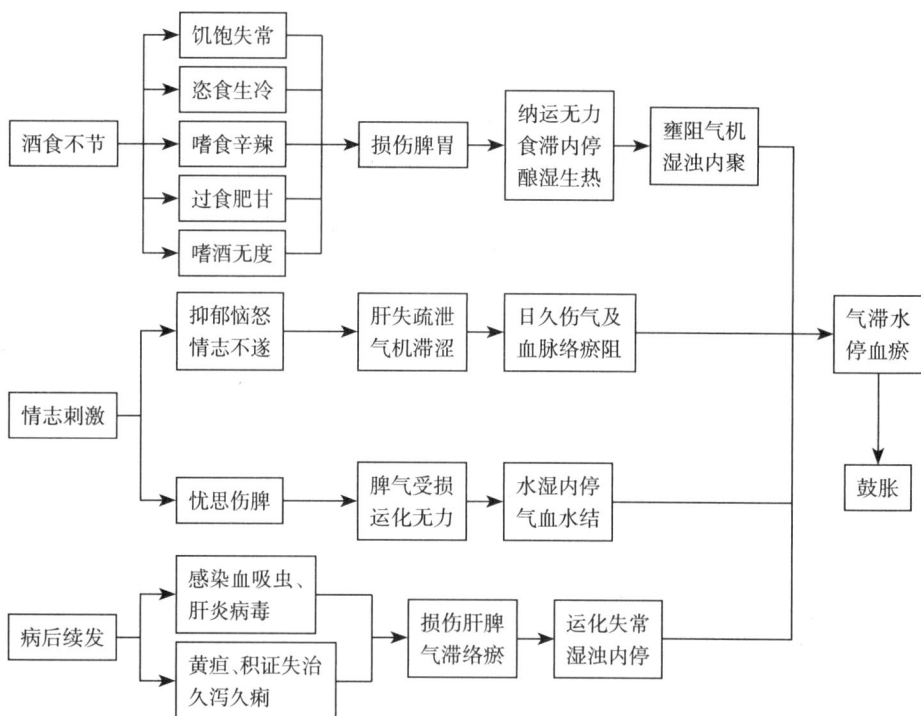

　　问题二　该患者的中医诊断是什么？需要和哪些病证进行鉴别？为进行鉴别，还需要了解哪些病史信息？

　　思路　该患者以腹部胀大如鼓、青筋暴露为主症，伴乏力、四肢消瘦、小便短少，倦怠、纳差、胸闷气短、口干，有鼻衄、齿衄等出血症状，西医诊断为"乙肝肝硬化失代

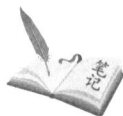

偿期",中医诊断考虑是"鼓胀"。

为了病证鉴别,需要进一步了解以下情况:

询问患者有无发热、盗汗、腹痛、腹泻、贫血、呕吐、吐血、黑便、便血等伴随症状。该患者无上述伴随症状。

询问患者既往有无慢性消化系统疾病病史或全身性疾病病史,有无胆道及胰腺等慢性疾病病史。除消化系统本身疾病以外,有无腹腔内肿瘤、结核性腹膜炎、慢性缩窄性心包炎、肾病综合征、血吸虫感染等也会导致腹部不适和腹胀的其他系统疾病。该患者否认上述疾病史。

询问特殊用药史以及有无大量饮酒史。该患者否认特殊用药史及饮酒史。

知识点 2

类 证 鉴 别

	相同点	不同点
水肿	可见腹部胀大	水肿症状是先出现眼睑、头面或下肢浮肿,渐次出现四肢及全身浮肿,病情严重时才出现腹部胀大,腹壁无青筋暴露 鼓胀先出现腹部胀大,病情较重时才出现下肢浮肿,甚至全身浮肿,腹壁多有青筋暴露
痞满	均自觉脘腹满	痞满是自觉满闷不舒,外无胀形,按之柔软 鼓胀是以腹部胀大如鼓、皮色苍黄、脉络暴露为主症,按之腹皮绷紧
肠覃	均见腹部胀大	肠覃病人仰卧时,前腹叩诊呈浊音,腹两侧呈鼓音,腹部前后膨胀度大于两侧膨胀度,脐下腹围大于脐部或脐上腹围,脐孔有上移现象,腹壁无青筋暴露,肛肠检查、妇科检查有助诊断 鼓胀则腹部前后膨胀度多小于两侧膨胀度,脐下腹围小于脐上腹围,脐孔无上移现象,腹壁多有青筋暴露

问题三 结合该患者临床四诊信息,应该如何辨证论治?

思路

辨证要点——应首辨虚实标本的主次;标实者当辨气滞、血瘀、水湿的偏盛;本虚者当辨阴虚与阳虚的不同。

望诊 1——四肢消瘦:肝病犯脾,脾失健运,化生水谷精微不利之象。

望诊 2——腹胀大如鼓,青筋暴露,双下肢轻度浮肿:水湿停聚夹瘀之象。

望诊 3——舌黯红少苔有裂纹:阴虚之象。

闻诊——言语低微:脾虚中气不足之象。

问诊 1——腹部胀大半年,近 10 日劳累后加重,并出现双下肢水肿:气阴两虚,水湿内停之象。

问诊 2——乏力倦怠、胸闷气短:气虚之象。

问诊 3——口干,大便干燥,3~4 日 1 行:阴虚内热之象。

问诊 4——腰膝酸软:肝损及肾之象。

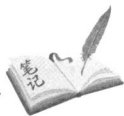

问诊 5——鼻衄、齿衄：阴虚内热、迫血妄行之象。

切诊——脉弦细数：阴虚内热之象。

患者以腹部胀大、青筋暴露为主症，四肢消瘦，腰膝酸软，伴双下肢轻度浮肿、鼻衄、齿衄、纳差，见口干、大便干燥，舌黯红少苔，脉弦细数，病程较长，辨证为本虚标实，以本虚为主（气阴两虚，以阴虚为主），气滞、血瘀、水湿为患，以水湿为主，血瘀次之。四诊合参诊断为：鼓胀（阴虚水停）。

基本治法——滋阴利水。

具体治法——滋肾柔肝，养阴利水，佐以凉血化瘀。

代表方药——六味地黄丸或一贯煎加减。

处方注释——鼓胀的基本病机为肝脾肾三脏功能受损，气滞、血瘀、水停于腹中，本病以肝肾阴虚为本，水湿、血瘀为标，故而六味地黄丸中熟地黄、山茱萸、山药滋养肝肾，茯苓、泽泻、丹皮淡渗利湿。一贯煎中生地、沙参、麦冬、枸杞滋养肝肾，当归、川楝子养血活血疏肝。阴虚内热，兼之水湿停留，加用猪苓利水渗湿泄热，赤芍、丹皮活血化瘀，气行则血行水消，加用益母草、香附、枳壳行气、活血、利水，佐之生黄芪益气健脾利水，甘草调和诸药。

知识点 3

鼓胀的辨证论治

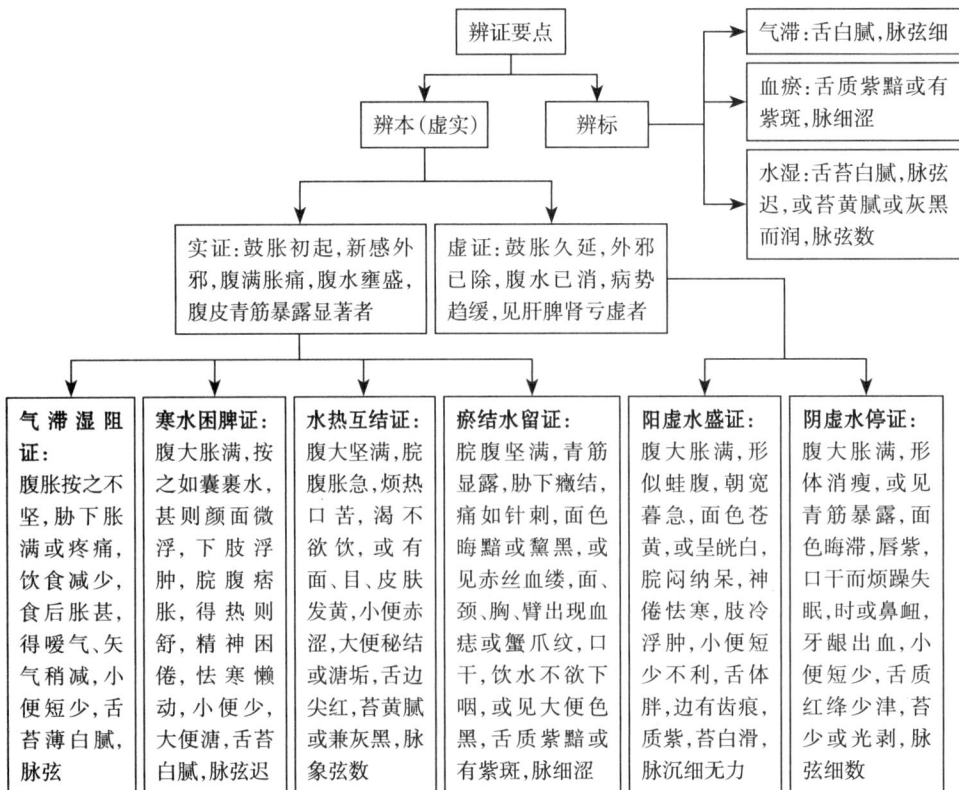

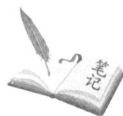

```
                    辨证要点 ────────────────┬─→ 气滞:舌白腻,脉弦细
                  ┌────────┴────────┐        │
                  ↓                 ↓         ├─→ 血瘀:舌质紫黯或有
              辨本(虚实)          辨标 ───────┤      紫斑,脉细涩
                  │                           │
       ┌──────────┴──────────┐                └─→ 水湿:舌苔白腻,脉弦
       ↓                     ↓                      迟,或苔黄腻或灰黑
  实证:鼓胀初起,新感外     虚证:鼓胀久延,外邪              而润,脉弦数
  邪,腹满胀痛,腹水壅盛,    已除,腹水已消,病势
  腹皮青筋暴露显著者       趋缓,见肝脾肾亏虚者
```

气滞湿阻证：	寒水困脾证：	水热互结证：	瘀结水留证：	阳虚水盛证：	阴虚水停证：
腹胀按之不坚，胁下胀满或疼痛，饮食减少，食后胀甚，得嗳气、矢气稍减，小便短少，舌苔薄白腻，脉弦	腹大胀满，按之如囊裹水，甚则颜面微浮，下肢浮肿，脘腹痞胀，得热则舒，精神困倦，怯寒懒动，小便少，大便溏，舌苔白腻，脉弦迟	腹大坚满，脘腹胀急，烦热口苦，渴不欲饮，或有面、目、皮肤发黄，小便赤涩，大便秘结或溏垢，舌边尖红，苔黄腻或兼灰黑，脉象弦数	脘腹坚满，青筋显露，胁下癥结，痛如针刺，面色晦黯或黧黑，或见赤丝血缕，面、颈、胸、臂出现血痣或蟹爪纹，口干，饮水不欲下咽，或见大便色黑，舌质紫黯或有紫斑，脉细涩	腹大胀满，形似蛙腹，朝宽暮急，面色苍黄，或呈㿠白，脘闷纳呆，神倦怯寒，肢冷浮肿，小便短少不利，舌体胖，边有齿痕，质紫，苔白滑，脉沉细无力	腹大胀满，形体消瘦，或见青筋暴露，面色晦滞，唇紫，口干而烦躁失眠，时或鼻衄，牙龈出血，小便短少，舌质红绛少津，苔少或光剥，脉弦细数

问题四　该患者的预后转归如何?

该患者预后较差。

本病腹胀大,青筋暴露,四肢消瘦,时有鼻衄、齿衄等出血症状,鼓胀中晚期,预后较差,病情反复,疗效不佳。

鼓胀的治疗目标不是治愈,是缓解症状、改善生活质量、减少复发、防止癌变、延长生存时间。饮食不节、服药不当、劳倦过度、正虚感邪等皆可使病情恶化,医生需正确辨证施治,患者要做好预防调摄,方能达到预期治疗效果。

知识点 4

鼓胀的转归

```
           鼓胀转归
      ┌───────┴───────┐
┌───────────┐   ┌───────────┐
│早期诊断,早期│   │饮食不节、服药不│
│治疗,心情愉  │   │当、劳倦过度、正│
│快,注重调摄  │   │虚感邪,调摄不当│
└─────┬─────┘   └─────┬─────┘
┌───────────┐   ┌───────────┐
│带病延年,血  │   │反复发作,或出现│
│不养肝,肝络  │   │癌变、出血、昏迷等│
│失养        │   │并发症,甚则死亡│
└───────────┘   └───────────┘
```

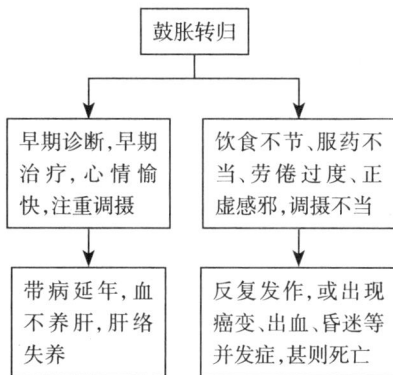

问题五　该患者如何预防与调摄?

思路

(1) 饮食调摄:饮食有节,不宜饮酒及过食生冷、辛辣食物,切忌粗硬饮食,暴饮暴食,或饥饱无常。

(2) 起居调摄:注意劳逸结合,适当锻炼,避免劳累,病情较重时,需适当休息。

(3) 精神调摄:应保持精神愉快,避免忧思恼怒及情绪紧张。

知识点 5

鼓胀的预防与调摄

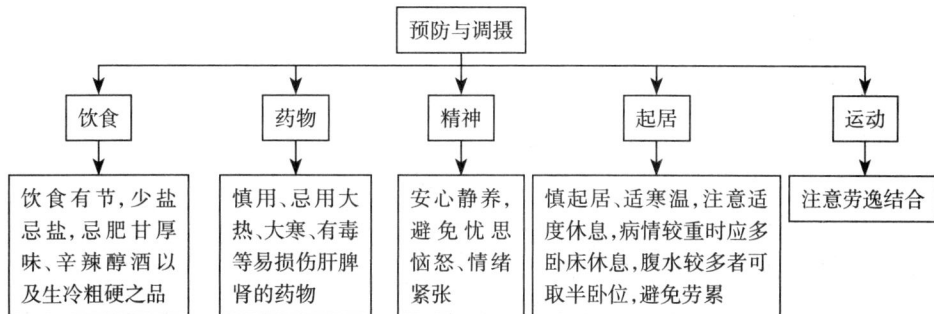

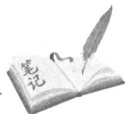

```
                    预防与调摄
  ┌──────┬──────┬──────┬──────┬──────┐
  饮食    药物    精神    起居    运动
```

饮食	药物	精神	起居	运动
饮食有节,少盐忌盐,忌肥甘厚味、辛辣醇酒以及生冷粗硬之品	慎用、忌用大热、大寒、有毒等易损伤肝脾肾的药物	安心静养,避免忧思恼怒、情绪紧张	慎起居、适寒温,注意适度休息,病情较重时应多卧床休息,腹水较多者可取半卧位,避免劳累	注意劳逸结合

【临证要点】

1. 鼓胀辨证应首辨虚实标本的主次;标实者当辨气滞、血瘀、水湿的偏盛;本虚者当辨阴虚与阳虚的不同。

2. 临证治疗 标实为主者,当根据气、血、水的偏盛,分别采用行气、活血、祛湿利水或暂用攻逐之法,同时配以疏肝健脾;本虚为主者,当根据阴阳的不同,分别采取温补脾肾或滋养肝肾法,同时配合行气活血利水。

3. 补虚 阳虚者重在健脾益气,温补脾肾;阴虚者当柔肝滋肾。

4. 祛邪 视具体证候,分别施以疏肝理气、行气利水、清热利湿、活血化瘀等法,且宜顾及肝脾肾之气的固护。

5. 鼓胀日久总属本虚标实错杂,故治当攻补兼施,补虚不忘实,泻实不忘虚。

【诊疗流程】

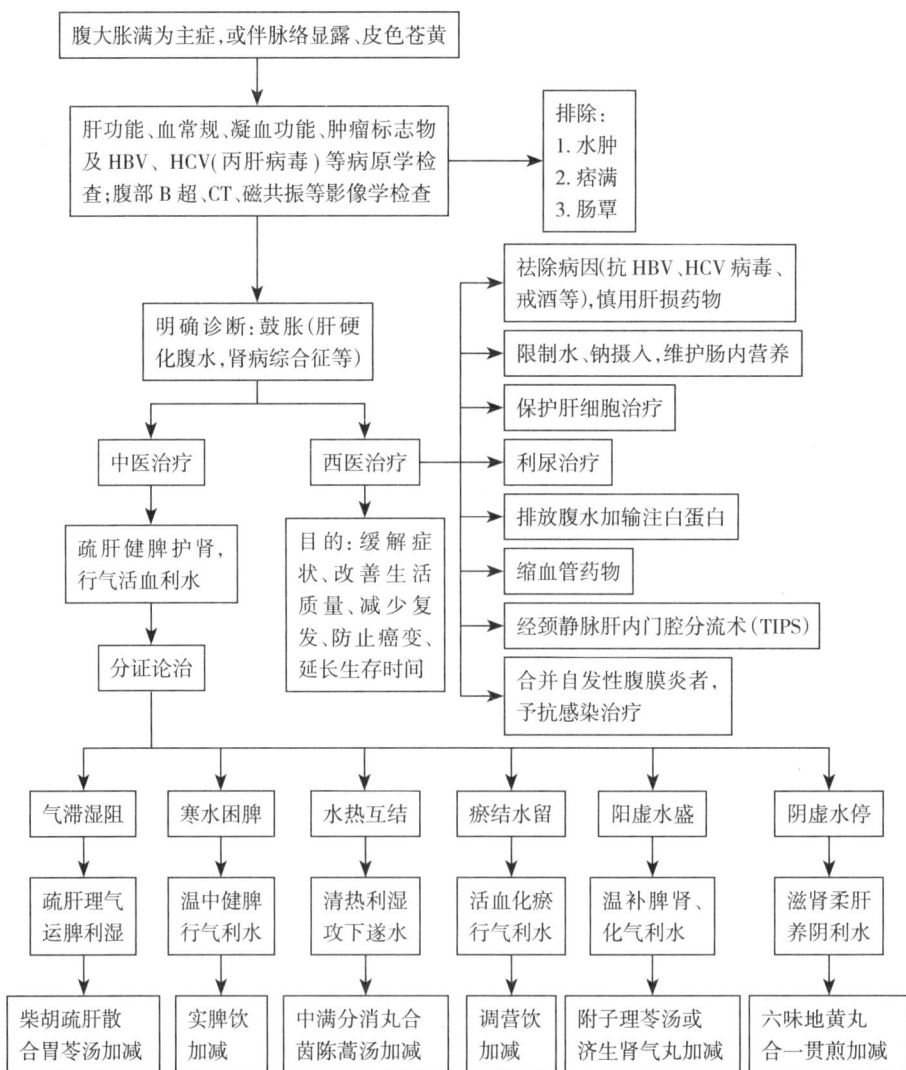

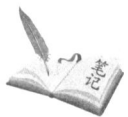

(毛德文)

【复习思考题】

1. 鼓胀如何与水肿、痞满、肠覃相鉴别？
2. 试述鼓胀的病因病机。
3. 试述鼓胀的辨证及治疗。

扫一扫
测一测

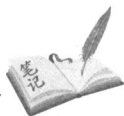

笔记

第十八章

血　证

┌─ 培训目标 ─┐

1. 掌握血证的概念、病因病机、辨证要点、治则治法。
2. 熟悉血证的诊断及分证论治。
3. 了解血证的预后转归及预防调摄。

　　血证是指热灼血络，迫血妄行，或气不摄血等原因导致血液不循常道，或上溢于口，或下泄于后阴，或渗出肌肤之外而形成的一类出血性疾患的统称。本章主要介绍吐血和便血两种常见的血证，以血来自胃或食道，从口而出，或从肛门排出体外为临床特点。临床表现与西医学中消化性溃疡、慢性胃炎、肝硬化、胃癌等引起的上消化道出血相似。这些疾病若以吐血或便血为主症时，可参照本章内容辨证论治。

【典型案例】

　　患者男性，36 岁。

　　反复黑便 3 年，时轻时重，常伴上腹痛。舌质淡，苔薄白，脉细弱。

　　问题一　根据现有病史资料，该患者属于哪一系的病证？为了进一步明确病因病机和诊断，需要补充哪些病史内容？

　　思路 1　以黑便为主要表现，天气寒凉时加重，伴有上腹痛，首先可以考虑是脾胃病。

　　思路 2　为了进一步明确诊断，需要补充了解以下病史：询问病程长短，黑便发生的频率和规律。询问发病的诱因。询问便血的特点：柏油样便？鲜血便？脓血便？排便量？询问常见伴随症状：（围绕主症询问兼症进行病证鉴别及类证鉴别，可结合十问歌内容）是否有胃痛、口臭症状，是否有胁痛、烦躁易怒、目赤口干等症状，是否有神疲乏力，是否有口黏、口苦，是否有怯寒肢冷，是否有恶心、呕吐症状，是否有反酸、烧心症状，胃纳情况，肛周感觉，平素怕冷或是怕热，汗出情况，是否有胸闷、心慌症状，是否有头晕、头痛症状，是否有腰膝酸软症状，平素二便情况，睡眠情况。询问既往接受的检查和治疗情况。

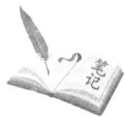

完善病史:

病程长短,黑便发生的频率和规律——3年前开始出现黑便伴上腹痛;发病初期发作不甚频繁,但近2个月发作频繁;食生冷后症状容易加重;

发病的诱因——发病前工作劳累;

便血的特点——食生冷后便黑加重,上腹部得温痛减;

伴随症状——脘腹隐隐作痛,喜温喜按,怯寒肢冷,无胁痛、烦躁易怒,无口黏、口苦。无恶心、呕吐,无反酸烧心,无胸闷、心慌,无头晕、头痛,无腰膝酸软,纳差便溏,小便可,眠可;

既往接受的检查和治疗情况——2个月前外院便常规潜血试验阳性。遵医嘱口服质子泵抑制剂,症状仍然反复。

知识点 1

病 因 病 机

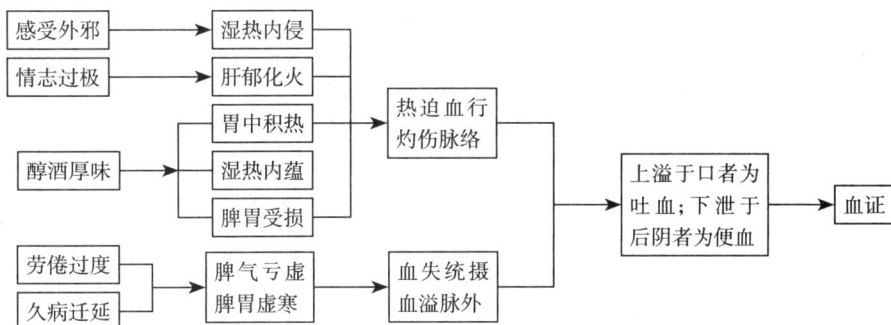

问题二 该患者的中医诊断是什么? 需要和哪些病证进行鉴别? 为进行鉴别,还需要了解哪些病史信息?

思路 1 以反复黑便为主症,病程漫长,反复发作,多由饮食、情志等因素诱发,便常规潜血试验阳性,中医诊断考虑是便血。

思路 2 为了病证鉴别,需要进一步了解以下情况:

询问有无里急后重、肛门灼热、肛门异物感、肛门疼痛、粪便有否带脓血、有无腹痛等伴随症状。

询问既往有无慢性消化系统疾病病史或全身性疾病病史,有无胃肠、肝脏及胆道等慢性疾病史。除消化系统本身疾病以外,其他系统疾病也可以出现便血。

询问特殊用药史以及有无外伤史。

思路 3 完善相关检查

患者腹部(肝胆脾胰)超声、上腹部CT:未见明显异常。

胃镜检查:胃角可见椭圆形溃疡凹陷,边缘光整,直径约0.8cm,表面附有陈旧血痂,周边黏膜充血、水肿。大便潜血试验(+)。病程中无肛门灼热、无肛门异物感或肛门疼痛。近期无特殊药物服用史及外伤史。

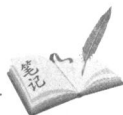

知识点 2

吐血与咳血鉴别诊断

	吐血	咳血
病位	胃与食道	肺与气道
出血先兆症状	恶心、胃脘不适等	喉痒、咳嗽、胸闷等
出血方式	血由胃来，随呕吐而出	血由肺来，随咳嗽而出
血色	血色鲜红或紫黯，常夹有食物残渣	血色鲜红，常夹有泡沫痰涎
出血后的症状	无痰中带血现象，但大便多呈黑色	可有痰中带血数天，除非咽下大量血液，否则大便不黑
旧疾	常有胃痛、胁痛、黄疸、鼓胀等	常有咳嗽、肺痨、喘证或心悸等

知识点 3

吐血与鼓胀出血鉴别诊断

	吐血	鼓胀出血
病位	胃与食道	肝、脾、肾
主要症状	血由胃来，随呕吐而出	轻者呕吐物中夹有鲜血或血块，或大便色黑，重者可见吐血盈碗盈盆，大便黯红而溏薄
伴随症状	恶心、胃脘不适等	腹部胀大如鼓、皮色苍黄、腹壁脉络暴露等
旧疾	常有胃痛、胁痛、黄疸、鼓胀等	鼓胀

知识点 4

治吐血"三要法"
ER-18-2

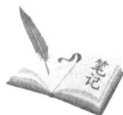

便血鉴别诊断

	便血	痢疾	痔疮
起病	一般多缓	急	较急
病程	短或长	多较短	长
便血特点	大便带血或全为血便，色鲜红、黯红或呈黑便，无内外痔发现	粪便呈脓血相兼，且有腹痛，肛门灼热等症	便时或便后出血，常伴有肛门异物感或疼痛，做肛门或直肠检查时，可发现内痔或外痔
里急后重	无	有	无
全身症状	随证候的不同，有寒热虚实的不同表现	初期有恶寒、发热、头身疼痛等外邪入侵的症状	除反复或大量出血外，一般无明显全身症状

问题三 结合患者临床四诊信息，应如何辨证论治？

思路

辨证要点——应首辨病位；次辨虚实；辨病证的不同。

望诊——舌质淡,苔薄白:乃脾胃虚弱之象。

闻诊——语声低微:乃中气不足之象。

问诊1——发病前工作劳累:为劳倦过度,耗伤脾气。

问诊2——黑便伴上腹痛已经3年,但近2个月发作频繁,食生冷后黑便及上腹痛容易加重:属久病多虚证。

问诊3——发病时喜温喜按,不喜生冷寒凉饮食,口淡不渴,纳呆,体重减轻:乃脾胃虚寒之象。

问诊4——大便稀溏:乃脾胃虚弱,水湿运化失司之象。

问诊5——便色发黑:乃脾胃虚寒,血失统摄之象。

切诊——脉细弱:乃脾失健运,气机不足,脉道鼓动无力之象。

患者以黑便及上腹痛为主症,病程漫长,反复发作,四诊合参,乃便血:脾胃虚寒证。

基本治法——治火、治气、治血为基本法则。

具体治法——温阳健脾,养血止血。

代表方药——黄土汤加味。

处方注释:本方有温阳健脾,养血止血之功。方中伏龙肝(灶心黄土)温中摄血;附子、白术温阳健脾;生地黄、阿胶养阴止血;甘草和中;黄芩苦寒坚阴,用量宜少,以反佐附子辛燥之偏性。临证可加炮姜炭、艾叶、鹿角霜、补骨脂以温阳止血,加白及、乌贼骨收敛止血。有瘀血者加花蕊石、参三七以活血化瘀止血。

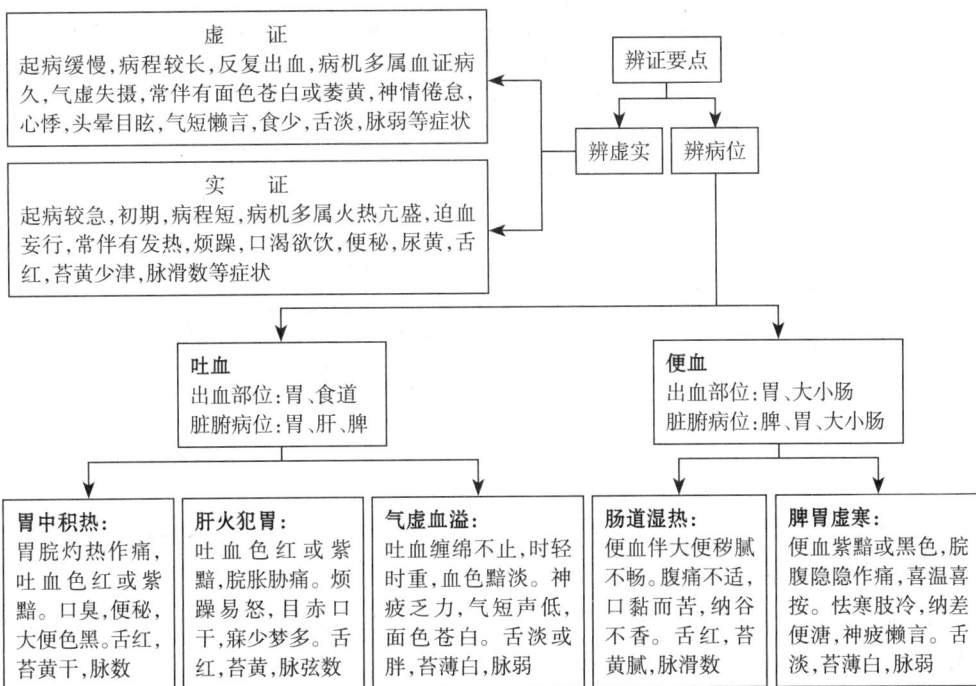

知识点5

辨证论治

辨证要点

辨虚实　辨病位

虚证
起病缓慢,病程较长,反复出血,病机多属血证病久,气虚失摄,常伴有面色苍白或萎黄,神情倦怠,心悸,头晕目眩,气短懒言,食少,舌淡,脉弱等症状

实证
起病较急,初期,病程短,病机多属火热亢盛,迫血妄行,常伴有发热,烦躁,口渴欲饮,便秘,尿黄,舌红,苔黄少津,脉滑数等症状

吐血
出血部位:胃、食道
脏腑病位:胃、肝、脾

便血
出血部位:胃、大小肠
脏腑病位:脾、胃、大小肠

胃中积热:
胃脘灼热作痛,吐血色红或紫黯。口臭,便秘,大便色黑。舌红,苔黄干,脉数

肝火犯胃:
吐血色红或紫黯,脘胀胁痛。烦躁易怒,目赤口干,寐少梦多。舌红,苔黄,脉弦数

气虚血溢:
吐血缠绵不止,时轻时重,血色黯淡。神疲乏力,气短声低,面色苍白。舌淡或胖,苔薄白,脉弱

肠道湿热:
便血伴大便秽腻不畅。腹痛不适,口黏而苦,纳谷不香。舌红,苔黄腻,脉滑数

脾胃虚寒:
便血紫黯或黑色,脘腹隐隐作痛,喜温喜按。怯寒肢冷,纳差便溏,神疲懒言。舌淡,苔薄白,脉弱

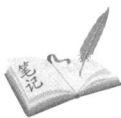

问题四 患者预后转归如何?

思路

该患者转归预后与血证性质、病势急缓、病性虚实、出血量大小、治疗护理得当与否、体质强弱等因素有关。

(1) 病患注意点:血证既成,应该注意休息。血证重者,应卧床休息,严密观察病情的发展和变化。若出现头昏、心慌、汗出、面色苍白、四肢湿冷、脉芤或细数等,则应及时就诊,谨防厥脱之变。吐血量大,或频频吐血者,应暂予禁食。

(2) 医生注意点:从病性上看,火热之邪中又分实火和虚火。气虚之中又分为单纯气虚和气损及阳致阳气虚衰。从病机变化上看,又常发生实证向虚证转化的情况。另外,出血之后,离经之血蓄结为瘀血,妨碍新血的生长及气血的正常运行,使出血反复难止。更有血证急证,失治误治,气随血脱,亡阴亡阳,则有变生厥脱之虞。

知识点 6

血证的转归

血证转归预后

外感湿热邪气、醇酒厚味、情志过极所引起的实证并出血量少、易止者 → 一般预后良好,容易治愈

久病迁延、劳倦过度等导致的血证日久不愈,反复发作,出现出血缠绵不止,时轻时重,伴神疲乏力、心悸气短、面色苍白、畏寒肢冷等阳气亏虚表现 → 病势缠绵,反复发作

出血量多同时伴有面色苍白、汗出肢冷、脉微欲绝等气随血脱,亡阴亡阳之重症 → 多属危重症,预后凶险

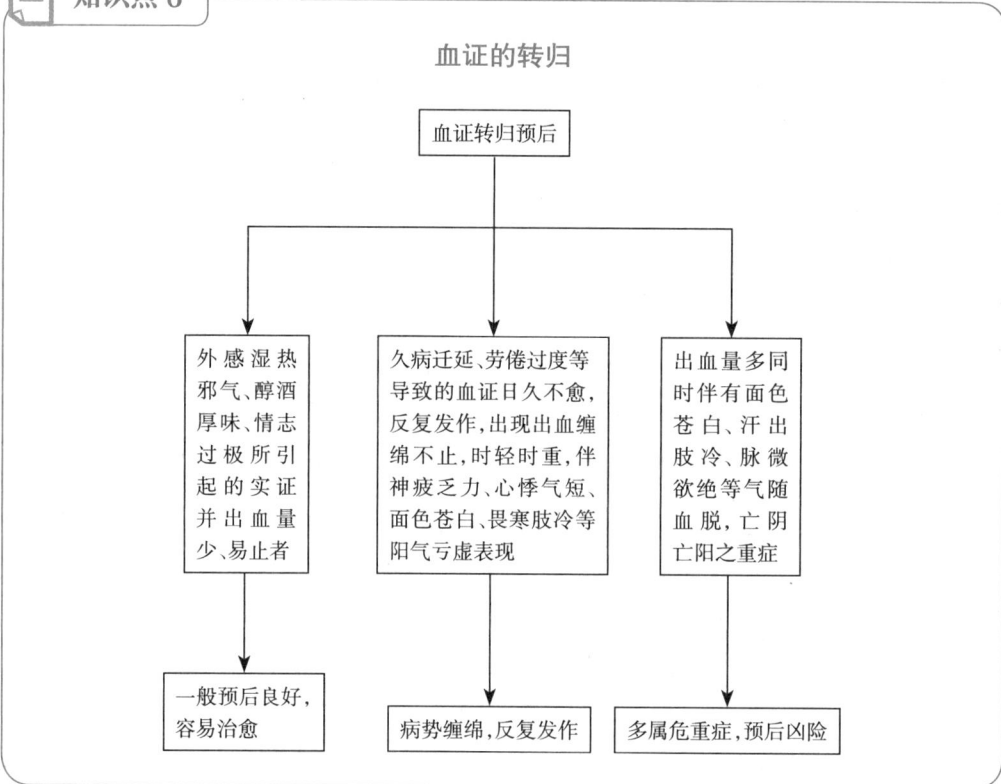

问题五 患者如何预防与调摄?

思路

(1) 饮食调摄:平素忌辛辣香燥、油腻炙煿之品,戒烟酒,饮食以清淡、营养丰富为宜。吐血量大,或频频吐血者,应暂予禁食。

(2) 起居调摄:适寒温,劳逸结合,病情较重时,应卧床休息。病情较重时,应卧床休息。

(3) 精神调摄:应保持精神愉快,避免情志过极、忧思恼怒及情绪紧张。

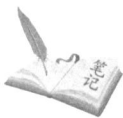

知识点 **7**

血证的预防与调摄

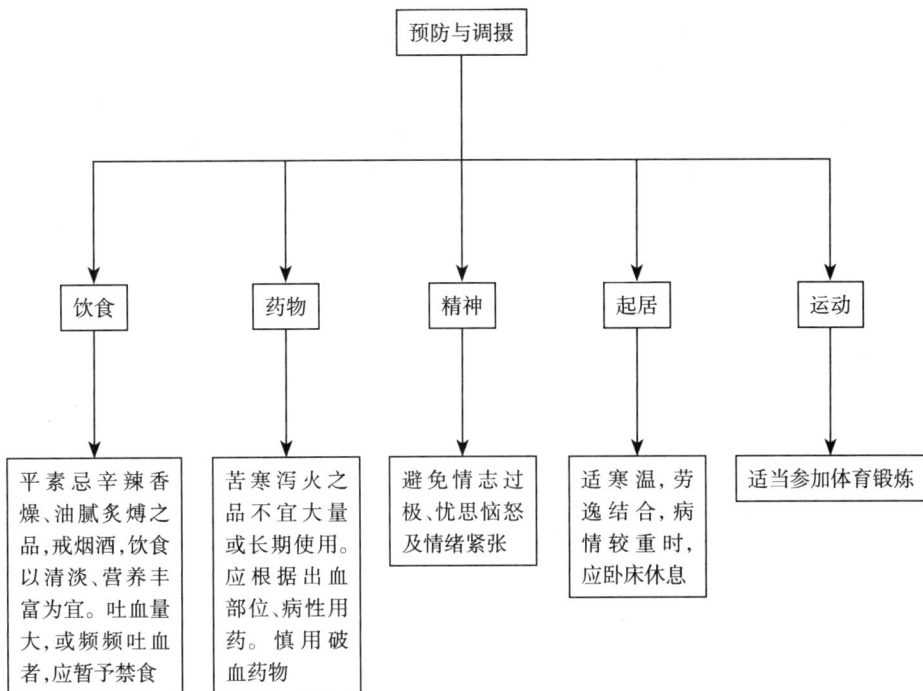

预防与调摄

饮食 | 药物 | 精神 | 起居 | 运动

饮食
平素忌辛辣香燥、油腻炙煿之品,戒烟酒,饮食以清淡、营养丰富为宜。吐血量大,或频频吐血者,应暂予禁食

药物
苦寒泻火之品不宜大量或长期使用。应根据出血部位、病性用药。慎用破血药物

精神
避免情志过极、忧思恼怒及情绪紧张

起居
适寒温,劳逸结合,病情较重时,应卧床休息

运动
适当参加体育锻炼

【临证要点】

1. 吐血、便血是指热灼血络,迫血妄行,或气不摄血等原因导致血液不循常道,或上溢于口,或下泄于后阴而形成的一类出血性疾患的统称。以血来自胃或食道,从口而出,或从肛门排出体外为临床特点,是临床上常见的病证。

2. 原因有感受外邪、情志过极、醇酒厚味、劳倦过度、久病迁延,核心病机无外乎火热偏盛,迫血妄行和气虚失摄,血溢脉外这两个方面。病变部位涉及食管、肝、脾、胃、大小肠。

3. 从病性上看,火热之邪中又分实火和虚火。气虚之中又分为单纯气虚和气损及阳致阳气虚衰。

4. 辨证上应辨病证之不同,辨脏腑定位之不同,辨证候之虚实。

5. 临证治疗以治火、治气、治血为基本法则。

6. 吐血根据胃中积热、肝火犯胃、气虚血溢之不同分别治以清胃泻热、凉血止血、清肝泻火、凉血止血及益气摄血之法;便血依据肠道湿热、脾胃虚寒之不同分别治以清热化湿、凉血止血、温阳健脾、养血止血之法。

7. 如血证初期,出血较多较急,应急塞其流,以治其标,急予"止血"治法;血止之后,其离经而未吐出者,即采用"消瘀"的治法;血止之后,则应祛除病因,以澄其源,即采用"宁血"的治法;善后阶段,则应补养气血,以扶其正,即采用"补虚"的治法。

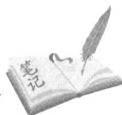

【诊疗流程】

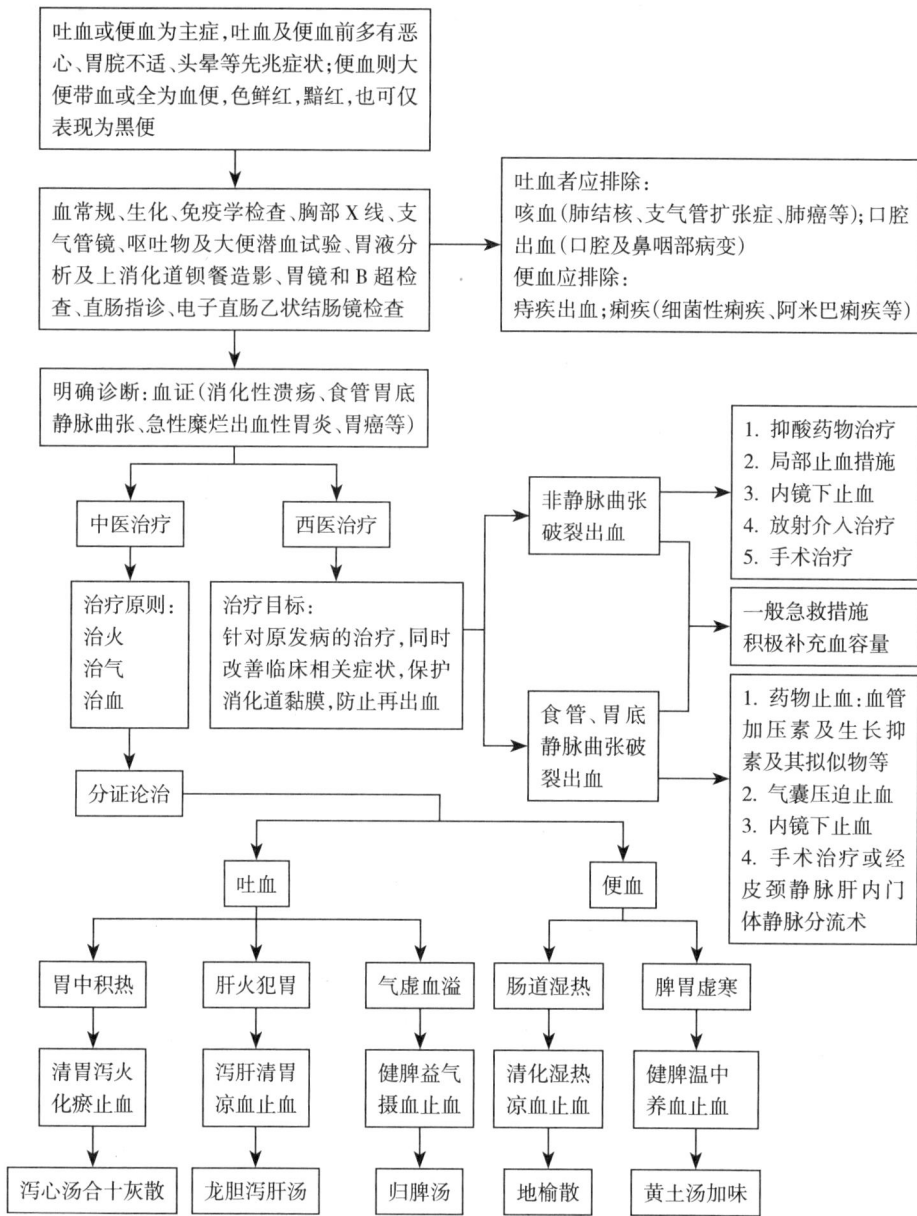

吐血或便血为主症,吐血及便血前多有恶心、胃脘不适、头晕等先兆症状;便血则大便带血或全为血便,色鲜红,黯红,也可仅表现为黑便

吐血者应排除:
咳血(肺结核、支气管扩张症、肺癌等);口腔出血(口腔及鼻咽部病变)
便血应排除:
痔疾出血;痢疾(细菌性痢疾、阿米巴痢疾等)

血常规、生化、免疫学检查、胸部X线、支气管镜、呕吐物及大便潜血试验、胃液分析及上消化道钡餐造影、胃镜和B超检查、直肠指诊、电子直肠乙状结肠镜检查

明确诊断:血证(消化性溃疡、食管胃底静脉曲张、急性糜烂出血性胃炎、胃癌等)

中医治疗   西医治疗

非静脉曲张破裂出血
1. 抑酸药物治疗
2. 局部止血措施
3. 内镜下止血
4. 放射介入治疗
5. 手术治疗

治疗原则:
治火
治气
治血

治疗目标:
针对原发病的治疗,同时改善临床相关症状,保护消化道黏膜,防止再出血

一般急救措施
积极补充血容量

食管、胃底静脉曲张破裂出血
1. 药物止血:血管加压素及生长抑素及其拟似物等
2. 气囊压迫止血
3. 内镜下止血
4. 手术治疗或经皮颈静脉肝内门体静脉分流术

分证论治

吐血   便血

胃中积热   肝火犯胃   气虚血溢   肠道湿热   脾胃虚寒

清胃泻火化瘀止血   泻肝清胃凉血止血   健脾益气摄血止血   清化湿热凉血止血   健脾温中养血止血

泻心汤合十灰散   龙胆泻肝汤   归脾汤   地榆散   黄土汤加味

(李志红)

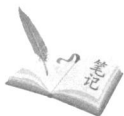

【复习思考题】

1. 试述吐血的病因病机。
2. 试述便血的辨证及治疗。
3. 试述咳血与吐血的鉴别诊断。

第三篇

常见消化系统疾病
中西医结合治疗

第十九章

PPT 课件
19章PPT

胃食管反流病

1. 掌握胃食管反流病的发病机制、临床表现、诊断原则。
2. 熟悉胃食管反流病的中医证候分型、中医药的治疗要点。
3. 了解胃食管反流病的并发症治疗原则。

胃食管反流病(gastroesophageal reflux,GERD)是指胃内容物反流入食管引起的反流相关症状和 / 或并发症的一种疾病,其发病原因多样,主要与防御机制减弱有关,其中包括一过性下食管括约肌松弛等。目前 GERD 主要分为非糜烂性反流病(Non erosive reflux disease,NERD)、反流性食管炎(Reflux esophagitis,RE)和巴雷特食管(Barrett esophagus,BE)三大临床类型。

【典型案例】

患者女性,45 岁。

主诉:反酸烧心 5 年,加重 1 周。

现病史:患者 5 年来反酸烧心,胸骨后烧灼样疼痛,反食,伴有胃胀胃痛,嗳气,纳差,在当地医院就诊,检查胃镜提示"反流性食管炎(LA-A),慢性浅表性胃炎",予服奥美拉唑等药物治疗后反酸烧心等症状明显减轻。近一周因暴饮暴食肥甘厚腻食物出现反酸烧心加重,胸骨后烧灼样疼痛,反食,平卧或弯腰时加重,咽有异物感,胃胀,胃痛,嗳气,口干口苦,纳差,大便干,2~3 日一行,烦躁易怒,眠差。查体:腹部查体无阳性体征。

既往史:否认高血压、糖尿病等慢性病病史,否认结核等传染病病史。

刻下:反酸烧心加重,胸骨后烧灼样疼痛,反食,平卧或弯腰时加重,咽有异物感,胃胀,胃痛,嗳气,纳差,大便干,2~3 日一行。

舌脉:舌质红,苔白干,脉细弦。

问题一　考虑患者初步诊断是什么? 其诊断依据是什么?
思路　根据辅助检查,建立初步的西医诊断。

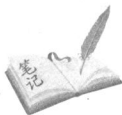

本病初步判断为胃食管反流病,建立初步诊断的依据为:

(1) 反酸烧心 5 年,加重 1 周。

(2) 暴饮暴食肥甘厚腻食物以后出现反酸烧心加重,胸骨后烧灼样疼痛,反食,平卧或弯腰时加重,咽有异物感。

(3) 既往胃镜提示:反流性食管炎(LA-A),慢性浅表性胃炎。

参照中华医学会消化病分会中国 GERD 共识意见专家组制定的《中国胃食管反流病专家共识意见》(2014 年)

知识点 1

GERD 临床症状

GERD 临床表现多样,烧心、反酸是最常见的典型症状,胸痛也是常见症状;其他不典型症状有上腹痛、胃胀、嗳气、恶心等,或同时伴有咽喉不适、吞咽困难、睡眠障碍;食管外症状有慢性咳嗽、支气管哮喘、慢性喉炎、牙侵蚀症等,并发症包括上消化道出血、食管狭窄等。

知识点 2

GERD 内镜检查

内镜检查可明确有无 RE 及 BE。

RE 的分级参照 1994 年美国洛杉矶世界胃肠病大会制定的 LA 分类法。

A 级:食管黏膜有破损,但无融合,病灶长径 <0.5cm;

B 级:食管黏膜有破损,但无融合,病灶长径 >0.5cm;

C 级:食管黏膜有破损且有融合,范围 < 食管周径的 75%;

D 级:食管黏膜有破损且有融合,范围 > 食管周径的 75%;

BE 的诊断主要根据内镜检查和食管黏膜活检,当内镜检查发现食管远端有明显的柱状上皮化生并得到病理学检查证实时,即可诊断为 BE。

知识点 3

GERD 诊断流程

临床上如患者有典型的烧心和反酸症状,可初步诊断为 GERD;上消化道内镜检查有 RE 和 BE 表现,本病诊断可成立;对于拟诊 GERD 的患者或怀疑有反流相关的食管外症状的患者,可采用 PPI(质子泵抑制剂)试验性治疗,如有明显效果,本病诊断一般可成立。对于症状不典型者,常需结合内镜检查,食管 pH 检测、食管阻抗检查和 PPI 试验性治疗综合分析进行诊断。

问题二 为了明确诊断,还需要完善哪些检查?

思路 患者病情较久,表现为反酸及烧心等症状,既往有反流性食管炎病史,所

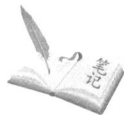

以应当完善内镜检查,必要时可行胃镜检查,同时排除其他胃部疾病。

患者需要完善的检查包括:上消化道内镜检查,食管 pH 监测、食管阻抗监测,PPI 试验性治疗。

问题三 该患者初步诊断为 GERD,为避免误诊,还需要与哪些疾病相鉴别?

思路 患者根据临床表现及相关检查,初步诊断为 GERD,临诊还需与心绞痛、食管癌、贲门失弛缓症等病相鉴别。

知识点 4

GERD 的鉴别诊断

(1) 心绞痛:① GERD 引起的胸痛酷似心绞痛,但典型的心绞痛位于中下段胸骨后及心前区,而食管源性胸痛为中下段胸骨后及剑突下;②心绞痛多为压榨样疼痛,食管源性胸痛多为烧灼样疼痛;③去除诱因、休息、含服硝酸甘油后心绞痛数分钟内可迅速缓解;食管源性胸痛则休息无效,含服硝酸甘油后常在 15 分钟以上才能缓解,而服用碱性药物或站立时疼痛可较快缓解,弯腰时易诱发;④食管源性胸痛伴反流症状者占 70%,心绞痛多无反流症状伴发;⑤心绞痛发作时心电图多有与胸痛发作同步出现的 ST 段及 T 波缺血性改变,或行动态心电图,运动实验检查,有利于心绞痛的鉴别。

(2) 食管癌:食管癌常表现为进行性吞咽困难,伴体重明显下降,内镜及活组织检查可确诊。

(3) 贲门失弛缓症:因食管痉挛或食管扩张可诱发胸痛,吞咽困难,但贲门失弛缓症患者病程长,间歇发作,进食固体及液体食物时皆感困难,情绪紧张时加重,食管 X 线钡剂造影可见食管体变宽,末端变细呈鸟嘴状。

(4) GERD 还应与其他病因导致的食管炎、消化性溃疡、各种原因引起的消化不良、胆道疾病及食管动力疾病相鉴别。

补充病史:

病人后续完善了部分实验室检查:

上消化道内镜检查:提示反流性食管炎(LA-A),慢性浅表性胃炎。

问题四 该患者已经完善了相关检查,并进行了鉴别诊断,目前可确诊为什么疾病? 确诊依据是什么?

思路 1 根据补充病史,本病临床诊断为:反流性食管炎,非萎缩性胃炎。

思路 2 诊断依据

(1) 反酸烧心 5 年,加重 1 周。

(2) 暴饮暴食肥甘厚腻食物以后出现反酸烧心加重,胸骨后烧灼样疼痛,反食,平卧或弯腰时加重,咽有异物感。

(3) 辅助检查提示,胃镜:反流性食管炎(LA-A),慢性浅表性胃炎。

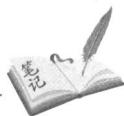

问题五　根据患者病情,考虑患者的西医治疗方案包括哪些?

思路

(1) 改变生活方式,忌辛辣等刺激性食物,减肥并抬高床头睡眠。

(2) PPI 是治疗 GERD 的首选药物,可采用奥美拉唑 20mg,每天一次,一次一粒口服。

(3) 定期内镜随访。

📑 **知识点 5**

胃食管反流西医治疗

(1) **改变生活方式**:生活方式的改变,如减肥、抬高床头、戒烟戒酒,忌食肥甘厚腻、辛辣刺激及酸性食物、高脂高糖分食物如咖啡、巧克力等。

(2) **药物治疗**:PPI 是治疗 GERD 的首选药物,一种 PPI 无效可尝试另一种 PPI。单剂量 PPI 治疗无效可改用双倍剂量,对于合并食管裂孔疝的 GERD 患者以及重度食管炎患者,PPI 剂量通常应加倍。PPI 疗程至少 8 周,对 NERD 和轻度食管炎患者可采取按需治疗,PPI 停药后症状复发、重度食管炎(LA-C 和 LA-D 级)患者通常需要 PPI 长期维持治疗。对不明原因的哮喘、慢性咳嗽和喉炎患者,若有典型的反流症状,可行 PPI 治疗。

(3) **手术治疗**:对 PPI 有效但需长期服药的患者抗反流手术是另一种治疗选择。难治性 GERD 若反流监测提示存在与症状相关的酸反流,可在权衡利弊后行外科手术,但不建议对非酸反流者行手术治疗。对 PPI 治疗无效的食管外症状患者,不建议行外科手术治疗。

(4) **伴随合并症的处理**:①反流性食管炎患者,尤其是重度食管炎(LA-C 和 LA-D 级)患者治疗后建议定期随访。②巴雷特食管患者建议定期行内镜复查。合并食管狭窄的患者经扩张后需 PPI 维持治疗,以改善吞咽困难的症状和减少再次扩张的需要。

问题六　该患者的中医诊断是什么? 治则治法及方药是哪些?

思路　根据患者中医主证特点,确定治则治法及方药。

该患者中医诊断:吐酸。

辨证:肝胃郁热。

治则:和胃降逆。

治法:疏肝泄热,和胃降逆。

方药:左金丸合大柴胡汤。

中成药:加味逍遥丸,口服,每次 9g,每日 3 次;丹芩逍遥合剂,口服,每次 35ml,每日 2 次。

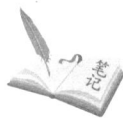

知识点 6

吐酸的中医类证鉴别

	胃痛	胃痞	嘈杂	胸痹
同	可伴有胃痛	可伴有胸腹痞闷	反酸嘈杂常相伴而行	反酸常伴有胸痛
异	吐酸:以吐酸为主症,不以胃痛为主 胃痛:以疼痛为主,起病多急,压之可痛	吐酸:以泛吐酸水为主症 胃痞:以胸腹部痞闷胀满不舒为主症	吐酸:以泛吐酸水为主症 嘈杂:指胃中空虚,似饥非饥,似辣非辣,似痛非痛,莫可名状,时作时止的病证	吐酸:以泛吐酸水为主症 胸痹:以胸部闷痛为主症;轻者胸闷如窒,重则胸痛;兼症:胸痹常兼气短、心悸等症,偶有痛彻脘腹等表现

知识点 7

GERD 的中医分证论治

证型	主要症候	舌脉	治则治法	方药
肝胃不和证	反酸,胸胁胀满,嗳气,腹胀,纳差,情绪不畅则加重,恶心呕吐,胸闷善太息	舌质淡红,苔薄白,脉弦	疏肝理气,和胃降逆	柴胡疏肝散加减
肝胃郁热证	反酸,胸骨后灼痛,嘈杂,心烦易怒,两胁胀痛,口干口苦,大便秘结	舌质红,苔黄,脉弦滑	清肝泻火,和胃降逆	左金丸合大柴胡汤加减
气郁痰阻证	咽喉不适如有痰梗,情志不畅则加重,胸膺不适,烧心反酸,嗳气或反流,声音嘶哑,胃脘胀满,精神抑郁	舌淡红,苔白腻,脉弦滑	化痰祛湿,和胃降逆	半夏厚朴汤加减
气滞血瘀证	反酸时久,胸骨后刺痛或疼痛部位固定,吞咽困难,嗳气,胸胁胀满,呕血便血,情绪不畅则加重	舌紫黯或有瘀斑,脉弦涩	疏肝理气,活血化瘀	血府逐瘀汤加减
胆热犯胃证	反酸,烧心,口苦口干,胁肋胀痛,胸痛背痛,嗳气,反食,心烦失眠	舌红苔黄腻,脉弦滑	清化胆热,降气和胃	小柴胡汤合温胆汤加减
湿热中阻证	反酸,烧心,胸脘痞闷,胃胀痞塞,胃脘灼痛,口黏腻不爽,纳差,不欲食,小便黄赤,大便黏滞不爽或溏垢	舌红苔黄腻,脉滑数	清热化湿,理气降逆	黄连汤加减
寒热错杂证	胸骨后或胃脘部烧灼不适,反酸或泛吐清水,胃脘隐痛,喜暖喜按,食欲不振,神疲乏力,肠鸣便溏,手足不温	舌质红,苔白,脉弱	辛开苦降,和胃降气	半夏泻心汤加减
中虚气逆证	反酸,泛吐清涎,嗳气,胃脘隐痛。食少纳差,胃脘痞满,神疲乏力,大便稀溏	舌淡红,苔薄白或白腻,脉沉细或弱	和胃降逆,健脾益气	六君子汤合旋覆代赭汤加减

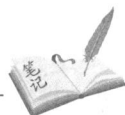

问题七 该患者如何预防与调摄？

思路

（1）生活调节：忌食生冷油腻辛辣刺激性食物，尤其是甜食、酸性食物及高脂饮食，忌烟忌酒忌咖啡；宜少食多餐，忌暴饮暴食；睡前三小时不要吃东西；裤带不要系太紧，餐后不要马上平卧；拾物时宜下蹲不宜弯腰；适当运动，控制体重。

（2）心理调节：调节情绪，不要生气，保持乐观平和的心态。

【临证要点】

1. GERD 以胃失和降、胃气上逆为主，病位主要在食管、胃，与肝胆脾有关，故治疗应当以疏肝、利胆、健脾、理气、化痰为原则。

2. 胃主受纳腐熟，以通降为顺，故降逆和胃对于 GERD 的治疗至关重要。

3. 胃失和降、胃气上逆为 GERD 基本病机，治疗时应以和胃降逆为治疗大法；肝胆失于疏泄、肝胃不和，脾失健运、土壅木郁，肺失宣肃、气机上逆；胃失和降、胃气上逆，上犯食管，形成本病的一系列临床症状。治疗时应顾及肝胆的疏泄、脾气的健运、胃的通降以及肺的清肃功能；禀赋不足、脾胃虚弱为 GERD 的发病基础，临床上多见本虚标实之证，故治疗时应注意健脾补气、和胃降逆。

4. 本病病机特点　一为逆，二为热，三为郁。治疗时应注意降逆、泻热、开郁。

【诊疗流程】

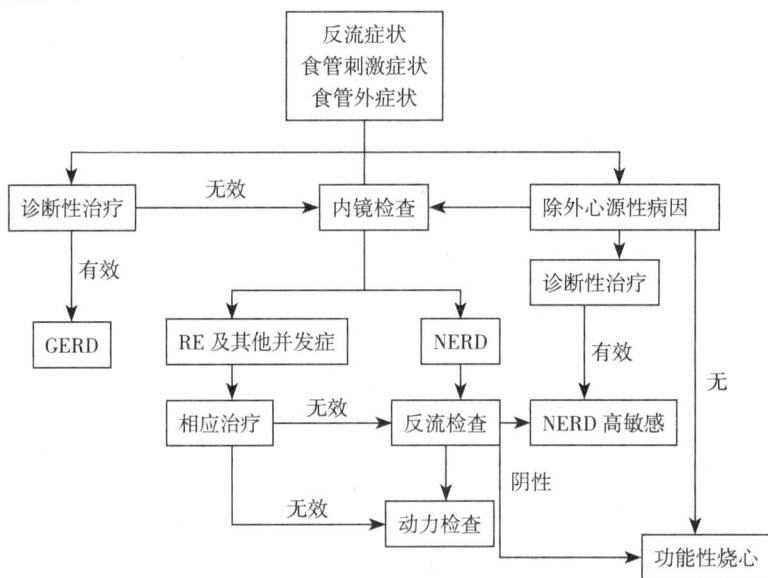

（刘　汶）

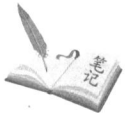

【复习思考题】

1. GERD 的定义、临床表现及相关检查是什么？
2. GERD 诊断的依据是什么？
3. GERD 引起的胸痛与心源性胸痛鉴别要点是什么？
4. 试述 GERD 的治疗方案。

第二十章

功能性消化不良

培训目标

1. 掌握功能性消化不良的诊断标准、临床表现、两个临床亚型。
2. 掌握功能性消化不良中医证候分型、中医的外治措施。
3. 熟悉功能性消化不良的中西医治疗方法。

功能性消化不良（functional dyspepsia，FD）是临床常见的功能性胃肠疾病，其发病率高，呈逐年增高的趋势，病情反复，严重影响患者的生活质量，造成医疗资源的极大负担。近年来中医药在治疗 FD 方面显示了独特的优势，取得了较好的效果。消化不良是指位于上腹部的一个或一组症状，主要包括上腹部疼痛、上腹部烧灼感、餐后饱胀和早饱感，还可包括其他，如上腹部胀气、恶心、呕吐及嗳气等。FD 是指具有慢性消化不良症状，但其临床表现不能用器质性、系统性或代谢性疾病等来解释。FD 是临床常见病，一项研究表明，有消化不良症状的患者，经检查 79.5% 诊断为 FD。FD 是中医治疗的优势病种，中华中医药学会脾胃病分会于 2017 年公布了消化不良中医诊疗专家共识意见，在临床得到广泛应用。

【典型案例】

患者男性，42 岁。

主诉：胃脘胀满反复发作 3 年，加重 1 周。

现病史：患者于 3 年前因饮酒后出现胃脘胀满，时有烧心反酸，纳食差，口干不欲饮，肠鸣泄泻，遂就诊于当地卫生院，予静滴奥美拉唑药物治疗后，症状好转，但仍有大便稀溏，患者未予重视，此后胃脘胀满、烧心反酸、喜温喜按时有反复。1 周前症状再次加重，遂行胃镜检查：慢性非萎缩性胃炎，腹部彩超未见异常，予奥美拉唑肠溶胶囊、双歧杆菌乳杆菌三联活菌片等药物口服后，病情好转，停药后反复。

既往史：否认高血压、糖尿病等慢性病病史，否认肝炎、结核等传染病病史。

刻下：精神差，胃脘胀满，喜温喜按，烧心反酸，泛吐清水，纳呆疲乏，手足不温，便溏。

舌脉：舌质淡，苔薄白，脉细弱。

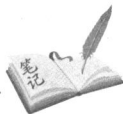

笔记

问题一　考虑患者初步诊断是什么?其诊断依据是什么?

思路　根据辅助检查,建立初步的西医诊断。

本患者初步判断为功能性消化不良,建立初步诊断的依据为:

(1) 胃脘胀满反复发作 3 年,加重 1 周。

(2) 无明显诱因胃脘胀满加重,餐后明显、烧心反酸、喜温喜按,无明显胃脘疼痛、无呕吐。

(3) 辅助检查提示,电子胃镜:慢性非萎缩性胃炎,腹部彩超未见异常。

知识点 1

FD 的西医诊断标准

FD 西医诊断采用罗马Ⅳ诊断标准:

(1) 符合以下标准中的一项或多项:①餐后饱胀不适;②早饱感;③上腹痛;④上腹部烧灼感。

(2) 无可以解释上述症状的结构性疾病的证据(包括胃镜检查等),必须满足餐后不适或上腹痛综合征的诊断标准。

FD 的两个临床亚型:

(1) 上腹痛综合征(EPS):必须满足以下至少一项:①上腹痛(严重到足以影响日常活动);②上腹部烧灼感(严重到足以影响日常活动),症状发作至少每周 1 天。

(2) 餐后不适综合征(PDS):必须满足以下至少一项:①餐后饱胀不适(严重到足以影响日常活动);②早饱感(严重到足以影响日常活动),症状发作至少每周 3 天。以上诊断前症状出现至少 6 个月,近 3 个月符合诊断标准。

机制研究
ER-20-1

知识点 2

幽门螺杆菌(Hp)胃炎伴消化不良症状患者与 FD 的关系

幽门螺杆菌(Hp)胃炎伴消化不良症状患者根除 Hp 后基于症状变化情况可分为三类:①消化不良症状得到长期缓解;②症状无改善;③症状短时间改善后又复发。目前认为第一类患者属于 Hp 相关消化不良(Hp-associated dyspepsia),这部分患者的 Hp 胃炎可以解释其消化不良症状,因此,不应再属于罗马Ⅳ标准定义(无可以解释症状的器质性、系统性和代谢性疾病)的 FD。后两类患者虽然有 Hp 感染,但根除后症状无改善或仅有短时间改善者不排除根除方案中质子泵抑制剂(PPI)的作用,因此,仍可视为 FD。但从临床实际操作来看,关于这点存在争议,我国现阶段关于诊断 FD,暂不考虑是否有 Hp 的感染。

问题二　为了明确诊断,还需要完善哪些检查?

思路　为明确诊断,还需要完善以下辅助检查:血常规、尿常规、便潜血、血糖、血脂、甲功三项、肝功能、肾功能。

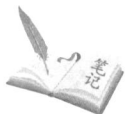

补充病史：

病人后续完善了血常规、尿常规、便潜血、血糖、血脂、甲功三项、肝功能、肾功能检查,除外了糖尿病所致胃肠功能失调、甲状腺疾病所致胃肠功能失调、肾脏疾病所致胃肠功能失调。

问题三　该患者诊断是什么? 其诊断依据是什么?

思路 1　根据补充病史,本病临床诊断为:功能性消化不良。

思路 2　诊断依据

(1) 胃脘胀满反复发作 3 年,加重 1 周。

(2) 无明显诱因胃脘胀满加重,餐后明显,烧心反酸、喜温喜按,无明显胃脘疼痛,无呕吐。

(3) 辅助检查提示:血常规、尿常规、便潜血、血糖、血脂、甲功三项、肝功能、肾功能检查都在正常范围内。

问题四　该患者的西医治疗方案包括哪些?

思路　根据指南,明确治疗原则。

(1) 改善饮食方案,禁辛辣,多易消化实物。

(2) PPI 和 H_2 受体拮抗剂:奥美拉唑 20mg,每天 1 次,每次 1 粒。

(3) 加快胃动力药物:枸橼酸莫沙必利片每天 1 次,每次 1 粒。

知识点 3

功能性消化不良的西医治疗

(1) 饮食调整有助于改善 FD 症状;已有的研究提示某些食物或食物添加剂能够导致或加重 FD 患者的症状,如粗粮、高脂饮食、刺激或辛辣食物、碳酸饮料、乙醇和浓茶等。有的食物则可能有助于减轻症状,如米饭、面包、酸奶、蜂蜜、冰糖、苹果等。

(2) PPI 和 H_2 受体拮抗剂(H_2RA)可作为 FD 尤其是 EPS 的经验性治疗。推荐 PPI 或 H_2RA 作为 FD 尤其是 EPS 患者的首选经验性治疗药物,疗程为 4~8 周。如症状改善不理想,可考虑调整治疗药物。

(3) 促胃肠动力药可作为 FD 特别是 PDS 的首选经验性治疗。

(4) 对于 Hp 感染的 FD 患者,根除 Hp 能使部分患者受益。

(5) 消化酶可作为 FD 的辅助治疗。

(6) 中枢作用药物:有研究结果显示,氟西汀对伴有抑郁的 FD 患者症状疗效明显优于不伴抑郁的 FD 患者。对伴有抑郁、焦虑等心理因素 FD 者可采用心理及如三环类药物阿米替林及 5-HT/ 去甲肾上腺素再摄取抑制剂治疗。宜从小剂量开始,并注意药物的不良反应。建议在专科医师指导下服用。

常用中成药
选择

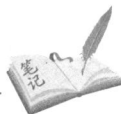

ER-20-2

问题五　该疾病的中医诊断是什么? 治则治法及方药是哪些?

思路　根据患者的中医主证特点,确定治则治法及方药。

笔记

主证分析:本病属胃痞,证属脾胃虚寒。

舌脉:舌质淡,苔薄白,脉细弱。

治则:健脾和胃温中

治法:健脾和胃,温中散寒。

主方:理中丸(《伤寒论》)。

药物:人参、干姜、白术、甘草。加减:上腹痛明显者,加延胡索、荜茇、蒲黄等;纳呆明显者,加焦三仙、神曲、莱菔子等。

中成药:虚寒胃痛颗粒益气健脾,温胃止痛。用于脾虚胃弱所致的胃痛,症见胃脘隐痛、喜温喜按、遇冷或空腹加重;十二指肠球部溃疡、慢性萎缩性胃炎见上述证候者。

知识点 4

上腹痛综合征和餐后饱胀不适综合征的中医病证鉴别

根据中医疾病的命名特点,在总结前人及当代医家学术观点的基础上,为了更好地与 FD 诊断及亚型划分对应,专家一致通过将上腹痛综合征定义为中医的"胃脘痛",餐后饱胀不适综合征定义为中医的"胃痞"。

知识点 5

功能性消化不良的中医分证论治

证型	主要症候	舌脉	治则治法	方药
脾虚气滞证	胃脘痞闷或胀痛,纳呆,嗳气,疲乏,便溏	舌淡红,苔薄白,脉细弦	健脾和胃,理气消胀	香砂六君子汤加减
肝胃不和证	胃脘胀满或疼痛,两胁胀满,每因情志不畅而发作或加重,心烦,嗳气频作,善叹息	舌淡红,苔薄白,脉细弦	理气解郁,和胃降逆	柴胡疏肝散加减
脾胃湿热证	脘腹痞满或疼痛,口干或口苦,口干不欲饮,纳呆,恶心或呕吐,小便短黄	舌红,苔黄厚腻,脉滑	清热化湿,理气和中	连朴饮加减
脾胃虚寒(弱)证	胃脘隐痛或痞满,喜温喜按,泛吐清水,食少或纳呆,疲乏,手足不温,便溏	舌淡,苔白,脉细弱	健脾和胃,温中散寒	理中丸加减
寒热错杂证	胃脘痞满或疼痛,遇冷加重,口干或口苦,纳呆,嘈杂,恶心或呕吐,肠鸣,便溏	舌淡,苔黄,脉弦细滑	辛开苦降,和胃开痞	半夏泻心汤加减

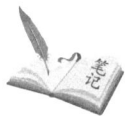

知识点 6

FD 的中医外治法

外治法治疗 FD 行之有效,主要包括针灸、穴位贴敷、中药热熨等。

(1) 针灸:主穴中脘、足三里、胃俞、内关;脾胃虚寒者,加气海、关元;肝气犯胃者,加太冲;饮食停滞者,加下脘、梁门;气滞血瘀者,加膈俞。

(2) 穴位贴敷:用溶剂随证调制不同中药,贴于神阙、中脘、天枢等穴位。

(3) 中药热熨:食盐、吴茱萸、麦麸等炒热,装入布袋中,热熨痛处。

问题六 该患者的预防及调摄如何?

思路

(1) 生活调节:忌食生冷油腻辛辣刺激性食物,尤其是粗粮、高脂饮食、刺激或辛辣食物、碳酸饮料、乙醇和浓茶等。

(2) 心理调节:调节情绪,保持乐观平和的心态。

【临证要点】

1. 本病多为感受外邪、饮食不节、情志失调、劳倦过度、先天禀赋不足等多种因素共同作用的结果。

2. 本病病位在胃,与肝脾关系密切。

3. 本病初起以寒凝、食积、气滞、痰湿等为主,尚属实证;邪气久羁,耗伤正气,则由实转虚,或虚实并见。病情日久郁而化热,亦可表现为寒热互见。久病入络则变生瘀阻。总之,脾虚气滞,胃失和降为 FD 基本病机,贯穿于疾病的始终。

4. 病理表现多为本虚标实,虚实夹杂,以脾虚为本,气滞、血瘀、食积、痰湿等邪实为标。

【诊疗流程】

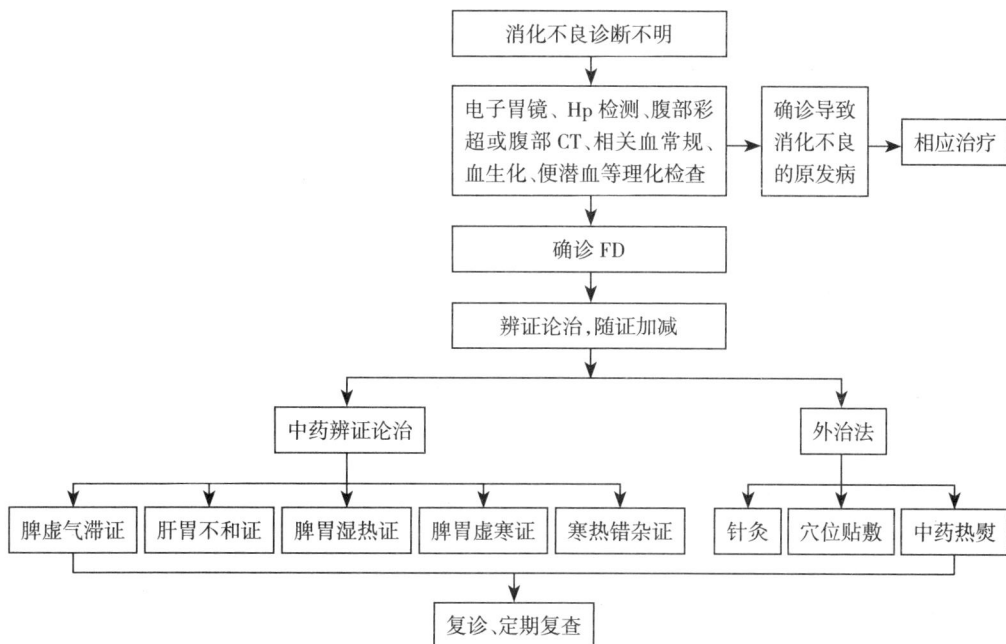

(叶振昊)

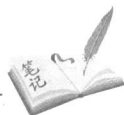

扫一扫
测一测

？【复习思考题】

1. 功能性消化不良应和哪些疾病鉴别？
2. 功能性消化不良的主要临床表现是什么？
3. 功能性消化不良的西医治疗方法是什么？

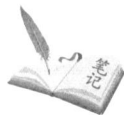

笔记

第二十一章

慢 性 胃 炎

培训目标

1. 掌握其临床表现、诊断及鉴别诊断和中西医治疗。

2. 熟悉胃炎的概述、病理；熟悉本病的中西医病因、发病机制、实验室及其他检查。

3. 了解慢性胃炎的调摄防护。

慢性胃炎（chronic gastritis）是由各种不同病因引起的胃黏膜炎症，主要由幽门螺杆菌感染所引起，在我国是一种常见疾病。多数是以胃窦为主的全胃炎，胃黏膜层以淋巴细胞和浆细胞浸润为主，部分患者在后期可出现胃黏膜固有腺体萎缩和化生。慢性胃炎的发病率随着年龄增加而升高，特别是中年以上常见。目前，胃镜及黏膜组织病理学检查是诊断和鉴别诊断慢性胃炎的主要手段。

【典型案例】

患者女性，45 岁。

主诉：上腹疼痛伴餐后胀满 2 年余。

现病史：患者近 2 年来反复上腹部疼痛，间断发作，与进食无明显关系，每次持续时间约 10 分钟，疼痛时轻时重。平时伴有餐后胀满不适，有时反酸或嗳气。曾自行口服一些助消化药物，疗效不佳。查体：腹部查体无阳性体征。

既往史：2 年前曾行胃镜检查提示"慢性浅表性胃炎伴胃窦平坦糜烂"。否认高血压、糖尿病等慢性病病史，否认病毒性肝炎、结核等传染病病史。

刻下：上腹疼痛，伴餐后胀满不适，时嗳气，无反酸烧心，口淡乏味，胃纳欠佳，小便正常，大便溏薄，夜寐安，神疲乏力，少气懒言，语声低微。

舌脉：舌质淡红，苔薄白，脉细弱。

问题一　目前初步考虑患者的诊断是什么？其初步诊断依据是什么？

思路　根据患者症状和既往史，建立初步的西医诊断。

本患者初步诊断为慢性胃炎，其诊断依据：

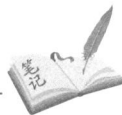

(1) 中年女性。

(2) 慢性病程,以反复上腹部疼痛及餐后胀满为主要临床症状。

(3) 查体:腹部查体无阳性体征。

(4) 既往胃镜提示"慢性浅表性胃炎伴胃窦平坦糜烂"。

知识点 1

慢性胃炎的临床表现

身体症状	症状是否具有特异性	心理症状	症状是否具有特异性
上腹部饱胀	否	焦虑状态	否
上腹部疼痛	否	抑郁状态	否
嗳气	否		
反酸	否		
食欲不振	否		
恶心呕吐	是,淋巴细胞性胃炎多见		
贫血	是,胃体萎缩性胃炎导致内因子缺乏引起		
神经系统症状	是,胃体萎缩性胃炎导致维生素 B_{12} 缺乏引起		

注:大多数慢性胃炎患者表现为非特异性消化不良的症状

知识点 2

慢性胃炎的病因和发病机制

病因	发病机制
幽门螺杆菌	感染尿素酶、空泡毒素蛋白损伤上皮细胞膜;细胞毒素相关基因蛋白引起炎症反应;菌体胞壁作为抗原产生免疫反应
自身免疫	壁细胞损伤后作为自身抗原刺激免疫系统
幽门括约肌松弛　十二指肠液反流	胃黏膜屏障功能减弱
高龄	胃黏膜退行性变、营养因子减少
残胃	G 细胞减少,胃黏膜营养因子减少
长期饮酒、药物、刺激性食物	黏膜屏障功能减弱、化学损伤
慢性心衰、肝硬化高压、尿毒症	瘀血、黏膜屏障、修复能力减弱

问题二 该患者为了明确诊断,还需要完善哪些检查?

思路 由于该患者的症状是非特异性的,表现为非特异性消化不良的症状,既往有慢性胃炎伴糜烂的病史,所以应当复查胃镜(必要时病理检查)明确胃黏膜情况。

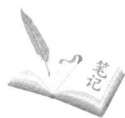

同时注意排除肝、胆、胰系统疾病以及消化系统以外疾病(如心脏疾病等)。

案例补充:

> 该患者完善了部分辅助检查:血常规正常;凝血功能正常。胃镜:慢性胃窦炎伴平坦糜烂,待病理。病理报告:胃窦黏膜慢性炎(中度炎症程度,中度炎症活动度,无肠上皮化生、无萎缩、无异型增生)。^{13}C-尿素呼气试验:阳性,DOB 值 16.2。多导联心电图:窦性心律,正常心电图。DR 全胸正侧位 X 线片:心肺未见异常。腹部 B 超:肝胆脾胰未见明显异常声像。

知识点 3

慢性胃炎的内镜下表现

慢性非萎缩性胃炎(慢性浅表性胃炎)	慢性萎缩性胃炎
病变胃黏膜出现红斑(点、片状或条状)	病变黏膜红白相间、有的呈颗粒状
黏膜粗糙不平、黏膜充血	黏膜变薄、黏膜下血管显露
出血点／斑	黏膜色泽灰黯、皱襞细小

注:两种胃炎皆可见伴有糜烂、胆汁反流

知识点 4

胃镜病理报告的解读

组织病理学诊断要包括部位特征和形态学变化程度。对 5 种形态学变量(幽门螺杆菌、炎症、活动性、萎缩和肠化)程度分级,分为无、轻度、中度、重度 4 级。如有上皮内瘤变要注明,可分为低级别和高级别两级,但考虑临床可操作性,专家建议也可沿用异型增生的轻、中、重度 3 级分法。

知识点 5

幽门螺杆菌检测方法

分类	区别	常用的检测	特点
侵入性	需做内镜检查和胃黏膜活检,可同时确定存在的胃十二指肠疾病	快速尿素酶试验	侵入性试验中诊断幽门螺杆菌的首选方法,操作方便、费用低
		组织学检查	可直接观察幽门螺杆菌,与常规 HE 染色相比,Warthin-Starry 等特殊染色能提高检出率
		培养等	

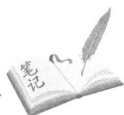

笔记

续表

分类	区别	常用的检测	特点
非侵入性	仅提供有无幽门螺杆菌感染的信息	^{13}C- 或 ^{14}C- 尿素呼气试验	敏感性和特异性高,可作为根除后复查的首选方法
		粪便幽门螺杆菌抗原检测	
		血清学试验	不宜作为治疗后幽门螺杆菌是否根除的证实试验

问题三 该患者初步诊断为慢性胃炎,为避免误诊,还需要与哪些疾病相鉴别?

思路 患者根据临床表现及相关检查,初步诊断为慢性非萎缩性胃炎,幽门螺杆菌感染。

通过与功能性消化不良、消化性溃疡、胃癌、胆囊炎、胆石症、慢性肝炎、肝癌、慢性胰腺疾病以及冠状动脉粥样硬化性心脏病等病相鉴别,该患者支持慢性非萎缩性胃炎的诊断。

知识点 6

慢性胃炎的分类及病因特点

胃炎类型		病因
非萎缩性		幽门螺杆菌感染
		? 其他因素
萎缩性	自身免疫性	自身免疫性
	多灶萎缩性	幽门螺杆菌感染
		饮食因素
		? 环境因素
特殊类型	化学性	化学性刺激
		胆汁性
		非甾体药物
		? 其他因素
	放射性	放射损伤
	淋巴细胞性	原发性? 免疫反应性
		麦胶
		药物性
	非感染性	? 幽门螺杆菌感染
		克罗恩病

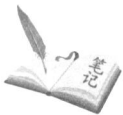

续表

胃炎类型		病因
特殊类型	肉芽肿性	结节病
		Wegener 肉芽肿和其他血管炎病
		异物性
		原发性
	嗜酸细胞性	食物过敏
		? 其他过敏原
	其他感染性疾病	细菌(非幽门螺杆菌)
		病毒
		霉菌
		寄生虫

注:? 代表病因研究目前仍未明确;2006 年起《中国慢性胃炎共识意见》采纳了国际上新悉尼系统,将慢性胃炎分为三大类

知识点 7

慢性胃炎鉴别诊断要点

鉴别的疾病	鉴别要点
胃下垂	可有食后饱胀、食欲不振、上腹不适或隐痛、恶心、嗳气症状,通过 X 线钡餐透视可鉴别
功能性消化不良	表现为上腹部胀满、疼痛、堵闷、嗳气、早饱、进食量减少等消化不良症状,而系统理化检查未发现溃疡或其他器质性病变者,多见于成人;分为餐后不适综合征和上腹痛综合征两个亚型。病情明显受精神因素影响,常伴有消化道以外的神经官能症,心理治疗、安定剂、对症治疗常有效
消化性溃疡	消化性溃疡呈慢性过程,发作期与缓解期交替,常有季节性,发作时上腹痛呈节律性,疼痛有规律性、周期性,内镜及上消化道钡剂造影检查可资鉴别
胃癌	可表现为上腹部不适症状,但病情呈进行性、持续性发展,部分病例有上腹部包块,体重下降,纳差、消瘦、呕吐、贫血等症状,内科药物疗效不佳,内镜及黏膜活检病理可鉴别
胆囊炎、胆石症	症状多不典型,患者可有慢性右上腹不适或疼痛、上腹饱胀等消化不良症状,但既往有胆绞痛病史,摄入油腻饮食可引发典型胆绞痛发作,疼痛可放射至右后背。腹部 B 超、上腹部 CT,MRCP(磁共振胰胆管造影)等有助鉴别
慢性肝炎、肝癌、慢性胰腺疾病	以食欲不振、消化不良症状为主诉,但通过详细地询问病史、体格检查以及相关的实验室(肝功能、AFP、血清淀粉酶、血糖等)和影像学检查(腹部 B 超、上腹部 CT 等)可与慢性胃炎鉴别
冠心病	非典型性冠心病心绞痛亦会有类似慢性胃炎的上腹部疼痛等症状,但心绞痛多出现于劳累、耗氧量增加时,与饮食无明显关联,经休息或服用硝酸甘油等扩冠药物症状可改善,心肌酶、血清肌钙蛋白、心电图、运动平板试验、冠状动脉 CT 及冠状动脉造影等检查可帮助鉴别

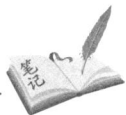

笔记

问题四 该患者已经完善了相关检查,并进行了鉴别诊断,目前可确诊为什么疾病? 确诊依据是什么?

思路 1 根据补充病史,本病临床诊断为:慢性胃炎(非萎缩性);幽门螺杆菌感染。

思路 2 确诊依据

(1) 中年女性患者;既往有慢性胃炎病史。

(2) 慢性病程,以反复上腹部疼痛及餐后胀满为主要临床症状;伴随餐后胀满、嗳气等上消化道症状。无吞咽困难、消瘦、无呕血或黑便、贫血症状。

(3) 查体:腹部查体无阳性体征。

(4) 辅助检查,胃镜:慢性胃窦炎伴平坦糜烂,待病理。病理报告:胃窦黏膜慢性炎(中度炎症程度,中度炎症活动度,无肠上皮化生、无萎缩、无异型增生)。^{13}C- 尿素呼气试验:阳性。血常规、心电图、胸片、腹部 B 超均未见异常。

幽门螺杆菌
感染与慢性
胃炎

FB-21-1

知识点 8

慢性胃炎的诊断要点

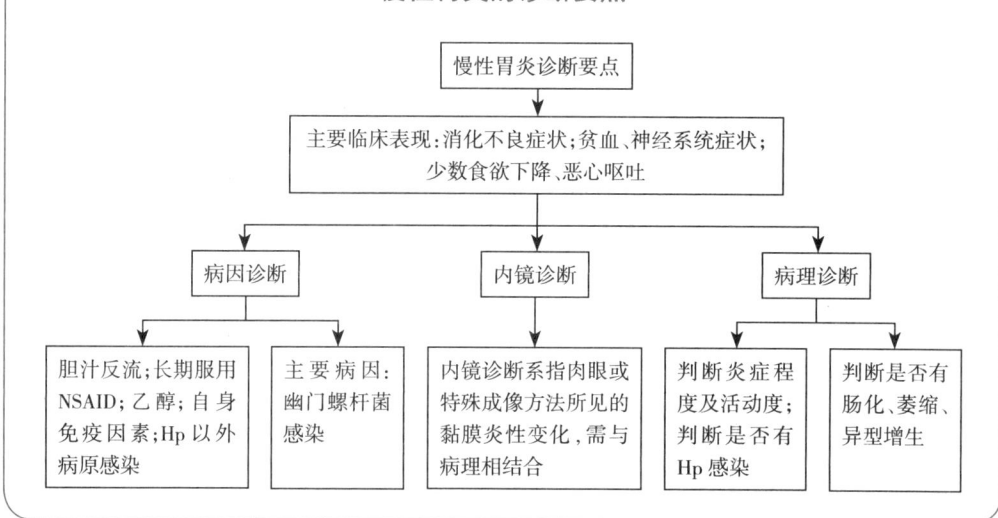

慢性胃炎诊断要点

主要临床表现:消化不良症状;贫血、神经系统症状;
少数食欲下降、恶心呕吐

病因诊断 | 内镜诊断 | 病理诊断

| 胆汁反流;长期服用 NSAID;乙醇;自身免疫因素;Hp 以外病原感染 | 主要病因:幽门螺杆菌感染 | 内镜诊断系指肉眼或特殊成像方法所见的黏膜炎性变化,需与病理相结合 | 判断炎症程度及活动度;判断是否有 Hp 感染 | 判断是否有肠化、萎缩、异型增生 |

问题五 该患者明确诊断为慢性非萎缩性胃炎(伴幽门螺杆菌感染),西医的治疗目的和方案是什么?

思路 该患者的治疗目的是缓解消化不良症状和改善胃黏膜炎症。针对病因根除幽门螺杆菌以及对症治疗(如制酸、护胃、改善上消化道动力等)。

明确患者病因,给予抗幽门螺杆菌治疗方案。

(1) 完善辅助检查,排除抗生素治疗禁忌,予抗幽门螺杆菌治疗。

(2) 口服抗幽门螺杆菌方案:质子泵抑制剂(PPI)20mg,1 天 2 次;枸橼酸铋钾 220mg,1 天 2 次;阿莫西林 1 000mg,1 天 2 次;克拉霉素 500mg,1 天 2 次,共 14 天。

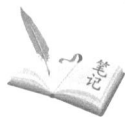

知识点 9

幽门螺杆菌治疗方案

（《第五次全国幽门螺杆菌感染处理共识报告》推荐的 Hp 根除四联方案中抗菌药物组合、剂量和用法）

方案	抗菌药物 1	抗菌药物 2
1	阿莫西林 1 000mg，2 次 /d	克拉霉素 500mg，2 次 /d
2	阿莫西林 1 000mg，2 次 /d	左氧氟沙星 500mg，1 次 /d 或 200mg，2 次 /d
3	阿莫西林 1 000mg，2 次 /d	呋喃唑酮 100mg，2 次 /d
4	四环素 500mg，3 次 /d 或 4 次 /d	甲硝唑 500mg，3 次 /d 或 4 次 /d
5	四环素 500mg，3 次 /d 或 4 次 /d	呋喃唑酮 100mg，2 次 /d
6	阿莫西林 1 000mg，2 次 /d	甲硝唑 500mg，3 次 /d 或 4 次 /d
7	阿莫西林 1 000mg，2 次 /d	四环素 500mg，3 次 /d 或 4 次 /d

注：标准剂量（PPI+ 铋剂）（2 次 /d，餐前半小时口服）+2 种抗菌药物（餐后口服）。标准剂量 PPI 为艾司奥美拉唑 20mg、雷贝拉唑 10mg（或 20mg）、奥美拉唑 20mg、兰索拉唑 30mg、泮托拉唑 40mg、艾普拉唑 5mg，以上选一；标准剂量铋剂为枸橼酸铋钾 220mg（果胶铋标准剂量待确定）。

问题六　该患者的中医诊断是什么？治则治法及方药是什么？

思路　根据患者中医主证特点，确定中医诊断、治则治法及方药。

该患者中医诊断为：胃痛。

辨证：脾胃气虚证。

治则：理气和胃止痛。

治法：益气健脾，和胃止痛。

方药：香砂六君子汤加减。

中成药：香砂平胃颗粒，开水冲服，一次 10g，一日 2 次。香砂六君丸口服，每次 12 粒，一日 3 次。

知识点 10

胃脘痛的类证鉴别

	相同点	不同点
真心痛	均可有心下胃脘疼痛不适症状	真心痛多见于老年人，常有胸痹病史；一般为胸膺部闷痛或绞痛，疼痛剧烈，痛引肩背，常伴心悸气短、汗出肢冷、唇甲紫绀等，病情危急
胁痛	胁痛可连及胃脘；胃脘痛亦可连及两胁	胁痛以胁肋部疼痛为主，胃痛以胃脘部疼痛为主；胁痛常伴胸闷太息、口苦、黄疸或发热恶寒等，胃痛常伴脘腹胀满、吞酸、烧心、呕吐等
腹痛	胃痛可伴有腹痛；腹痛亦会伴有胃痛	腹痛以胃脘部以下，耻骨毛际以上疼痛为主症；胃痛以上腹胃脘部近心窝处疼痛为主症

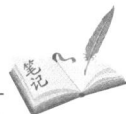

知识点 11

慢性胃炎的中医分证论治

证型	主要症候	舌脉	治则治法	方药
肝胃气滞证	胃脘胀满或胀痛,胁肋部胀满不适或疼痛,症状因情绪因素诱发或加重,嗳气频作	舌淡红,苔薄白,脉弦	疏肝理气和胃	柴胡疏肝散加减
肝胃郁热证	胃脘灼痛,两胁胀闷或疼痛,心烦易怒,反酸或烧心,口干,口苦大便干燥	舌质红,苔黄,脉弦或弦数	清肝和胃	化肝煎合左金九加减
脾胃湿热证	脘腹痞满或疼痛,大便黏滞或溏滞,食少纳呆,口苦,口臭,精神困倦,身体困重	舌质红,苔黄腻,脉滑或数	清热化湿	黄连温胆汤加减
脾胃气虚证	上腹疼痛或脘腹胀满,纳呆便溏,神疲乏力,少气懒言,语声低微	舌质淡,苔薄白,脉细弱	益气健脾	香砂六君子汤加减
脾胃虚寒证	胃痛隐隐缠绵,喜温喜按,劳累或受凉后发作或加重,泛吐清水,神疲,四肢倦怠,大便溏烂	舌淡胖,边有齿痕,苔白滑,脉沉弱	温中健脾	黄芪建中汤合理中汤加减
胃阴不足证	胃脘灼热疼痛,胃中嘈杂,似饥而不欲食,口干舌燥,大便干结	舌红少津或有裂纹,苔少或无,脉细或数	养阴益胃	一贯煎加减
胃络瘀阻证	胃脘痞满或痛有定处,胃痛日久不愈,痛如针刺	舌质黯红或有瘀点、瘀斑,脉弦涩	活血化瘀	失笑散合丹参饮加减

问题七 该患者如何预防与调摄?

思路 嘱咐患者从饮食、生活、心理 3 个方面进行调摄。

(1) 饮食调摄:避免进餐无定时、进食过快、暴饮暴食、喜食热烫食、烧烤、口味偏咸、饮酒等损伤胃黏膜屏障的不良饮食行为。应尽量避免服用对胃黏膜有刺激或损伤的食物(如辛辣食物、含亚硝酸盐食物等)及药物(如非甾体类抗炎药等)。可适当应用中药药膳进行调理。

(2) 心理调摄:重视调整精神情绪,确立积极健康的生活态度。

(3) 生活调摄:应避免长期过度劳累;在冬春季节交替时尤需注意生活调摄,加强锻炼。

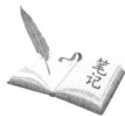

知识点 12

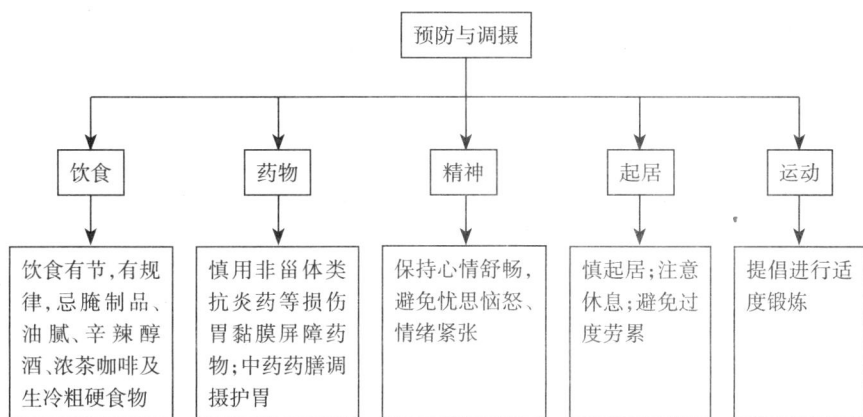

【临证要点】

1. 慢性萎缩性胃炎伴异型增生属于胃癌前病变,需要积极综合治疗,密切随访复查。

2. 慢性胃炎治疗目的是缓解消化不良症状和改善胃黏膜炎症。针对病因根除幽门螺杆菌等以及对症治疗(如制酸、保护胃黏膜、中和胆汁、改善消化道动力等)。

3. 中医药对慢性胃炎的主要干预手段有药物治疗、针灸等,临床可根据具体情况选择合适的治疗方式,并配合饮食调节、心理疏导等方法综合调治。

4. 慢性胃炎在临床上常表现为本虚标实、虚实夹杂之证。早期以实证为主,病久则变为虚证或虚实夹杂;早期多在气分,病久则兼涉血分。

5. 慢性非萎缩性胃炎以脾胃虚弱,肝胃不和证多见;慢性萎缩性胃炎以脾胃虚弱,气滞血瘀证多见,久病还可及肾。

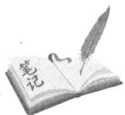

【诊疗流程】

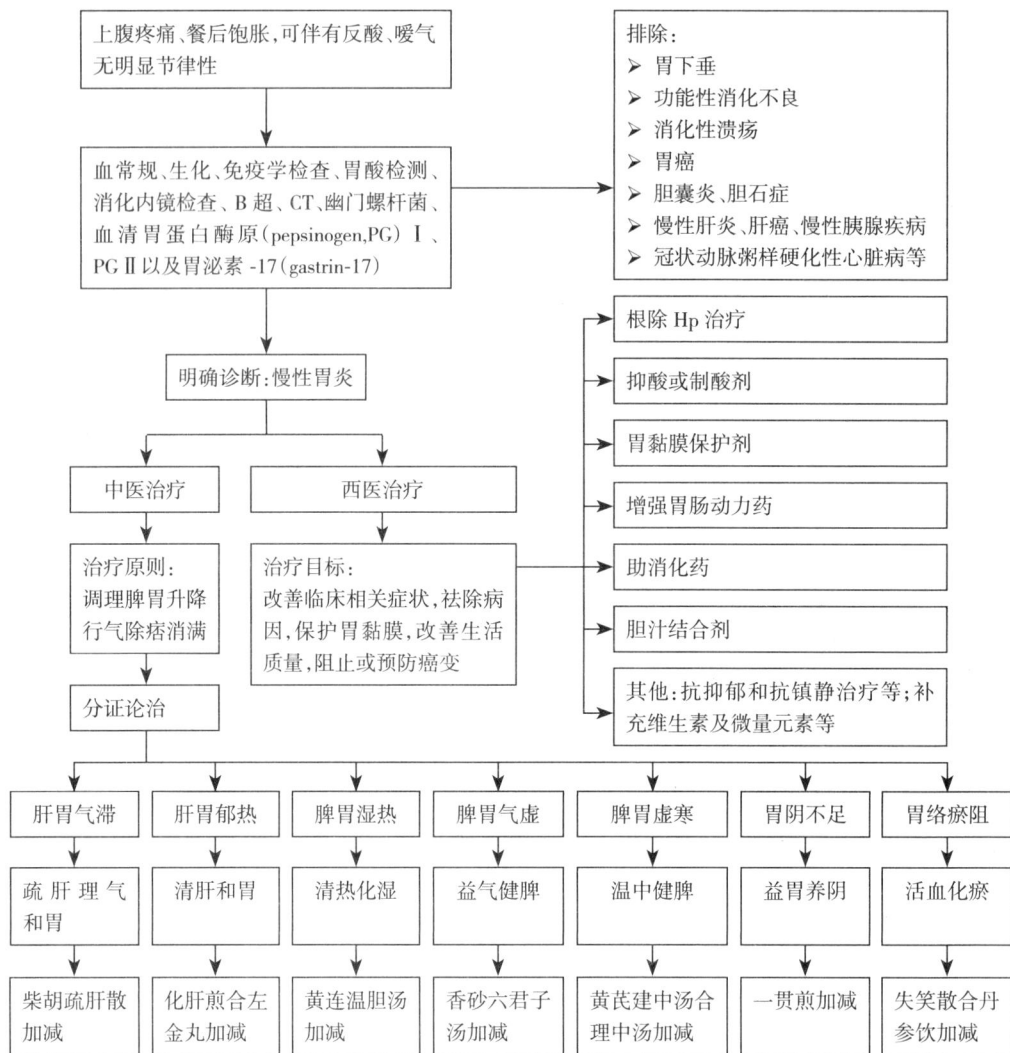

（黄穗平）

扫一扫
测一测

【复习思考题】

1. 慢性胃炎的最可靠的确诊方法是什么？

2. 慢性胃炎一般需要与哪些疾病进行鉴别？

3. 简述 Hp 对胃黏膜的影响。

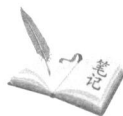

消化性溃疡

培训目标

1. 掌握消化性溃疡胃镜下诊断标准、治疗方案。

2. 掌握消化性溃疡的中医证候分型、治则和方药。

3. 熟悉消化性溃疡的病因、并发症及幽门螺杆菌感染的常见诊断和治疗方法。

消化性溃疡(peptic ulcer,PU)是指在各种致病因子的作用下,黏膜发生炎性反应,从而坏死、脱落,形成溃疡,溃疡的黏膜坏死缺损穿透黏膜肌层,严重者可达固有肌层或更深。病变可发生于食管、胃或十二指肠,也可发生于胃 - 空肠吻合口附近或含有胃黏膜的麦克尔憩室内,其中以胃、十二指肠最常见。近年来 PU 的发病率虽有下降趋势,但目前仍是常见的消化系统疾病之一。本病在全世界均常见,一般认为人群中约有 10% 在其一生中患过 PU。但在不同国家和地区,其发病率有较大差异。欧美文献报道患病率为 6%~15%。PU 在我国人群中的发病率尚无确切的流行病学调查资料。本病可见于任何年龄,以 20~50 岁居多,男性多于女性(2~5∶1),临床上十二指肠溃疡多于胃溃疡,两者之比约为 3∶1。PU 的自然复发率较高,1 年的自然复发率为 60%~80%,幽门螺杆菌(Hp)根治后,复发率可降为 3%~7%,如 Hp 根治失败,则溃疡的复发率可达到 60%~95%。发病常有一定的季节性,秋冬、冬春之交发病。

【典型案例】

患者男性,30 岁。

主诉:反复上腹痛 2 年,加重 3 天。

现病史:患者于 2 年前开始反复出现上腹部疼痛,为持续性隐痛,多于冬春季节时出现,空腹时症状加重,时有夜间疼痛加重,进食后疼痛可暂时减轻,大便不成形,日 1~2 次,偶有反酸、嗳气,未予系统治疗。3 天前进食寒凉食物后上腹痛加重,伴反酸,嗳气,大便不成形,日 2 次,无恶心呕吐,无黑便,无头晕,无心慌气短等不适。血常规:WBC 8.2×10^9/L,NE 61%,RBC 4.0×10^{12}/L,Hb 140g/L,PLT

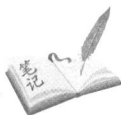

笔记

260×10⁹/L。便常规:淡黄色,潜血(-)。胃镜:十二指肠球部溃疡(A2 期)。查体:全腹软,剑突下偏右压痛,无反跳痛及肌紧张,肠鸣音 4~5 次 /min。

既往史:否认高血压、糖尿病和冠心病等慢性病病史,否认结核等传染病病史,近期无服用药物史。

刻下:胃脘部隐隐疼痛,喜温喜按,空腹痛甚,得食则缓,劳累或受凉后加重,反酸,神疲乏力,纳差,手足不温,大便溏薄,日 2 次。

舌脉:舌质淡红,苔薄白,脉细弱。

问题一　初步考虑患者初步诊断是什么?其诊断依据是什么?

**思路　**根据辅助检查,建立初步的西医诊断。

该患者初步判断为十二指肠球部溃疡,其初步诊断依据:

(1)反复上腹痛 2 年,加重 3 天。

(2)多于冬春季节时出现,餐前及空腹时症状加重,时有夜间疼痛加重,进食后疼痛可暂时减轻,伴反酸、嗳气。

(3)胃镜提示十二指肠球部溃疡(A2 期)。

知识点 1

PU 的典型症状

上腹痛或不适为主要症状,性质可有钝痛、灼痛、胀痛、剧痛、饥饿样不适,可能与胃酸刺激溃疡壁的神经末梢有关。

本病的典型症状的特点:①慢性过程,可达数年或 10 余年;②反复或周期性发作,发作期可为数周或数个月,发作有季节性,典型者多在季节变化时发生,如秋冬和冬春之交发病;③部分病人有与进餐相关的节律性上腹痛,餐后痛多见于胃溃疡(GU),饥饿痛或夜间痛、进餐缓解多见于十二指肠溃疡(DU);④腹痛可被抑酸或抗酸剂缓解。

知识点 2

PU 胃镜下诊断标准

分期	内镜下表现
A1 期	溃疡呈圆形或椭圆形,中心覆盖厚白苔,可伴有渗血或血痂,周围潮红,充血水肿明显
A2 期	溃疡覆盖黄色或白色苔,无出血,周围充血水肿减轻。一些十二指肠溃疡表现为多个散在、浅表溃疡,斑点状或小片状,内镜下酷似白霜覆盖在充血、水肿黏膜上,称为"霜斑样溃疡",可能是溃疡处于 A 期进展过程或愈合中的一种表现
H1 期	溃疡处于愈合中,其周围充血、水肿消失,溃疡苔变薄、消退,伴有新生毛细血管

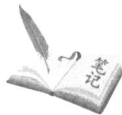

续表

分期	内镜下表现
H2 期	溃疡继续变浅、变小,周围黏膜皱襞向溃疡集中
S1 期	溃疡白苔消失,呈现红色新生黏膜,称红色瘢痕期
S2 期	溃疡的新生黏膜由红色转为白色,有时不易与周围黏膜区别,称白色瘢痕期

注:胃镜检查是诊断 PU 最主要的方法。胃镜检查过程中应注意溃疡的部位、形态、大小、深度、病期,以及溃疡周围黏膜的情况。目前广泛采用的是畸田隆夫的分期法。将溃疡分为活动期(active stage,A 期)、愈合期(healing stage,H 期)、瘢痕期(scarring stage,S 期)三期。

问题二　为了明确 PU 的病因,还需要完善哪些检查?

思路

由于该患者已经完善胃镜检查,当注意排除肝、胆、胰系统疾病以及消化系统以外疾病(如心脏疾病等)。

当完善肝肾功能、心功能、心电图、幽门螺杆菌检测、胃十二指肠钡餐透视等。

案例补充:

该患者完善了部分辅助检查:血常规正常;肝肾功能正常。心电图正常。幽门螺杆菌(^{13}C-尿素呼气试验):DOB 20.10。

问题三　该患者初步诊断为 PU,为避免误诊,还需要与哪些疾病相鉴别?

思路　根据患者临床表现,结合患者初步诊断,当与功能性消化不良、胆囊结石、胃癌等相鉴别。

幽门螺杆菌
导致消化性
溃疡的机制
和检测方法
ER-22-2

知识点 3

PU 的鉴别诊断

病名	鉴别要点
胃癌	确诊主要手段为内镜活组织病理检查。内镜下恶性溃疡形状不规则,底凸凹不平,苔污秽,边缘结节样隆起;X 线钡餐为鉴别诊断提供一定依据,龛影位于胃腔之内,边缘不整,龛影周围胃壁僵硬,呈结节状隆起,向溃疡聚集的皱襞有融合和中断现象
功能性消化不良	部分患者症状酷似 PU,表现为上腹疼痛、反酸、嗳气、胃灼热、上腹饱胀、恶心、呕吐等,易与 PU 相混淆;内镜检查则示胃黏膜轻度炎症
慢性胆囊炎和胆石症	疼痛与进食油腻有关、位于右上腹、并放射至背部且伴发热、黄疸的典型病例不难与 PU 做出鉴别,对不典型的患者,鉴别需借助腹部 B 超或胃镜检查
胃泌素瘤	由胰腺非 B 细胞瘤分泌大量胃泌素所致,肿瘤往往较小,生长慢,多为恶性;大量胃泌素导致胃酸分泌量显著增高,引起顽固性多发溃疡,不典型部位溃疡(如十二指肠降段、横段或空肠近端等),易并发出血、穿孔,多伴有腹泻和明显消瘦;胃液分析、血清胃泌素检测和激发试验(胰泌素试验或钙输注试验阳性)有助于胃泌素瘤定性诊断,而超声检查(包括超声内镜)、CT、MRI、选择性血管造影术等有助于定位诊断
慢性胃炎	慢性胃炎主要症状是慢性上腹部不适或疼痛,其症状可类似 PU,但发作的周期性与节律性一般不典型,胃镜检查是主要的鉴别方法

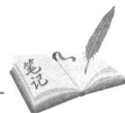

笔记

知识点 4

PU 的并发症

(1) 出血:PU 是上消化道出血中最常见的病因。在我国,占非静脉曲张破裂出血病因的 50%~70%,DU 较 GU 多见。当 PU 侵蚀周围或深处的血管,可产生不同程度的出血。轻者表现为大便隐血阳性,黑便;重者出现大出血,表现为呕血或黯红色血便。PU 病人的慢性腹痛在出血后常减轻。

(2) 穿孔:当溃疡穿透胃、十二指肠壁时,发生穿孔。1/3~1/2 的穿孔与服用 NSAIDs(非甾体类抗炎药)有关,多数是老年病人,穿孔前可以没有症状。穿透、穿孔临床常有三种后果:①溃破入腹腔引起弥漫性腹膜炎;②穿透于周围实质性脏器,如肝、胰、脾等(穿透性溃疡);③穿破入空腔器官形成瘘管。

(3) 幽门梗阻:临床症状有上腹胀痛,餐后加重,呕吐后腹痛可稍缓解,呕吐物可为宿食;严重呕吐可致失水,低氯、低钾性碱中毒;体重下降、营养不良。体检可见胃蠕动波及、闻及振水声等。多由 DU 或幽门管溃疡反复发作所致,炎性水肿和幽门平滑肌痉挛所致暂时梗阻可因药物治疗、溃疡愈合而缓解;严重瘢痕或与周围组织粘连、恶变引起胃流出道狭窄或变形,表现为持续性梗阻。

(4) 癌变:反复发作、病程持续时间长的 GU 癌变风险高。DU 一般不发生癌变。胃镜结合黏膜组织活检有助于明确良恶性溃疡。

问题四 该患者已经完善了相关检查,并进行了鉴别诊断,目前可确诊为什么疾病? 确诊依据是什么?

思路 1 根据完善相关检查,本病临床诊断为:十二指肠球部溃疡(A2 期),幽门螺杆菌感染。

思路 2 诊断依据

(1) 反复上腹痛 2 年,加重 3 天。

(2) 多于冬春季节时出现,餐前及空腹时症状加重,时有夜间疼痛加重,进食后疼痛可暂时减轻,伴反酸、嗳气。

(3) 辅助检查提示,胃镜:十二指肠球部溃疡(A2 期);幽门螺杆菌(^{13}C- 尿素呼气试验):DOB 20.10。

问题五 该患者的西医治疗方案包括哪些?

思路 PU 治疗目标为:去除病因,控制症状,促进溃疡愈合、预防复发和避免并发症。本患者具体治疗方案:

(1) 根除幽门螺杆菌处方:奥美拉唑 20mg,每天两次,餐前口服;枸橼酸铋钾 220mg,每天两次,餐前口服;阿莫西林胶囊 1.0g,每天两次,餐后口服;左氧氟沙星 200mg,每天两次,餐后口服,疗程 14 天。

(2) 溃疡的维持治疗:根除幽门螺杆菌疗程结束后继续予奥美拉唑 20mg,日一次口服,疗程 2 周。

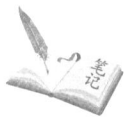

知识点 5

PU 的西医治疗方案

（1）抑制胃酸分泌

1）H₂ 受体拮抗剂：是治疗 PU 的主要药物之一，疗效好，用药方便，价格适中，长期使用不良反应少。常用药物有雷尼替丁、法莫替丁、尼扎替丁。

2）质子泵抑制剂（PPI）：是治疗 PU 的首选药物。PPI 入血，进入到胃黏膜壁细胞酸分泌小管中，酸性环境下转化为活性结构，与质子泵即 H^+-K^+-ATP 酶结合，抑制该酶的活性、从而抑制胃酸的分泌。常用药物：奥美拉唑、兰索拉唑、雷贝拉唑、泮托拉唑、艾司奥美拉唑、艾普拉唑。

（2）根除幽门螺杆菌：具体方案见二维码。

（3）保护胃黏膜

铋剂：在酸性溶液中呈胶体状，与溃疡基底面的蛋白形成蛋白-铋复合物，覆于溃疡表面，阻隔胃酸、胃蛋白酶对黏膜的侵袭损害。铋剂可通过包裹 Hp 菌体，干扰 Hp 代谢，发挥杀菌作用，被推荐为根除 Hp 的四联药物治疗方案的主要组成之一。

弱碱性抗酸剂：常用铝碳酸镁、磷酸铝、硫糖铝、氢氧化铝凝胶等。

（4）PU 的治疗方案及疗程：为了达到溃疡愈合，抑酸药物的疗程通常为 4~6 周，一般推荐 DU 的 PPI 疗程为 4 周，GU 疗程为 6~8 周。根除 Hp 所需的 2 周疗程可重叠在 4~8 周的抑酸药物疗程内，也可在抑酸疗程结束后进行。

（5）维持治疗：GU 愈合后，大多数病人可以停药。但对溃疡多次复发，在祛除常见诱因的同时，要进一步查找是否存在其他病因，并给予维持治疗，即较长时间服用维持剂量的 H₂ 受体拮抗剂或 PPI；疗程因人而异，短者 3~6 个月，长者 1~2 年，或视具体病情延长用药时间。

幽门螺杆菌的根除方案，根除失败的主要原因及补救治疗

ER-22-3

问题六　该患者的中医诊断是什么？治则治法及方药是哪些？

思路　根据患者中医主证特点，确定治则治法及方药。

该患者中医诊断为：胃痛。

辨证：脾胃虚寒。

治则：和胃止痛。

治法：温中健脾，和胃止痛。

方药：黄芪建中汤加减。

中成药：小建中胶囊口服，一次 2~3 粒，一日 3 次。

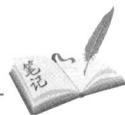

知识点 6

胃痛与胁痛的鉴别

	疼痛部位	伴随症状
胃痛	上腹胃脘部	常伴食欲不振,恶心呕吐,嘈杂反酸等症
胁痛	多在右侧或两侧胁肋部	可伴发热恶寒,目黄肤黄,胸闷太息,急躁易怒,口苦纳差等症,常因进食油腻加重

知识点 7

胃痛与真心痛的鉴别

	疼痛部位	性质	伴随症状	年龄	病势	预后
胃痛	胃脘部	胀痛、隐痛等	常伴食欲不振,恶心呕吐,嘈杂反酸等症	中青年	病势不急,反复发作	较好
真心痛	胸骨后	多刺痛,疼痛剧烈,动辄加重,痛引肩背	常伴心悸气短,汗出肢冷,面白,手足青至节,脉微或结代等危重急症	老年人	病势急,持续不解,甚或猝死	较差

知识点 8

胃痛与腹痛的鉴别

	疼痛部位	伴随症状
胃痛	上腹胃脘部	常伴食欲不振,恶心呕吐,嘈杂反酸等症
腹痛	胃脘部以下,耻骨毛际以上部位	恶心,嗳气等胃病见症少见

知识点 9

PU 的中医分证论治

证型	主要症候	舌脉	治则治法	方药
寒邪客胃	胃痛暴作,恶寒喜暖,得温痛减,遇寒加重	舌淡苔薄白,脉弦紧	温胃散寒行气止痛	香苏散合良附丸加减
饮食伤胃	胃脘疼痛,胀满拒按,嗳腐吞酸,或呕吐不消化食物,吐后痛减	舌苔厚腻,脉滑	消食导滞和胃止痛	保和丸加减
肝气犯胃	胃脘胀痛,痛连两胁,胸闷嗳气	舌苔薄白,脉弦	疏肝解郁理气止痛	柴胡疏肝散加减

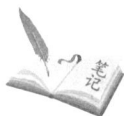

续表

证型	主要症候	舌脉	治则治法	方药
湿热中阻	胃脘疼痛,痛势急迫,脘闷灼热,渴不欲饮	舌红,苔滑腻,脉滑数	清化湿热理气和胃	清中汤加减
瘀血停胃	胃脘疼痛,如针刺,似刀割,痛有定处,按之痛甚	舌质紫黯,或有瘀斑,脉涩	化瘀通络理气和胃	失笑散合丹参饮加减
胃阴亏耗	胃脘隐隐灼痛,似饥而不欲食,口燥咽干	舌红少津,脉细数	养阴益胃和中止痛	一贯煎合芍药甘草汤加减
脾胃虚寒	胃痛隐隐,绵绵不休,喜温喜按,空腹痛甚,得食则缓,大便溏薄	舌淡苔白,脉虚弱或迟缓	温中健脾和胃止痛	黄芪建中汤加减

问题七　患者的预防及调摄如何?

思路

(1) 避免长期使用 NSAIDs,如阿司匹林等药品。

(2) 积极治疗 Hp 感染。

(3) 定期筛查胃镜。

(4) 注意饮食调节,忌辛辣等刺激性食物。

知识点 10

PU 的复发及预防

(1) Hp 感染、长期服用 NSAIDs 是导致 PU 复发的主要原因,其他原因尚有吸烟、饮酒、不良生活习惯等。

(2) 对于复发性溃疡的治疗,应首先分析其原因,做出相应的处理。

(3) 根除 Hp 后,溃疡复发率显著低于单用抑酸剂治疗组和未根除治疗组,提示 Hp 是导致溃疡复发的主要因素,这其中包括未进行 Hp 根除治疗和根除治疗后 Hp 再次转为阳性者。后者包括再燃(recrudescence)和再感染(reinfection)两种可能,近年来多项研究表明再燃可能是 Hp 感染复发的主要因素,应对 Hp 感染者再次进行根除治疗。

(4) 对非 Hp 感染、Hp 根除失败,以及其他不明原因的复发性 PU 的预防,建议应用 PPI 或 H_2 受体拮抗剂维持治疗。

(5) 长期服用 NSAIDs,如阿司匹林是导致 PU 复发的另一重要因素,如因原发病需要不能停药者可更换为选择性环氧合酶 2 抑制剂,并同时服用 PPI。

(6) 胃镜下病灶表面充血,表面有溃疡的胃上皮内瘤变可能存在或进展为高级别上皮内瘤变或胃癌的风险;病灶直径 >20mm 的低级别上皮内瘤变可能存在或进展为高级别上皮内瘤变的风险,应积极随访,必要时行 EMR 或 ESD 诊断性

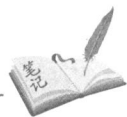

切除；病灶直径 >30mm 的高级别上皮内瘤变可能存在或进展为胃癌的风险，应详细检查后性 EMR/ESD 或手术治疗。所以对于胃溃疡伴上皮内瘤变，低级别者单用中药辨证治疗或 +PPI+ 黏膜保护剂治疗，定期复查胃镜，随访病情变化，高级别内瘤变者建议行 EMR、ESD，而后再行中医辨证治疗。

【临证要点】

1. PU 属于中医胃痛的较多。胃痛的基本病机是胃气郁滞，胃失和降。"不通则痛"，在病变过程中，各种病理因素可直接导致脾胃升降失常，纳运失调，燥湿不济。临床治疗应注重调畅气机。

2. PU 治疗上应注意辨证辨病相结合，辨证时必须注意辨别病情的轻重缓急，病性的寒热虚实，审察气血阴阳，观察整个病程中的症情转化，做到随证化裁。

3. 由于 PU 致病因素主要为胃酸，在辨证基础上可配合使用制酸护膜、生肌愈疡的药物，如白及、乌贼骨、瓦楞子、浙贝母等。胃溃疡活动期，与外科"痈"相似，可选用蒲公英、黄芩、黄连等清热消痈药。

4. 注意急则治其标，缓则治其本 风寒犯胃、饮食停滞、情志所伤者，病势多急，应急则治标，与温胃散寒、消食导滞、疏肝理气；素体脾虚、久病伤正、气阴两伤者，病势多缓，应缓则治本，予健脾助运、益气扶正、养阴益胃等法。若疼痛剧烈的患者，出现发热、腹肌紧张、腹部压痛、反跳痛等症状体征，应注意胃肠穿孔，应及时转外科治疗。

5. 注意祛除病因 导致胃痛的病因很多，祛除致病因素、愈合溃疡是缓解疼痛的治本方法，所以在胃痛的辨证治疗过程中要详细辨别病因，注意祛除病因和止痛为先的有机结合。胃痛的发病一般有诱因可寻，要详细了解以利于审因论治。

6. 用药以止痛为先 又不论病因如何，中焦气机郁滞，不通则痛，是胃痛的病机关键，故在辨证用药基础上，适当加入理气和胃、缓急止痛之品，如延胡索、炒白芍等，有助于症状的缓解。

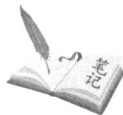

【诊疗流程】

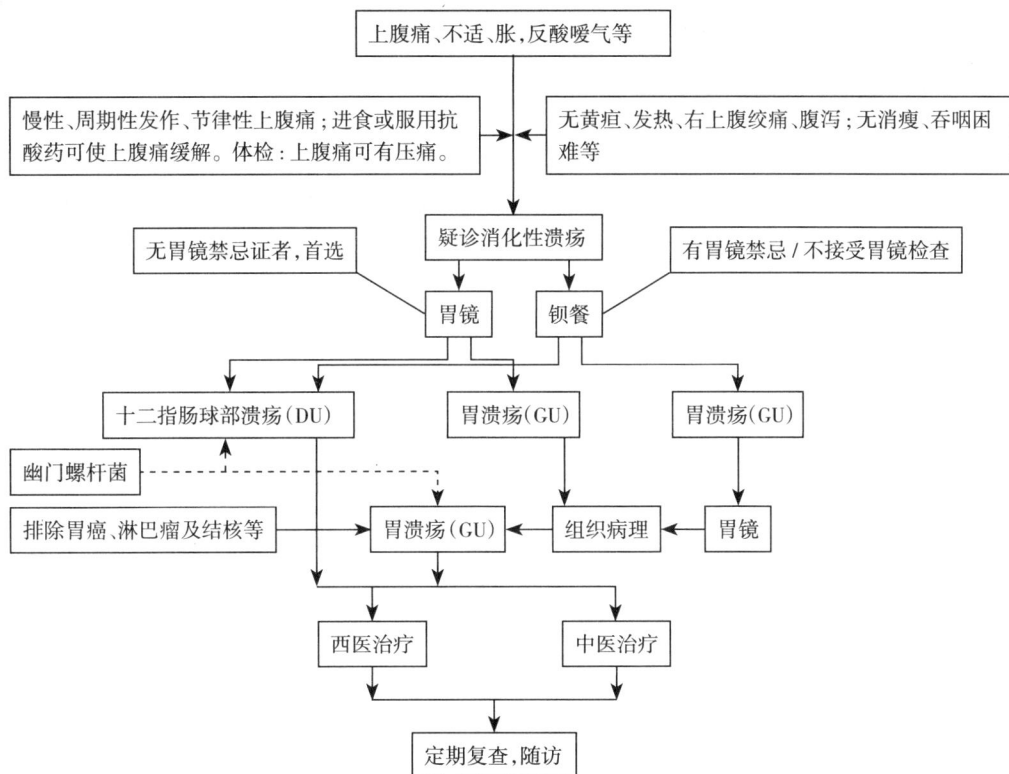

（王垂杰）

扫一扫
测一测

? 【复习思考题】

1. 门螺杆菌的检查方法及运用。

2. 简述 PU 主要症状的性质及特点。

3. 病案分析

吴某,男,71 岁。主诉:胃脘部灼热疼痛反复发作 20 余年,加重半个月。

现病史:20 余年来反复发作胃脘部疼痛,胃中灼热感,反酸,口中黏腻感,曾查胃镜:胃窦部溃疡。经治疗后缓解,但秋冬季节交替或进食辛辣则复发,口服"胃药(具体不详)",症状可缓解。近半个月症状再作,遂来我院诊治。刻下:胃脘疼痛,痛势急迫,脘闷灼热,渴不欲饮,口干口苦,纳呆恶心,小便色黄,大便黄。舌脉:舌质红,苔滑腻,脉滑数。

既往史:否认高血压、糖尿病和冠心病等慢性病病史,否认结核等传染病病史,近期无服用药物史。

药物过敏史:无。

体格检查:腹部平坦,未见胃肠型及蠕动波,全腹软,剑突下压痛,无反跳痛及肌紧张,肠鸣音正常。

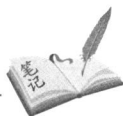

笔记

理化检查：胃镜示胃窦部溃疡（A2 期），病理：符合胃溃疡改变。^{13}C- 尿素呼气试验：阳性。

请写出西医诊断、诊断依据、中医辨证证型、治法、方药并简述幽门螺杆菌根治方案。

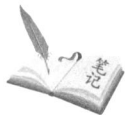

第二十三章

上消化道出血

培训目标

1. 掌握上消化道出血的病因、临床表现、诊断技巧及治疗。
2. 熟悉上消化道出血的病情评估。
3. 了解上消化道出血中医证候分型、中药的防治措施。

上消化道出血指的是屈氏韧带以上的消化道出血,包括食管、胃、十二指肠、上段空肠及胰胆病变引起的出血,占消化道出血的 60%~70%。临床上常见的病因为消化性溃疡,其次是食管胃底静脉曲张、急性糜烂出血性胃炎及胃癌等,而某些全身性疾病,如感染、肝肾功能障碍、凝血机制障碍、结缔组织病等也可引起上消化道出血。上消化道出血是消化系统最常见的急症,死亡率较高,接近 10% 的高位。临床上多出现呕血或咖啡渣样呕吐物、黑便及头晕、面色苍白、心率增快、血压降低等周围循环衰竭征象。

【典型案例】

患者女性,42 岁。

主诉:上腹部反复疼痛 3 年,加重伴黑便 2 天。

现病史:患者于 3 年前无明显诱因反复出现上腹部疼痛,呈钝痛,空腹及夜间疼痛明显,疼痛剧烈时伴有恶心、反酸,无放射痛,进食或口服奥美拉唑后缓解,无发热,无腹泻,无呕吐,纳眠可,二便调,未予重视。2 天前患者进食辛辣刺激食物后出现上腹部疼痛加重,空腹及夜间明显,伴反酸、恶心,大便质稀色黑,2~3 次 / 日,每次量约 100ml,无发热,无呕吐,无头晕、心悸、乏力,自行口服多潘立酮及奥美拉唑后症状缓解不明显,遂来院就诊,门诊查便常规 + 潜血:大便呈黑色糊状,红细胞(–),白细胞(–),潜血(+);血常规:WBC 7.6×10^9/L,NE% 74%,Hb 95g/L,PLT 320×10^9/L;CRP 1.7mg/dl;红细胞沉降率 14mm/h。查体:上腹部压痛,无反跳痛,腹部余查体无阳性体征。

既往史:否认高血压、糖尿病等慢性病病史,否认结核等传染病病史,无长期

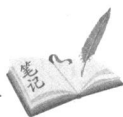

服药史。

刻下：上腹部疼痛，空腹及夜间明显，伴反酸、恶心，大便质稀色黑，2~3 次 / 日，每次量约 100ml，无发热，无呕吐，无头晕、心悸、乏力，口黏腻不爽。

舌脉：舌红，苔黄腻，脉滑数。

问题一　初步考虑患者初步诊断是什么？其诊断依据是什么？

思路　根据辅助检查，建立初步的西医诊断。

该患者初步判断为上消化道出血，其初步诊断依据：

（1）临床症状：上腹部反复疼痛、黑便 2 天。3 年间反复出现上腹部疼痛，空腹及夜间疼痛明显，疼痛剧烈时伴有恶心、反酸，进食或口服奥美拉唑后缓解。

（2）辅助检查

便常规 + 潜血：大便呈黑色糊状，红细胞（−），白细胞（−），潜血（+）；血常规：WBC 7.6×10^9/L，NE% 74%，Hb 95g/L。

知识点 1

上消化道出血的临床表现

（1）呕血和黑便：呕血和黑便是上消化道出血的特征性表现。上消化道出血后，均有黑便表现。呕血和黑便是上消化道出血的特征性表现。血从胃或食道而来，随呕吐而出，呈紫红、紫黯色，常夹有食物残渣等胃内容物，称吐血；血从肛门排出，大便色鲜红、黯红或紫黯，甚至黑如柏油样，次数增多，为便血。

（2）失血性周围循环衰竭：急性大量出血时由于循环血容量迅速减少，导致周围循环衰竭。多表现为头昏、心慌、乏力、突然起立发生晕厥、肢体发冷、心率加快、血压偏低等。严重时可导致休克。

（3）贫血和血象变化：急性大量出血后均有失血性贫血。但在出血早期，血红蛋白浓度、红细胞计数与血细胞比容可无明显变化。出血后组织液渗入血管内，使血液稀释，一般经 3~4 小时以上才出现贫血，24~72 小时血液稀释到最大限度。大量出血后 2~5 小时白细胞计数可升高。

（4）发热：一般上消化道大出血 24 小时内出现低热，体温≤38℃，持续 3~5 日恢复正常。引起发热原因尚不明确，可能与周围循环衰竭导致体温调节中枢的功能失调有关。

（5）氮质血症：上消化道大出血后，由于大量血液蛋白消化产物在肠道被吸收，血中尿素氮浓度可暂时增高，称为肠源性氮质血症。一般于一次出血后数小时血尿素氮开始上升，约 24~48 小时可达高峰，大多不超过 14.3mmol/L（40mg/dl），3~4 日后降至正常。

问题二　为了明确诊断，该患者还需要完善哪些检查？

思路　上消化道出血的病因，除胃肠本身疾病外，肝硬化等并发症亦可导致，故应当完善胃镜、上腹部 B 超、上腹部 CT、肝炎分型、血凝、自身免疫性肝病检测。

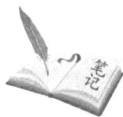

知识点 2

上消化道出血诊断的确立

根据呕血、黑便和失血性周围循环衰竭的临床表现，呕吐物隐血试验呈强阳性，血红蛋白浓度、红细胞计数及血细胞比容下降的实验室证据，除外呼吸道出血，口、鼻、咽喉部出血，动物血、铁剂、铋剂等食物及药物引起的黑便，可诊断为上消化道出血。

知识点 3

估计出血量

出血量	临床表现
5~10ml	粪便隐血试验阳性
>50ml	黑便
250~300ml	呕血
>400ml	头晕、心慌、乏力、口干等全身症状
>1 000ml（循环血容量的 20%）	周围循环衰竭表现
>1 500ml（循环血容量的 30%）	失代偿性休克

体位性低血压常提示早期循环容量不足，即由平卧位改为坐位时，血压下降幅度 >15~20ml、心率增快 >10 次 /min。当收缩压 <90mmHg、心率 >120 次 /min，伴有面色苍白、四肢湿冷、烦躁不安或意识不清，则表明有严重大出血导致的休克。

知识点 4

如何判断出血是否停止

由于肠道内积血需经约 3 天才能排尽，故黑便不能作为上消化道继续出血的指标。以下情况可考虑有消化道活动出血。①反复呕血或黑便次数增多、粪质稀薄、肠鸣音活跃；②周围循环状态经充分输液及输血后未见明显改善，或虽暂时好转而继续恶化；③血红蛋白浓度、红细胞计数与血细胞比容继续下降，网织红细胞计数持续增高；④补液与尿量足够的情况下，血尿素氮持续再次增高。

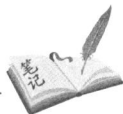

知识点 5

通过临床线索寻找出血病因

临床线索	可能病因
慢性、周期性、节律性腹痛	消化性溃疡
服用非甾体类抗炎药、酗酒等或应激状态	急性糜烂出血性胃炎
既往病毒性肝炎、血吸虫病或慢性酒精中毒病史，伴门脉高压表现	食管与胃底静脉曲张破裂出血
中年以上，近期出现上腹痛，伴厌食、消瘦	胃癌

注：既往史、症状与体征可为出血的病因诊断提供重要线索，但确诊出血部位仍需要靠器械检查。

知识点 6

通过检查寻找出血病因

（1）胃镜检查：是目前诊断上消化道出血病因的首选方法。在直视下判断出血的病因、部位及出血情况。多主张在 24~48 小时内进行，称急诊胃镜检查。一般认为可大大提高出血病因诊断的准确性。急诊胃镜不仅可根据病变特征判断是否继续出血或估计再出血的可能性，还可同时进行内镜下止血治疗。

（2）X 线钡餐检查：目前多被胃镜检查所替代。但有助于发现肠道憩室及较大的隆起或凹陷样肿瘤。多主张在出血停止两周以上和病情基本稳定数日后进行钡餐检查为宜。

（3）其他检查：选择性腹腔动脉造影、放射性核素扫描、胶囊内镜及小肠镜检查等主要适用于不明原因的消化道出血。其中胶囊内镜可使很多小肠病变得以诊断，在出血活动期或静止期均可进行。

案例补充：

该患者后续完善了辅助检查，胃镜检查：十二指肠球部前壁可见椭圆形溃疡凹陷，边缘光整，直径约 0.8cm，表面覆有黄白色渗出物，溃疡底部中央可见红色血痂，周边黏膜充血、水肿，皱襞向溃疡集中；胃黏膜未见明显异常。肝功、肾功及离子检验未见明显异常；腹部 B 超：肝胆胰脾双肾形态未见异常；立位腹平片：未见明显气液平面及膈下游离气体。

问题三　该患者已经完善了相关检查，并进行了鉴别诊断，目前可确诊为什么疾病？确诊依据是什么？

思路 1　根据病史、症状、体征、实验室检查、胃镜检查，本病临床诊断为上消化道出血，十二指肠球部溃疡。

思路 2　诊断依据

（1）上腹部痛，便血。

（2）3 年间反复出现上腹部疼痛，呈钝痛，空腹及夜间疼痛明显，疼痛剧烈时伴有

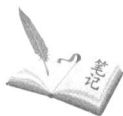

恶心、反酸,进食或口服奥美拉唑后缓解。

(3) 辅助检查提示:①便常规 + 潜血:大便呈黑色糊状,红细胞(–),白细胞(–),潜血(+);②血常规:WBC 7.6×10^9/L,NE% 74%,Hb 95g/L;③电子胃镜:十二指肠球部溃疡 A1 期。

知识点 7

上消化道出血病情严重程度评分

分级	失血量(ml)	血压(mmHg)	心率 (次/min)	血红蛋白 (g/L)	症状	休克指数
轻度	<500	基本正常	正常	无变化	头昏	0.5
中度	500~1 000	下降	>100	70~100	晕厥、口渴、少尿	1.0
重度	>1 500	收缩压 <80	>120	<70	肢冷、少尿、意识模糊	>1.5

注:1. 休克指数 = 心率 / 收缩压。

2. 我国《急性上消化道出血急诊诊治专家共识(2010 年版)》中,简化地根据失血量、休克指数、血红蛋白及症状等指标将上消化道出血分为轻、中、重度。

知识点 8

危险因素评估系统——Rockall 危险性评分系统

变量	评分			
	0	1	2	3
年龄(岁)	<60	60~79	≥80	—
休克状况	无休克	心动过速	低血压	肝衰竭、肾衰竭和癌肿播散
伴发病	无	—	心力衰竭、缺血性心脏病和其他重要伴发病	—
内镜诊断	无病变,Mallory-Weiss(食管贲门黏膜撕裂)综合征	溃疡等其他病变	上消化道恶性疾病	
内镜下出血征象	无或有黑斑	—	上消化道血液潴留,黏附血凝块,血管渗血或喷血	

注:临床上最常使用的危险因素评估系统——Rockall 危险性评分系统为综合评分,联合内镜检查前临床参数及内镜下表现,可预测死亡率。后者基于简单临床与实验室检查,无内镜检查,可用于急诊早期应用。

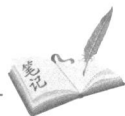

📋 知识点 9

危险因素评估系统——Glasgow-Blatchford 危险性评分系统

项目		检测结果	评分
收缩压(mmHg)		100~109	1
		90~99	2
		<90	3
血尿素氮(mmol/L)		6.5~7.9	2
		8.0~9.9	3
		10.0~24.9	4
		≥25	6
血红蛋白	男性	120~129	1
		100~119	3
		<100	6
	女性	100~119	1
		<100	6
其他表现		脉搏≥100 次/min	1
		黑便	1
		晕厥	2
		肝脏疾病	2
		心力衰竭	2

注:1. 临床上最常使用的危险因素评估系统——Glasgow-Blatchford 危险性评分系统是基于简单临床与实验室检查,无内镜检查,可用于急诊早期应用。

2. 评分≥6 分为中高危,<6 分为低危。

问题四 该患者明确诊断为上消化道出血,十二指肠球部溃疡,西医的治疗目的和方案是什么?

思路 明确患者病因,根据上消化道出血的诊断,给予抑酸止血方案。

(1)卧床休息,禁食,严密监测心率、血压、呼吸、尿量及神志变化,观察黑便情况。定期复查血红蛋白浓度、红细胞计数、红细胞比容与血尿素氮。

(2)静脉抑酸方案:奥美拉唑每次 40mg,每 12h 一次。

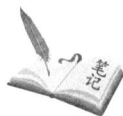

知识点 10

上消化道出血的西医治疗

（1）一般急救措施：卧床休息，保持呼吸道通畅，避免误吸，必要时吸氧。活动性出血期间禁食。严密监测生命体征，观察呕血及黑便情况，定期复查血红蛋白浓度以及肝肾功能。必要时心电监护。

（2）积极补充血容量：尽快建立有效的静脉通道，立即配血，尽快补充血容量。可先输平衡液或葡萄糖盐水。改善急性失血性周围循环衰竭的关键是要输血，一般输浓缩红细胞，严重活动性大出血时考虑输全血。

（3）止血措施

1）食管、胃底静脉曲张破裂大出血治疗

药物止血：①血管加压素：静脉注射，止血后逐渐减量持续 12~14 小时。②生长抑素及其拟似物：止血效果肯定，是近年治疗食管胃底静脉曲张出血的最常用药。

另可采用气囊压迫止血、内镜直视下注射硬化剂（用于食管曲张静脉）或组织黏合剂（用于胃底曲张静脉）至曲张的静脉和食管静脉曲张套扎术、手术治疗或经皮颈静脉肝内门体静脉分流术。

2）非静脉曲张破裂大出血的治疗：其中最常见的原因为消化性溃疡出血。

抑制胃酸分泌的药物：常规使用 H_2 受体拮抗剂或质子泵抑制剂，如西咪替丁、雷尼替丁、奥美拉唑等，急性出血时可静脉给药。

局部止血措施：①冰盐水洗胃；②胃内注入去甲肾上腺素溶液，但老年人不宜使用。

内镜下止血：内镜如见有活动性出血或暴露血管的溃疡，应进行内镜下止血，证明有效的方法有热探头、高频电灼、微光、微波、注射疗法等。

手术治疗：经积极内科治疗仍有活动性出血者，应掌握时机进行手术治疗。

介入治疗：严重上消化道大出血，内镜治疗不成功或无法进行内镜治疗，可通过血管介入栓塞胃十二指肠动脉。

问题五　该患者的中医诊断是什么？治则治法及方药是哪些？

思路　根据患者中医主要症候，确定中医诊断、治则治法及方药

该患者中医诊断：血证 便血。

辨证：肠道湿热证。

治则：清热止血。

治法：清热化湿，凉血止血。

方药：地榆散。

可加槐角以增强凉血止血的作用；若便血日久，湿热未尽去而营阴已伤者，应清利湿热与养阴补血兼而治之，临证可选用脏连丸。

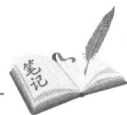

知识点 11

吐血和咳血的鉴别

	咳血	吐血
病位	肺与气道	胃与食道
出血伴随症状	喉痒、咳嗽、胸闷等	恶心、胃脘不适等
出血方式	血由肺来，随咳嗽而出	血由胃来，随呕吐而出
血色	血色鲜红，常夹有泡沫痰液	血色鲜红或紫黯，常夹有食物残渣
出血后的症状	可有持续多日痰中带血，除非咽下大量血液，否则大便不黑	无痰中带血现象，但大便多成黑色
宿疾	常有咳嗽、肺痨、喘证或心悸等	常有胃痛、胁痛、黄疸、鼓胀等

知识点 12

便血与痢疾、痔疮鉴别

	便血	痢疾	痔疮
起病	一般多缓	急	较急
病程	短或长	多较短	长
便血特点	大便带血或全为血便，色鲜红、黯红或呈黑便，无内外痔发现	粪便呈脓血相兼，且有腹痛，肛门灼热等症	便时或便后出血，常伴有肛门异物感或疼痛，做肛门或直肠检查时，可发现内痔或外痔
里急后重	无	有	无
全身症状	随证候的不同，有寒热虚实的不同表现	初期有恶寒、发热等外感症状	除反复或大量出血外，一般无明显全身症状

知识点 13

便血自身鉴别

	近血	远血	肠风	脏毒
病位	肛门，大肠	胃、小肠	肠胃	肠
临床特点	先血后便	先便后血	便血，血清而鲜者，病属实热	便血，血浊而黯者，病属湿热偏盛
病因			风热客于肠胃	湿热留滞肠中，伤及血分

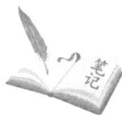

知识点 14

吐血的辨证论治

证型	主要症候	舌脉	治则治法	方药
胃中积热	胃脘灼热作痛,吐血色红或紫黯	舌红苔黄干,脉数	清胃泻热,凉血止血	泻心汤合十灰散
肝火犯胃	吐血色红或紫黯,脘胀胁痛	舌红苔黄,脉弦数	泻肝清胃,凉血止血	龙胆泻肝汤
气虚血溢	吐血缠绵不止,时轻时重,血色黯淡	舌质淡,脉弱	益气摄血	归脾汤

知识点 15

便血的分证论治

证型	主要症候	舌脉	治则治法	方药
肠道湿热	便血伴大便秽腻不畅	舌红苔黄腻,脉滑数	清热化湿,凉血止血	地榆散
脾胃虚寒	便血紫黯或黑色,脘腹隐隐作痛,喜温喜按	舌淡苔薄白,脉弱	温阳健脾,养血止血	黄土汤

【临证要点】

1. 明代医家张景岳在其《景岳全书·杂证谟·血证》强调了"火"与"气"在血证发病中的作用。治疗原则是治火、治气、治血。

治火:实火当清热泻火,虚火当滋阴降火。

治气:实证当清气降气,虚证当补气益气。

治血:血证既为出血之证,因此一定要根据出血的病因病机和证候的差异而施以不同的止血方法。如实火亢盛,扰动血脉者当凉血止血;气虚失摄,出血不止者当收敛止血;瘀血阻络,血难归经者当活血止血。

2. 血证初期,出血较多较急,应积极采用"塞流止血"的方法,以治其标。

3. 血止之后,应祛除病因,以澄其源,即采用"宁血"的治疗方法。

4. 善后应补养气血,以扶其正,即采用"补虚"的治疗方法。

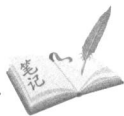

【诊疗流程】

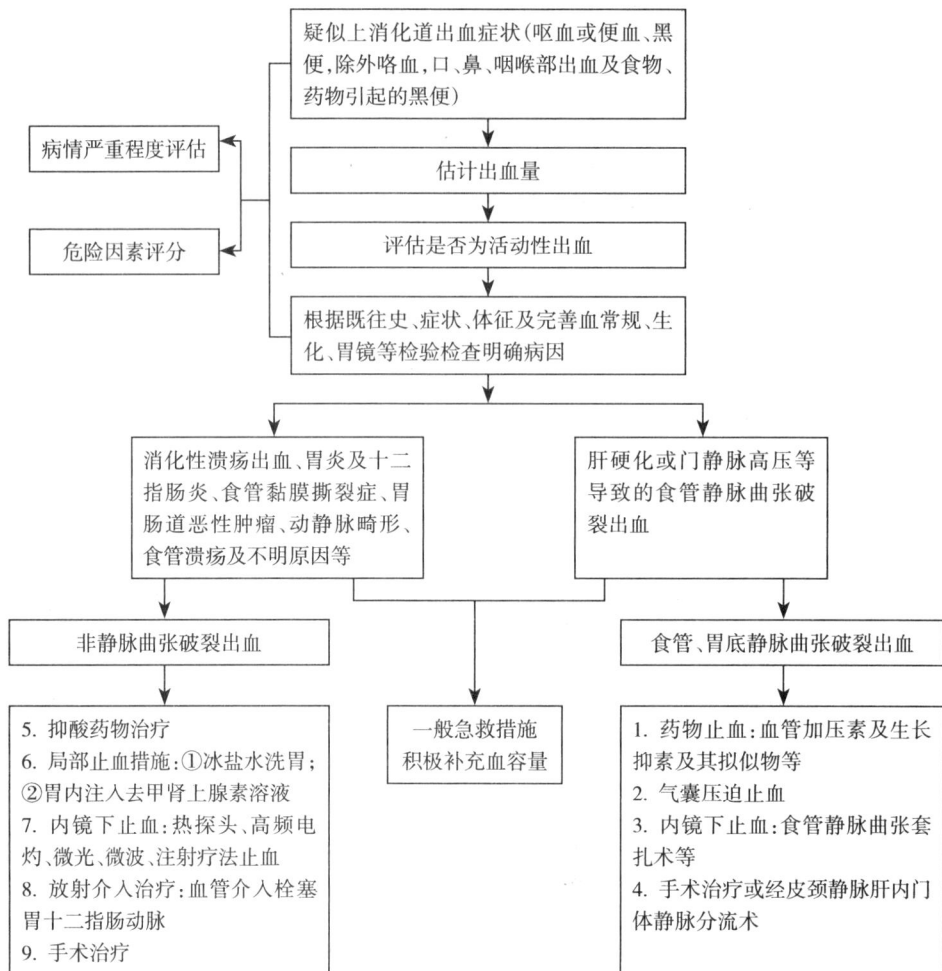

（李志红）

【复习思考题】

1. 上消化道出血的常见病因有哪些？
2. 如何判断上消化道大出血是否停止？
3. 上消化道大出血的紧急处理原则和主要处理措施有哪些？

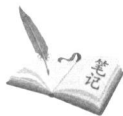

第二十四章

溃疡性结肠炎

培训目标

1. 掌握溃疡性结肠炎的临床表现、诊断标准。
2. 掌握溃疡性结肠炎中医证候分型、中医治疗。
3. 熟悉溃疡性结肠炎的病因病机、并发症及西医治疗。
4. 了解溃疡性结肠炎 Mayo 活动指数。

溃疡性结肠炎(ulcerative colitis,UC)是一种由遗传背景与环境因素相互作用而产生的以结直肠黏膜连续性、弥漫性炎症改变为特点的慢性非特异性肠道炎性疾病。临床以腹痛、腹泻、黏液脓血便、里急后重为主要表现,病情轻重不等,多反复发作或长期迁延呈慢性经过。本病可发生于任何年龄,以 20~50 岁为多见。男女发病率无明显差别。虽然其病因尚不十分明确,但普遍认为其发病与免疫、遗传、环境及肠道感染等因素有关。因 UC 治愈难度大,常易复发,发病率呈逐年升高趋势,有癌变倾向,已被 WHO(世界卫生组织)列为现代难治性疾病。

【典型案例】

患者男性,35 岁

主诉:腹泻伴黏液脓血便间作 6 月,加重 1 周

现病史:患者于 6 月前无明显诱因出现大便次数增多,日行 2~3 次,夹有少量黏液脓血,无发热,未予重视。1 周前因饮食不节上述症状加重,大便次数增多,日行 4~6 次,夹有较多黏液脓血,伴左下腹疼痛及里急后重感,遂来院就诊。本院门诊查血常规:WBC $5.9×10^9$/L,Hb 108g/L,粪常规:隐血(+),肠镜:溃疡性结肠炎(左半结肠),病理:黏膜中性粒细胞、淋巴细胞浸润,隐窝脓肿形成。

既往史:否认高血压、糖尿病等慢性病病史,否认结核等传染病病史。

刻下:大便日行 4~6 次,夹有较多黏液脓血,伴左下腹疼痛及里急后重感,肛门灼热,纳食尚可,小便短赤,夜寐安。无腹胀,无关节疼痛,无皮肤红斑,无视物模糊。

舌脉:舌质红,苔黄腻,脉滑数。

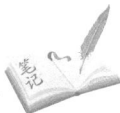

问题一 初步考虑患者初步诊断是什么？其诊断依据是什么？

思路 根据患者症状和既往史,建立初步的西医诊断。

本病初步判断 UC,建立初步诊断的依据为:

（1）腹泻伴黏液脓血便间作 6 月,加重 1 周。

（2）大便次数增多,日行 4~6 次,夹有较多黏液脓血,伴左下腹疼痛及里急后重感,肛门灼热。

（3）辅助检查提示:血常规:WBC 5.9×10^9/L,Hb 108g/L,粪常规:隐血（+）,肠镜:溃疡性结肠炎,病理:黏膜中性粒细胞、淋巴细胞浸润,隐窝脓肿形成。

知识点 1

UC 病变范围的蒙特利尔分型

分型	分布	结肠镜下所见炎症病变累及的最大范围
E1	直肠	局限于直肠,未达乙状结肠
E2	左半结肠	累及左半结肠（脾曲以远）
E3	广泛结肠	广泛病变累及脾曲以近乃至全结肠

知识点 2

改良 Truelove 和 Witts 疾病严重程度分型

严重程度分型	排便（次/d）	便血	脉搏（次/min）	体温（℃）	血红蛋白	红细胞沉降率（mm/h）
轻度	<4	轻或无	正常	正常	正常	<20
重度	≥6	重	>90	>37.8	<75% 正常值	>30

注:中度介于轻、重度之间

知识点 3

改良的 Mayo 活动指数

项目	0分	1分	2分	3分
排便次数	排便次数正常	比正常排便次数增加 1~2 次/d	比正常排便次数增加 3~4 次/d	比正常排便次数增加 5 次/d 或以上
便血	未见出血	不到一半时间内出现便中混血	大部分时间内为便中混血	一直存在出血
内镜发现	正常或无活动性病变	轻度病变（红斑、血管纹理减少、轻度易脆）	中度病变（明显红斑、血管纹理缺乏、易脆、糜烂）	重度病变（自发性出血,溃疡形成）

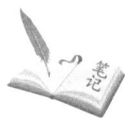

笔记

项目	0分	1分	2分	3分
医师总体评价	正常	轻度病情	中度病情	重度病情

注:1987年Schroeder将Powell-Tuck指数简化为改良的Mayo活动指数。该指数吸收了Truelove-Witts严重度指标和Baron内镜评分的优点,简便易行,目前已被广泛应用于临床试验,是欧洲克罗恩病和结肠炎组织(ECCO)推荐的理想疗效观察指数,并被亚太地区炎症性肠病处理共识意见和中华医学会消化病分会等炎症性肠病诊断与治疗的共识意见所采纳。

问题二　为了明确诊断,还需要完善哪些检查?

思路　患者还需要完善:粪培养、粪钙卫蛋白、肝功能、肾功能、电解质、红细胞沉降率、C反应蛋白、结核菌素试验、T-SPOT(T细胞斑点检测)、抗核抗体谱、抗中性粒细胞胞浆抗体、EB病毒、巨细胞病毒检测、肿瘤指标、艰难梭菌检测,肠道超声、肠道CT(MRI)。

案例补充:

　　病人后续完善了部分实验室检查:ESR 27mm/h,CRP 18mg/L,粪钙卫蛋白445μg/g,粪培养(−),肝功能(−),肾功能(−),电解质(−),结核菌素试验(−),T-SPOT(−),抗核抗体谱(−),抗中性粒细胞胞浆抗体(−),EB病毒(−),巨细胞病毒检测(−),肿瘤指标(−),艰难梭菌(−)。

问题三　该患者初步诊断为UC,为避免误诊,还需要与哪些疾病相鉴别?

思路　患者根据临床表现及相关检查,初步诊断为UC。通过与急性感染性肠炎、阿米巴肠病、肠道血吸虫病等病相鉴别,该患者支持UC的诊断。

溃疡性结肠炎的西医治疗
ER-24-1

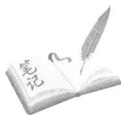

知识点4

UC的鉴别诊断

(1) **急性感染性肠炎:**多见于各种细菌感染,如志贺菌、空肠弯曲杆菌、沙门菌、产气单胞菌、大肠埃希菌、耶尔森菌等。常有流行病学特点(如不洁食物史或疫区接触史),急性起病常伴发热和腹痛,具有自限性(病程一般为数天至1周,不超过6周);抗菌药物治疗有效;粪便检出病原体可确诊。

(2) **阿米巴肠病:**有流行病学特征,果酱样粪便,结肠镜下见溃疡较深、边缘潜行,间以外观正常的黏膜,确诊有赖于从粪便或组织中找到病原体,非流行区患者血清阿米巴抗体阳性有助于诊断。高度疑诊病例采用抗阿米巴治疗有效。

(3) **肠道血吸虫病:**有疫水接触史,常有肝脾大。确诊有赖于粪便检查见血吸虫卵或孵化毛蚴阳性。急性期结肠镜下可见直肠、乙状结肠黏膜有黄褐色颗粒,活检黏膜压片或组织病理学检查见血吸虫卵。免疫学检查有助于鉴别。

(4) **其他:**肠结核、真菌性肠炎、抗菌药物相关性肠炎(包括假膜性肠炎)、缺血性结肠炎、放射性肠炎、嗜酸性粒细胞性肠炎、过敏性紫癜、胶原性结肠炎、肠

笔记

白塞病、结肠息肉病、结肠憩室炎和人类免疫缺陷病毒(HIV)感染合并的结肠病变,应与 UC 鉴别。

还需注意结肠镜检查发现的直肠轻度炎症改变,如不符合 UC 的其他诊断要点,常为非特异性,应认真寻找病因,观察病情变化。

(5) UC 合并难辨梭状芽孢杆菌(C.diff)或巨细胞病毒(CMV)感染:重度 UC 或在免疫抑制剂维持治疗病情处于缓解期的患者出现难以解释的症状恶化时,应考虑合并 C.diff 或 CMV 感染的可能。

确诊 C.diff 感染可行粪便毒素试验(酶联免疫测定毒素 A 和毒素 B)、核苷酸 PCR、谷氨酸脱氢酶抗原检测等。

确诊 CMV 结肠炎可予结肠镜下黏膜活检行 HE 染色找巨细胞包涵体、免疫组织化学染色和 CMV-DNA 实时荧光定量 PCR。特征性的内镜下表现和外周血 CMV-DNA 实时荧光定量 PCR>1 200 拷贝 /ml 时,临床上要高度警惕 CMV 结肠炎。

问题四   该患者已经完善了相关检查,并进行了鉴别诊断,目前可确诊为什么疾病? 确诊依据是什么?

思路 1   根据补充病史,本病临床诊断为:UC(初发型、左半结肠、活动期、中度)。

思路 2   诊断依据

(1) 青年男性,反复腹泻伴黏液脓血便 6 月。

(2) 肠镜:溃疡性结肠炎,病理:黏膜中性粒细胞、淋巴细胞浸润,隐窝脓肿形成。

(3) 排除其他疾病。

问题五   该疾病的西医治疗方案包括哪些?

思路   根据病情活动性的严重程度、病变累及的范围和疾病类型,制订治疗方案。

(1) 排除美沙拉嗪治疗禁忌,予美沙拉嗪肠溶片 1g,口服,每天 4 次。

(2) 美沙拉嗪栓剂(灌肠液),1g,保留灌肠,每晚 1 次。

知识点 5

UC 活动期的西医治疗

(1) 轻度 UC:氨基水杨酸制剂是治疗轻度 UC 的主要药物。包括传统的柳氮磺吡啶(sulfasalazine,SASP)和其他各种不同类型的 5- 氨基水杨酸(5-aminosalicylic acid,5-ASA)制剂。对氨基水杨酸制剂治疗无效者,特别是病变较广泛者,可改用口服全身作用激素(用法详见中度 UC 治疗)。

(2) 中度 UC

氨基水杨酸制剂:用法同前。

激素:足量氨基水杨酸制剂治疗后(一般 2~4 周)症状控制不佳者,尤其是病

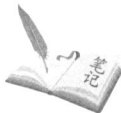

变较广泛者,应及时改用激素。按泼尼松 0.75~1mg/（kg·d）（其他类型全身作用激素的剂量按相当于上述泼尼松剂量折算）给药。

硫嘌呤类药物:包括硫唑嘌呤（azathioprine）和 6- 巯基嘌呤（6-mercaptopurine,6-MP）。适用于激素无效或依赖者。

沙利度胺:适用于难治性 UC 治疗。

英夫利西单克隆抗体（infliximab,IFX）:当激素和上述免疫抑制剂治疗无效或激素依赖或不能耐受上述药物治疗时,可考虑 IFX 治疗。

选择性白细胞吸附疗法。

（3）重度 UC:病情重、发展快,处理不当会危及生命。应收治入院,予积极治疗。

1）一般治疗:补液、补充电解质,防止水电解质、酸碱平衡紊乱,特别是注意补钾。便血多、血红蛋白过低者适当输红细胞。病情严重者暂禁食,予胃肠外营养。

粪便和外周血检查是否合并 C.diff 或 CMV 感染,粪便培养排除肠道细菌感染。如有则做相应处理。

注意忌用止泻剂、抗胆碱能药物、阿片类制剂、NSAID 等,以避免诱发结肠扩张。

对中毒症状明显者可考虑静脉使用广谱抗菌药物。

2）静脉用糖皮质激素:为首选治疗。甲泼尼龙 40~60mg/d,或氢化可的松 300~400mg/d,剂量加大不会增加疗效,但剂量不足会降低疗效。

3）需要转换治疗的判断与转换治疗方案的选择:在静脉使用足量激素治疗 3d 仍然无效时,应转换治疗方案。一是转换药物的治疗,如转换药物治疗 4~7d 无效者,应及时转手术治疗;二是立即手术治疗。

环孢素（cyclosporine,CsA）:2~4mg/（kg·d）静脉滴注。

他克莫司:作用机制与 CsA 类似,也属于钙调磷酸酶抑制剂。研究显示,他克莫司治疗重度 UC 短期疗效基本与 CsA 相同,其治疗的 UC 患者 44 个月的远期无结肠切除率累计为 57%。

IFX:是重度 UC 患者较为有效的挽救治疗措施。

手术治疗:对中毒性巨结肠患者一般宜早期实施手术。

4）血栓预防和治疗。

5）合并机会性感染的治疗:重度 UC 患者特别是发生激素无效时要警惕机会性感染,一旦合并 C.diff 感染和 CMV 结肠炎,应给予积极的药物治疗,治疗 C.diff 感染药物有甲硝唑和万古霉素等。治疗 CMV 结肠炎药物有更昔洛韦和膦甲酸钠等。

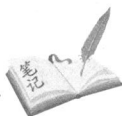

知识点 6

UC 缓解期的维持治疗

UC 维持治疗的目标是维持临床和内镜的无激素缓解。

(1) 需要维持治疗的对象:除轻度初发病例、很少复发且复发时为轻度易于控制者外,均应接受维持治疗。

(2) 维持治疗的药物:激素不能作为维持治疗药物。维持治疗药物的选择视诱导缓解时用药情况而定。

氨基水杨酸制剂:由氨基水杨酸制剂或激素诱导缓解后以氨基水杨酸制剂维持,用原诱导缓解剂量的全量或半量,如用 SASP 维持,剂量一般为 2~3g/d,并应补充叶酸。远段结肠炎以美沙拉嗪局部用药为主(直肠炎用栓剂每晚 1 次,直肠乙状结肠炎用灌肠剂隔天至数天 1 次),联合口服氨基水杨酸制剂效果更好。

硫嘌呤类药物:用于激素依赖者、氨基水杨酸制剂无效或不耐受者、环孢素或他克莫司有效者。剂量与诱导缓解时相同。

IFX:以 IFX 诱导缓解后继续 IFX 维持。

其他:肠道益生菌和中药治疗维持缓解的作用尚待进一步研究。

(3) 维持治疗的疗程:氨基水杨酸制剂维持治疗的疗程为 3~5 年或长期维持。对硫嘌呤类药物以及 IFX 维持治疗的疗程未达成共识,视患者具体情况而定。

知识点 7

UC 的外科手术治疗

(1) 绝对指征:大出血、穿孔、癌变,以及高度疑为癌变。

(2) 相对指征:①积极内科治疗无效的重度 UC(见上述重度 UC 治疗),合并中毒性巨结肠内科治疗无效者宜更早行外科干预。②内科治疗疗效不佳和 / 或药物不良反应已严重影响生命质量者,可考虑外科手术。

问题六　该疾病的中医诊断是什么? 治则治法及方药是哪些?

思路

该患者中医诊断:久痢。

辨证:大肠湿热。

治则:清热化湿,调和气血。

治法:清热化湿,调气和血,敛疡生肌。

方药:芍药汤加减。

大便脓血较多,加槐花、地榆、白及;大便白冻黏液较多,加苍术、薏苡仁、石菖蒲;腹痛较甚,加延胡索、徐长卿。

中药灌肠:久痢病变部位在大肠,中药灌肠治疗可以使药物直达病所,有助于较快缓解症状,促进肠黏膜损伤的修复。可予敛疮生肌类:儿茶、白及;清热解毒类:青

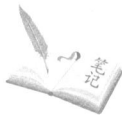

黛、黄连、黄柏、白头翁、败酱草;中成药:锡类散、云南白药。

中成药:虎地肠溶胶囊,口服,每次 1.6g,每日 3 次;锡类散,配合中药灌肠,每次 1.5g,每日 1 次。

知识点 8

久痢的中医类证鉴别

UC 以腹痛、腹泻、黏液脓血便、里急后重为主要临床表现,依据其典型临床表现,相当于泄泻、便血、腹痛等。其辨别要点如下:

(1)泄泻:指排便次数增多,粪便稀溏,甚至泻出如水样为主症的病证,多由脾胃运化功能失职,湿邪内盛所致。UC 患者出现上述临床表现,可以诊断为泄泻。

(2)便血:指血液由肛门排出,或粪便带血,血色鲜红或黯红,或大便呈柏油样为主要临床表现的病证,一旦以粪便带血为主症,可以诊断为便血。

(3)腹痛:指因感受外邪、饮食所伤、情志失调及素体阳虚等使脏腑气机阻滞,气血运行不畅,经脉痹阻,或脏腑经脉失养导致的,以胃脘以下、耻骨毛际以上部位发生疼痛为主症的病证;UC 缓解期可无明显腹泻及黏液血便,一旦患者以腹痛为主症,可诊断为腹痛。

知识点 9

UC 的中医分证论治

证型	主要症候	舌脉	治则治法	方药
大肠湿热	腹痛,腹泻,便下黏液脓血;里急后重,肛门灼热	舌质红,苔黄腻,脉滑数	清热化湿,调气行血	芍药汤加减
脾虚湿蕴	黏液脓血便,白多赤少,或为白冻,或腹泻便溏,夹有不消化食物;腹部隐痛,脘腹胀满,食少纳差	舌质淡红,边有齿痕,苔白腻,脉细弱或细滑	健脾益气,化湿助运	参苓白术散加减
寒热错杂	下痢稀薄,夹有黏冻,反复发作;肛门灼热;腹痛绵绵	舌质红,或舌淡红,苔薄黄,脉弦,或细弦	温中补虚,清热化湿	乌梅丸加减
脾肾阳虚	久泻不止,大便稀薄;夹有白冻,或伴有完谷不化,甚则滑脱不禁;腹痛喜温喜按,形寒肢冷,腰酸膝软	舌质淡胖,或有齿痕,苔薄白润,脉沉细	健脾补肾,温阳化湿	理中汤合四神丸加减

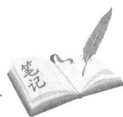

续表

证型	主要症候	舌脉	治则治法	方药
肝郁脾虚	情绪抑郁或焦虑不安,常因情志因素诱发大便次数增多;大便稀烂或黏液便;腹痛即泻,泻后痛减	舌质淡红,苔薄白,脉弦或弦细	疏肝理气,健脾和中	痛泻要方合四逆散加减
热毒炽盛	便下脓血次数较多,或便血量多次频;腹胀、腹痛明显;发热	舌质红,苔黄燥,脉滑数	清热祛湿,凉血解毒	白头翁汤加减
阴血亏虚	久泻不止,便下脓血;排便不畅,大便干结夹有黏液血便	舌红少津或舌质淡,少苔或无苔,脉细弱	滋阴养血,益气健中	驻车丸合四物汤加减

问题七　该患者如何预防与调摄?

思路　嘱咐患者从饮食、生活、心理 3 个方面进行调摄。

(1) 注意生活调摄,注意个人卫生,避免不洁食物。

(2) 选择低脂流质或低脂少渣半流质饮食。

(3) 注意劳逸结合,情绪稳定。

(4) 定期肠镜监测。

知识点 10

UC 的调摄护理

加强健康宣教,帮助患者正确认识 UC 及其病因,告知心理因素、生活习惯、饮食结构等在发病中的作用,如何预防疾病的发生;告知治疗方法以及疗程,帮助患者树立战胜疾病的信心。

(1) 起居:注意生活调摄,起居规律,保持环境清洁,注意个人卫生,避免不洁食物,防止肠道感染。适度体育锻炼,可以选择太极拳、太极剑、气功等节奏和缓的非竞技体育项目。

(2) 饮食:活动期选择低脂流质或低脂少渣半流质饮食,如含优质蛋白的淡水鱼肉、瘦肉、蛋类等,但避免含乳糖蛋白食品,如牛奶;缓解期选择低脂饮食,摄入充足的蛋白质,避免过于辛辣、油炸食物。观察患者对食物的耐受性,选择合适的食物。同时应结合患者的证型与体质因素,如湿热证患者慎食羊肉等温性食品,虚寒证患者避免进食生冷食物如海鲜、冷饮、冷菜冷饭等。饮食日志的记录有助于患者日常的饮食监测,找出不耐受的饮食,今后避免食用。饮食日志内容包括进食的时间、地点、食物名称和进食量,进食后出现的消化道反应以及出现的时间等。

(3) 心理:保持心理健康可以减少复发。注意劳逸结合,情绪稳定,积极向上,学习处理疾病的各种办法和对策,避免不良刺激,避免精神过度紧张。

(4) 监测:重视对本病癌变的监测,根据风险程度的不同定期肠镜检查。

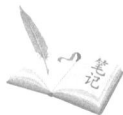

【临证要点】

1. UC 中医治疗目的　①诱导病情深度缓解,包括临床症状缓解、黏膜愈合及组织学缓解;②防止病情复发,提高生存质量;③减少并发症,降低重症患者手术率。

2. UC 病位在大肠,与脾、肝、肺、肾诸脏功能失调密切相关。湿邪蕴肠为主要病理因素,脾虚失健为主要发病基础,饮食不调和情志失常为主要发病诱因。

3. UC 活动期的主要病机为湿热蕴肠,气血不调,治疗方法主要为清热化湿,调气和血,敛疡生肌。缓解期的主要病机为脾虚湿恋,运化失健,治疗方法主要为健脾益气,兼以补肾固本,佐以清热化湿。

4. 根据 UC 病变累及结肠部位的不同,采用相应的给药方法进行治疗。如直肠型或左半结肠型患者可采用中药灌肠或栓剂治疗,可以有效缓解症状,是治疗 UC 的重要途径和方法;广泛结肠型患者采用中药口服加灌肠方法治疗。

【诊疗流程】

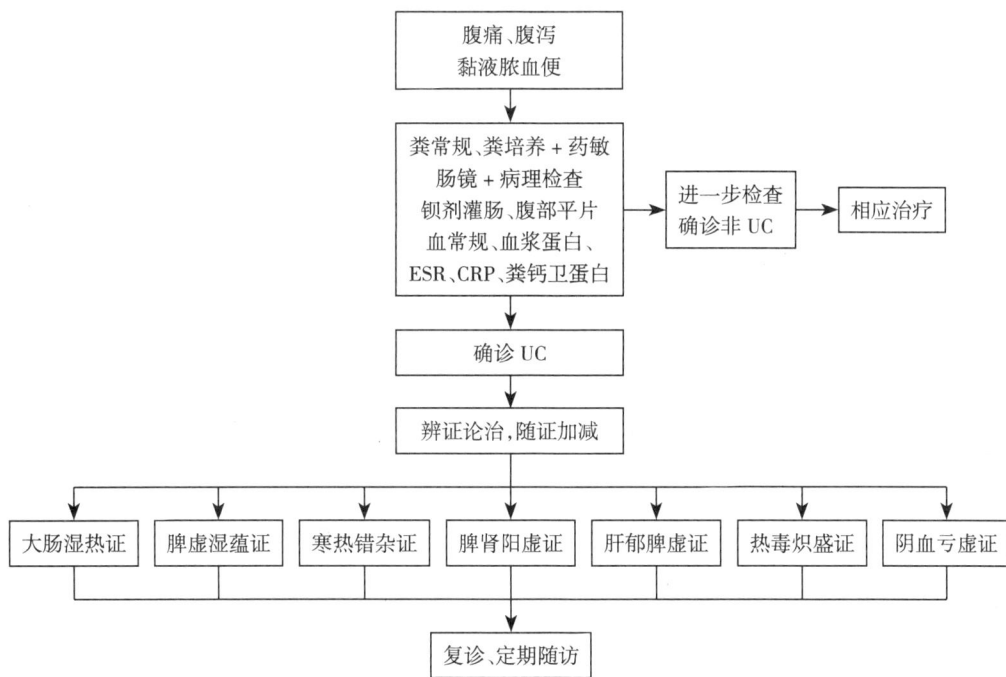

（沈　洪）

【复习思考题】

1. UC 与克罗恩病如何鉴别诊断?

2. UC 的治疗目标是什么?

3. 试述 UC 的常用治疗药物。

4. 病案分析

朱某,男,38 岁,患者于 1 年前无明显诱因解黏液血便,4~6 次/天,伴里急后重感及阵发性脐周疼痛,排便后减轻,无发热,在当地医院查大便常规提示白细胞

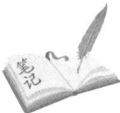

(++),红细胞(+++),隐血(+),大便培养阴性,按急性肠炎给予诺氟沙星治疗症状无好转,行肠镜检查提示:"溃疡性结肠炎(广泛结肠型)",给予口服"SASP 1.0g,qid"症状好转后逐渐减量为0.5g,qd治疗。半月前因饮食不节再次出现上述症状,大便8~10次/天,夹有较多黏液脓血,伴脐周阵发性绞痛及里急后重感,发热,体温最高38.2℃,口干口苦,烦躁不安,小便短赤,舌质红,苔黄燥,脉滑数。遂来院就诊,查血常规:WBC $12×10^9$/L,Hb 96g/L,粪常规:白细胞(++),红细胞(+++),隐血(+),ESR 47mm/h,CRP 80mg/L,粪钙卫蛋白830μg/g,肠镜:溃疡性结肠炎(广泛结肠型)。

请写出西医诊断、诊断依据、中医辨证证型、治法、方药。

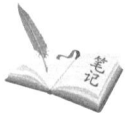

第二十五章

克罗恩病

PPT 课件

25章PPT

培训目标

1. 掌握克罗恩病的诊断标准、鉴别诊断、并发症、疾病评估、西医治疗原则和方法。

2. 掌握克罗恩病的中医病名诊断、基本病机、辨证要点、治则治法和分型论治。

3. 熟悉克罗恩病的预后转归。

4. 了解克罗恩病的饮食调摄。

克罗恩病（Crohn's disease，CD）是一类病因和发病机制尚不完全清楚并可累及全消化道的慢性炎症性疾病，病变呈节段性分布，波及消化道壁全层。CD 和溃疡性结肠炎（ulcerative colitis，UC）统称为炎症性肠病（inflammatory bowel disease，IBD）。该病好发于青年期，临床表现呈多样化，包括消化道表现、全身性表现、肠外表现和并发症。腹痛、腹泻和体重减轻是其最常见的症状。其临床特点为慢性病程、迁延不愈、易复发、并发症多、致残率高和严重影响生活质量。中医古代医籍中并无专门论述。目前 CD 的中医治疗，根据其临床表现不同，可以参考腹痛、泄泻、肠结、积聚、肛痈、肛瘘等内容进行辨证论治。

【典型案例】

患者男性，25 岁。

主诉：反复右下腹疼痛半年，伴腹泻和体重减轻。

现病史：近半年来右下腹疼痛反复发作，VAS 评分 4~5 分，可自行缓解。每日排便 2~3 次不等，大便稀溏。因腹痛症状可自行缓解，起初未引起患者重视。近来因腹痛发作频繁，且半年来体重减轻约 6kg，遂前来就诊。

既往史：1 年前因"肛瘘"在当地医院肛肠科行手术治疗，目前瘘口仍时有少量分泌物流出。否认甲状腺功能亢进、糖尿病等慢性病病史，否认病毒性肝炎、结核等传染病病史。查体：形体消瘦，精神萎顿。腹平软，右下腹有压痛，无肌肉反

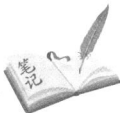

跳痛,未及腹块,肝脾肋下未及,肠鸣音无亢进。

刻下:右下腹阵发性疼痛,倦怠乏力,纳呆,口苦,小便调,大便日行2次,溏薄,夜寐安。

舌脉:苔黄腻,舌淡红,脉滑。

问题一 该患者的西医诊断应首先考虑哪个疾病? 其次还应考虑哪些疾病?

思路 第一步应列出可能引起主诉表现的常见疾病。这些可能的疾病包括结直肠癌、UC、CD、肠结核、淋巴瘤、白塞病、获得性免疫缺陷综合征(acquired immunodeficiency syndrome,AIDS)等。

腹泻型肠易激综合征虽然也以年轻人多见,并表现为腹痛、腹泻,但是因为该疾病为一功能性胃肠道疾病,一般不会引起消瘦,而且其腹痛位置往往不固定。甲状腺功能亢进也可引起腹泻和消瘦,但是其腹泻多由甲状腺激素引起肠蠕动加快所致,一般无腹痛。因此,不将腹泻型肠易激综合征和甲状腺功能亢进列入所考虑疾病之列。

第二步根据现有资料,列出该病例的临床特点。该病例的临床特点为:①年轻男性;②右下腹腹痛、腹泻、体重减轻;③肛瘘。

第三步根据该病例的临床特点,在所考虑的疾病中挑选出可能性最大的疾病。该患者所罹患的肛瘘有可能是原发病的并发症,也可能是与原发病无关的独立性疾病。依据尽可能用"一元论"来解释患者所有临床表现的诊断原则,同时符合该病例三个临床特点的疾病只有CD。

因此,该患者首先应考虑的西医诊断为CD。第四步列出还应考虑的其他可能性疾病。如果肛瘘和患者原发病为互为独立性疾病,则还应考虑UC、肠结核、淋巴瘤,白塞病和HIV等。因为这几个疾病都是多见于或者多发于年轻人。结直肠癌以中老年多见,所以不列入优先考虑之列。

问题二 如需要明确CD诊断,还需询问哪些病史或需做哪些检查?

思路 CD缺乏诊断的金标准,诊断需要结合临床表现、实验室检查、影像学检查、内镜检查和病理组织学检查进行综合分析并密切随访。

应补充询问有无发热、食欲不振、疲劳和贫血等症状。此外,还应询问有无CD的肠外表现的相关症状和并发症。

实验室检查:血常规、C反应蛋白、红细胞沉降率、血清白蛋白等,有条件者可做粪钙卫蛋白检测。

影像学检查:小肠CT和(或)MRI,可反映肠壁的炎症改变、病变分布的部位和范围、狭窄的存在及其可能的性质(炎症活动性或纤维性狭窄)、肠腔外并发症,如瘘管形成、腹腔脓肿或蜂窝织炎等。

内镜检查:结肠镜、胶囊内镜和小肠镜。结肠镜检查和黏膜组织活检应列为CD诊断的常规首选检查,结肠镜检查应达末段回肠。无论结肠镜检查结果如何,均需进一步行小肠镜/胶囊内镜和胃镜检查以明确小肠和上消化道的累及情况。

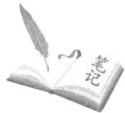

笔记

知识点 1

CD 的肠外表现和并发症

CD 肠外表现包括关节损伤(如外周关节炎、脊柱关节炎等)、皮肤黏膜表现(如口腔溃疡、结节性红斑和坏疽性脓皮病)、眼部病变(如虹膜炎、巩膜炎、葡萄膜炎等)、肝胆疾病(如脂肪肝、原发性硬化性胆管炎、胆石症等)、血栓栓塞性疾病等。

CD 并发症包括瘘管、腹腔脓肿、肠腔狭窄和肠梗阻、肛周病变(肛周脓肿、肛周瘘管、皮赘、肛裂等),较少见的有消化道大出血、肠穿孔,病程长者可发生癌变。

知识点 2

活动期 CD 的小肠 CT 的表现

活动期 CD 典型的小肠 CT 表现为肠壁明显增厚(>4mm);肠黏膜明显强化伴有肠壁分层改变,黏膜内环和浆膜外环明显强化,呈"靶症"或"双晕征";肠系膜血管增多、扩张、扭曲,呈"木梳征";相应系膜脂肪密度增高、模糊;肠系膜淋巴结肿大等。

知识点 3

CD 的内镜下表现

早期 CD 内镜下表现为阿弗他溃疡,随着疾病进展,溃疡可逐渐增大加深,彼此融合形成纵行溃疡。CD 病变内镜下多为非连续改变,病变间黏膜可完全正常。其他常见内镜下表现为卵石征、肠壁增厚伴不同程度狭窄、团簇样息肉增生等。

知识点 4

CD 的组织病理学表现

光学显微镜下特点为:①透壁性炎;②聚集性炎症分布,透壁性淋巴细胞增生;③黏膜下层增厚;④裂隙状溃疡;⑤非干酪样肉芽肿;⑥肠道神经系统的异常(黏膜下神经纤维增生和神经节炎,肌间神经纤维增生);⑦相对比较正常的上皮 - 黏液分泌保存(杯状细胞通常正常)。

问题三 该患者已经完善了相关检查,并进行了鉴别诊断,目前可确诊为什么疾病? 确诊依据是什么?

思路 UC 通常与 CD 相鉴别,两病同属于 IBD,都好发于年轻人,都有腹痛腹泻,

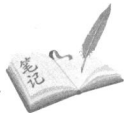

肠道内都可见溃疡,但两者发病机制、预后和治疗都不尽相同,是首先需要进行鉴别的疾病(见知识点 5)。

> **知识点 5**
>
> UC 和 CD 的鉴别诊断
>
> | 项目 | UC | CD |
> | --- | --- | --- |
> | 症状 | 脓血便多见 | 有腹泻但脓血便较少见 |
> | 病变分布 | 病变连续 | 病变呈节段性 |
> | 直肠受累 | 绝大多数受累 | 少见 |
> | 肠腔狭窄 | 少见,中心性 | 多见,偏心性 |
> | 内镜表现 | 溃疡浅,黏膜弥漫性充血水肿、颗粒状,脆性增加 | 纵行溃疡、卵石样外观,病变间黏膜外观正常(非弥漫性) |
> | 活组织检查特征 | 固有膜全层弥漫性炎症、隐窝脓肿、隐窝结构明显异常、杯状细胞减少 | 裂隙状溃疡、非干酪性肉芽肿、黏膜下层淋巴细胞聚集 |

案例补充:

该患者无血便、乏力、关节疼痛、口腔溃疡、皮损等表现。体格检查:T 37.8℃,P 76 次 /min,R 18 次 /min,BP 108/76mmHg,神清,精神萎靡,BMI 17,血常规:白细胞 7.6×10^9/L,红细胞 3.5×10^{12}/L,Hb 107g/L,血小板 360×10^9/L,CRP 34mg/L,ESR 52mm/h;粪 OB(+);血清白蛋白 28g/L;小肠 CT 示:回肠末端肠壁增厚强化明显,周围可见增大淋巴结;结肠镜示:升结肠可见数条纵行深溃疡,溃疡与溃疡之间黏膜未见异常,回肠末端可见 2 枚不规则深溃疡,余结直肠未见异常;回肠和结肠病理示:可见非干酪样肉芽肿、局灶性隐窝结构异常和黏膜慢性炎症。

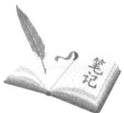

问题四 该患者已经完善了相关检查,并进行了鉴别诊断,目前可确诊为什么疾病? 确诊依据是什么?

思路 1 根据补充病史,本病临床诊断为:CD。

思路 2 诊断依据

(1) 症状:反复右下腹疼痛半年,伴腹泻和体重减轻。

(2) 检验及影像:血常规:白细胞 7.6×10^9/L,红细胞 3.5×10^{12}/L,Hb 107g/L,血小板 360×10^9/L,CRP 34mg/L,ESR 52mm/h;粪 OB(+);血清白蛋白 28g/L;小肠 CT 示:回肠末端肠壁增厚强化明显,周围可见增大淋巴结;

(3) 肠镜:结肠镜示升结肠可见数条纵行深溃疡,溃疡与溃疡之间黏膜未见异常,回肠末端可见 2 枚不规则深溃疡,余结直肠未见异常;回肠和结肠病理示:可见非干酪样肉芽肿、局灶性隐窝结构异常和黏膜慢性炎症。

问题五　该患者目前应选用的西医治疗措施是什么?

思路　首选英夫利昔单抗在 0、2、6 周以 5mg/kg 剂量静脉给药诱导缓解,之后每隔 8 周给予相同剂量以维持治疗,在应用同时联合免疫抑制剂硫唑嘌呤 1.0~1.5mg/(kg·d)。同时,患者 BMI 仅为 17,属于营养不良,应予以肠内营养支持。

知识点 6

简化 CD 疾病活动指数评分表

项目	0 分	1 分	2 分	3 分	4 分
一般情况	良好	稍差	差	不良	极差
腹痛	无	轻	中	重	—
腹块	无	可疑	确定	伴触痛	—
腹泻		稀便每日 1 次记 1 分			
伴随疾病		每一种症状记 1 分			

注:"—"为无此项。伴随疾病包括关节痛、虹膜炎、结节性红斑、坏疽性脓皮病、阿弗他溃疡、裂沟、新瘘管和脓肿等。≤4 分为缓解期,5~7 分为轻度活动期,8~16 分为中度活动期,>16 分为重度活动期。

知识点 7

CD 活动期治疗措施

CD 活动期的治疗原则是诱导缓解,争取达到黏膜愈合。一般治疗:戒烟,营养支持(首选肠内营养)。药物治疗:①轻度活动期:以控制或减轻症状为治疗原则,美沙拉嗪制剂使用于结肠型、回肠型和回结肠型。②中度活动期:激素是最常用的治疗药物,但不用于维持治疗;免疫抑制剂硫唑嘌呤或甲氨蝶呤,用于激素无效或撤药时;生物制剂:激素和免疫抑制剂无效、不耐受或激素依赖;沙利度胺:可用于无条件使用生物制剂者。③重度活动期:重度患者病情严重、并发症多、手术率和病死率高,应及早采用积极有效的措施处理。泼尼松 0.75~1mg/(kg·d)静脉给药或抗 TNF-α 单克隆抗体。合并感染予广谱抗生素。药物治疗无效者可考虑手术治疗。手术指征和手术时机的掌握应从治疗开始就与外科医师密切配合共同商讨。

对于确诊时具有预测疾病预后不良的高危因素的 CD 患者,包括伴有肛周病变、病变范围广泛(小肠受累大于 100cm)、伴食管、胃、十二指肠病变、发病年龄小于 40 岁以及首次发病即有激素治疗指征者,如果高危因素大于或等于 2 个,即建议早期应用抗 TNF 药物。

问题六　该患者的中医诊断是什么? 治则、治法及方药是哪些?
思路
该患者中医诊断为:腹痛。

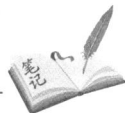

辨证:肠道湿热证。

治则:清热化湿。

治法:清热化湿为主,佐以益气健脾,生肌敛疡。

方药:葛根芩连汤。

为促进肠道内溃疡的愈合,可以加用青黛、三七以清热解毒、生肌敛疡。因青黛不溶于水,可将青黛装入胶囊内吞服。

知识点 8

CD 的辨证要点

CD 属于西医病名,在中医医籍中没有明确的对应病名。因此在临床上是根据患者的主要临床表现来进行中医诊断命名的。如以腹痛为主,则诊断为"腹痛";如以腹泻为主,则诊断为"泄泻";如以腹部包块为主,则诊断为"积聚";如以肠梗阻为主,则诊断为"肠结";如以肠道溃疡为主要表现,则诊断为"肠痈";如以肛旁瘘道流脓为主,则诊断为"肛瘘",等。该患者以右下腹痛为主要表现,故中医诊断为"腹痛"。

CD 的中医病机总属本虚标实。病初本虚以脾胃虚弱为主,标实以湿热为主。久病之后本虚以脾肾两虚为主,标实则以瘀血为主。在疾病演变过程中可出现寒热错杂之证。CD 的中医辨证主要从寒热、虚实、气血和脏腑四个方面进行。

(1)辨寒热:腹痛得热痛减,大便清稀,形寒肢冷为寒证;腹痛得寒痛减,粪便秽臭,肛周脓液稠厚,肛门灼热胀痛为热证。

(2)辨虚实:腹痛拒按属实;腹痛隐隐,时作时止,喜温喜按,神疲乏力,肛周脓液清稀,属虚证。

(3)辨气血:便前腹痛,便后缓解,肠鸣腹胀,或腹部积块软而不坚,胀满疼痛,病在气分;病久而腹痛,痛处固定,或腹部积块明显,硬痛不移,舌质紫黯或有瘀斑瘀点,病在血分。

(4)辨脏腑:大便溏泄,纳少形瘦,食后腹胀,舌淡胖或有齿痕,多属脾胃虚弱;少腹、脐周、两胁胀痛,痛则欲便,便后痛减,矢气频作,症状随情志而变化,多属肝郁脾虚;病久迁延,反复泄泻,五更泄泻,形寒肢冷,腰膝酸软,多属脾肾阳虚。

从整合医学角度辨治克罗恩病

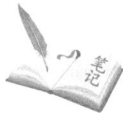

ER-25-1

知识点 9

CD 分型论治

克罗恩病

湿热内蕴证 寒湿内盛证	脾胃虚弱证 湿热伤中证	寒热错杂证	肝郁脾虚证	脾肾阳虚证 肝气乘脾证	气滞血瘀证 肾阳虚衰证
清热化湿 散寒化湿止泻	健脾益气 清热燥湿止泻	温中清热 消食导滞止泻	疏肝健脾 健脾化湿止泻	温肾健脾 抑肝扶脾止泻	活血化瘀 温肾健脾固涩
葛根芩连汤 藿香正气散	参苓白术散 葛根芩连汤	乌梅丸 保和丸	痛泻要方＋四逆散 参苓白术散	理中汤＋四神丸 痛泻要方	膈下逐瘀汤 四神丸

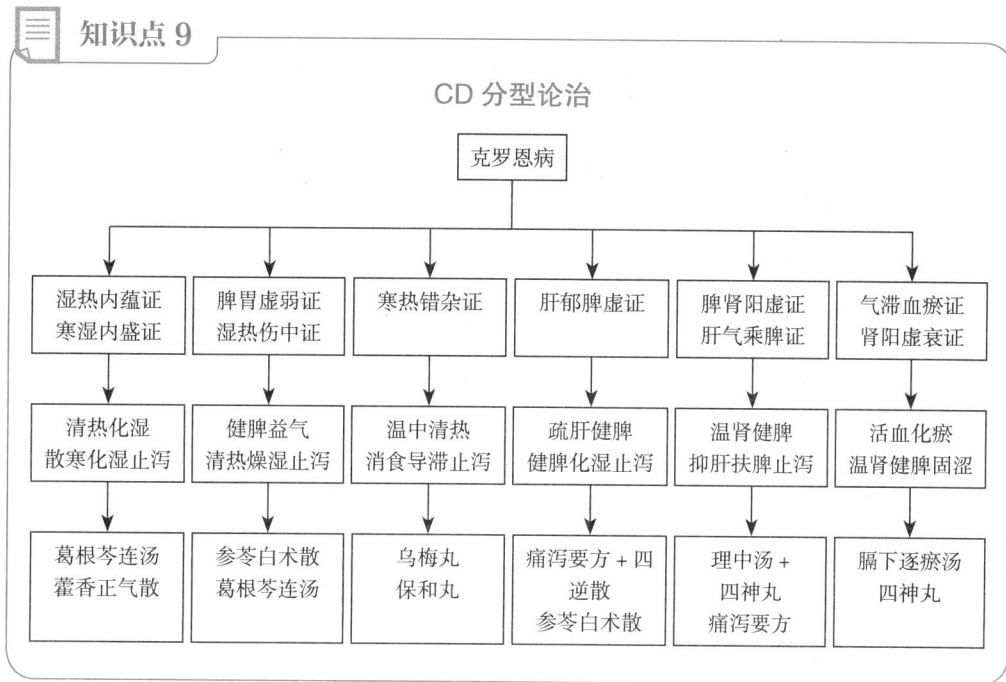

问题七　该患者的预后如何?

思路　该患者具有预后不良的危险因素(发病年龄轻、具有肛周病变、起病即需要激素治疗),如果患者对治疗有应答,并能长期维持缓解,则能减少并发症的发生,并保持较高的生活质量。如果患者对治疗无应答,或不能维持长期缓解,则该患者容易出现 CD 的各种并发症如内外瘘、腹腔脓肿、肠梗阻等,严重影响生活质量,预后较差。

(1) 病患注意点:CD 是一个慢性、反复发作的疾病,目前无法根治。患者应确定合理的治疗目标,即诱导疾病的缓解和维持缓解,减少并发症的发生。因为该病是一个慢性病,需要长期治疗,而且所用药物往往具有不良反应,因此必须在医生指导下进行治疗,不能根据自己的喜好或症状的轻重来随意用药或停药。

(2) 医生注意点:应对患者做好疾病的解释和宣教工作,帮助患者确立合理的治疗目标,加强对患者慢性病治疗过程的管理。

问题八　该患者的预防及调摄如何?

思路

(1) 饮食调摄:避免摄入过多的牛肉、羊肉、猪肉以及奶制品等,可以通过食用禽类、鱼类来补充蛋白质。避免生冷、辛辣等刺激性或者不耐受的食物以防诱发或者加重症状。

(2) 起居调摄:疾病活动期应限制运动,注意休息。缓解期,可以通过适当运动来增强体质。注意腹部的保暖。戒烟。

(3) 精神调摄:应保持平稳的心态,避免不必要的焦虑、紧张等负面情绪,以免加重病情。

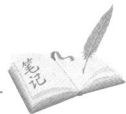

【临证要点】

1. 对于无病理确诊的初诊病例,应随访 6~12 个月以上,根据对治疗的反应及病情变化判断,如符合 CD 自然病程者,可做出临床确诊诊断。

2. 在制订治疗方案时应综合考虑病变范围、并发症、病情程度以及判断预后的危险因素等,根据临床指南和患者具体情况制订一个最适宜合理的个体化治疗方案。

3. CD 属本虚标实,正虚以脾胃虚弱为主,标实有湿、热、瘀、滞不同。在治疗时如以标实证为主,清化活血,还需顾护胃气;本虚为主时补益脾胃,也要佐以清化活血。

4. 由于本病以肠腔内溃疡为主要病变表现,因此在治疗时可以参考中医外科治疗"痈疡"的方法,采用清热解毒、凉血消痈、生肌敛疮方法,来促进肠道溃疡的愈合。对于以瘀热为主的溃疡,可以选用苦参、青黛、马齿苋、败酱草、红藤、地榆、茜草等。对于以正虚为主的溃疡,可以选用生黄芪、白芷、桔梗、三七、白及等。

【诊疗流程】

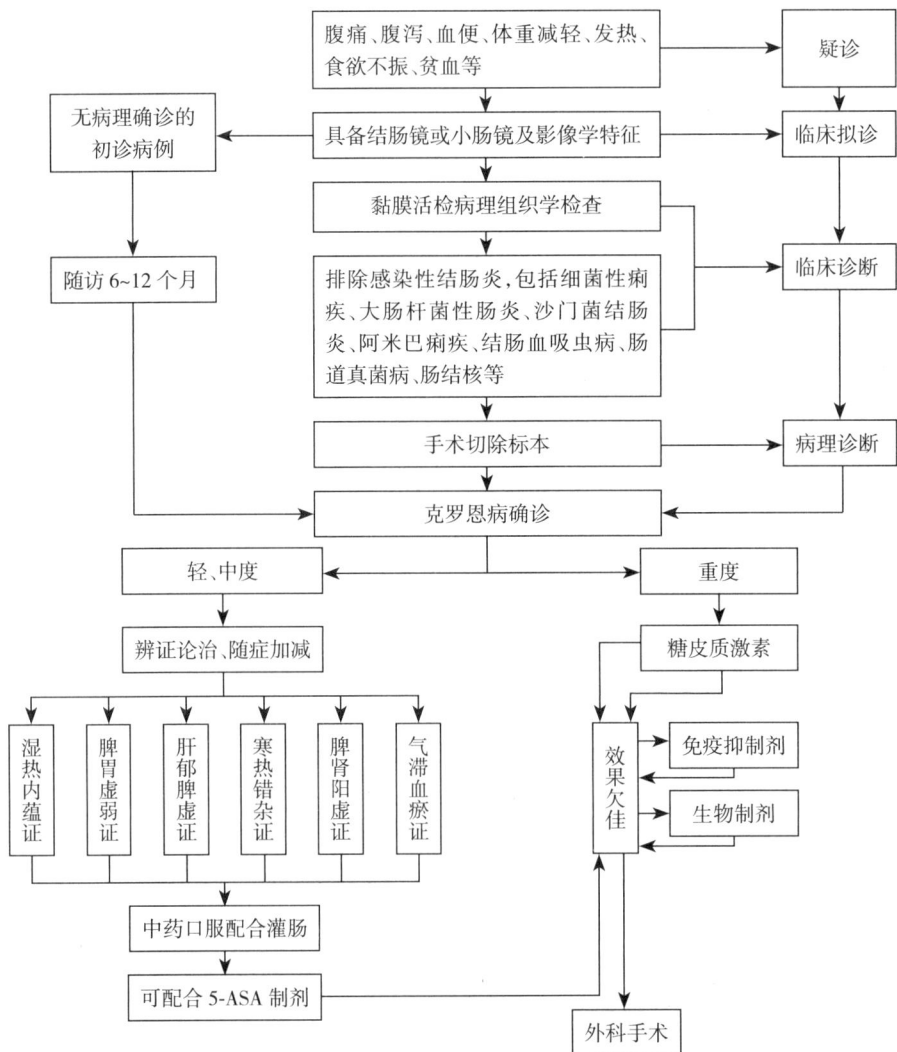

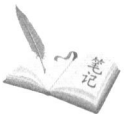

（林　江）

【复习思考题】

1. CD 预后不良的高危因素有哪些?
2. 试述 CD 简化疾病活动指数计算方法。
3. 试述 CD 的辨证要点。

扫一扫
测一测

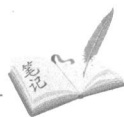

第二十六章

肠易激综合征

培训目标

1. 掌握肠易激综合征的特点、临床表现、分型、诊断标准。
2. 熟悉肠易激综合征的中医证候分型、中药的防治措施。
3. 了解肠易激综合征的治疗。

肠易激综合征（irritable bowel syndrome，IBS）是一种以反复腹痛为特点，并伴排便异常或排便习惯改变的功能性肠病，诊断前症状出现至少 6 个月，且近 3 个月持续存在。该病缺乏可解释症状的形态学改变、器质性病变和生化检查异常，为消化科的常见病和多发病。IBS 在世界范围内普遍存在，患者症状迁延起伏，是一个重要的公共卫生问题。近十几年来，随着生活水平的提高，饮食结构、生活习惯的改变环境的变化，本病就诊人数呈逐年增加趋势。

【典型案例】

患者女性，36 岁。

主诉：间断腹痛伴大便习惯改变 5 年，加重 1 周。

现病史：患者于 5 年前无明显诱因出现腹痛，以下腹部为主，餐后明显，伴大便次数增多，严重时伴有腹泻，每日 4~5 次，泻后痛减，其他时间可能 1~2 天无排便，粪质坚硬，每周发作 1 次，每次持续 2~3 天，排便后可缓解。无恶心呕吐、便血、消瘦，纳呆，平素急躁易怒，身倦乏力，胁肋胀满，寐尚可，小便可，未予重视。1 周前，患者无明显诱因出现上述症状加重，遂来院就诊。门诊查血常规、生化检查、便常规及电子肠镜未见异常。

既往史：否认高血压、糖尿病、冠心病等慢性病病史，否认肝炎、结核等传染病病史。

刻下：腹痛，腹泻，每日 4~5 次稀便，纳少，小便正常，夜寐安。

舌脉：舌淡胖，苔白，脉弦细。

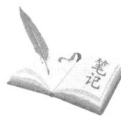

问题一　目前初步考虑患者的诊断是什么？其初步诊断依据是什么？

思路　根据辅助检查,建立初步的西医诊断。

本患者初步判断为肠易激综合征,其初步诊断依据为：

（1）间断腹痛伴大便习惯改变 5 年,加重 1 周。

（2）腹痛以下腹部为主,餐后明显,伴大便次数增多,严重时伴有腹泻,每日 4~5 次,泻后痛减,其他时间可能 1~2 天无排便,粪质坚硬,每周发作 1 次,每次持续 2~3 天,排便后可缓解。

（3）血常规、生化检查、便常规及电子肠镜未见异常。

知识点 1

粪便性状量表

　　IBS 患者临床表现差异很大,排便异常可表现为腹泻、便秘或腹泻与便秘交替,罗马Ⅲ专家委员会根据粪便性状来分型,粪便性状参考 Bristol 粪便性状量表,其中 1 型和 2 型界定为便秘,6 型和 7 型界定为腹泻。粪便性状反映了肠道传输时间。

知识点 2

报　警　症　状

　　报警征象包括：发热、消瘦、贫血、腹部包块、频繁呕吐、呕血或黑便、年龄>40 岁的初发病者、有肿瘤（尤其是结肠癌）家族史等。对有报警征象者建议及时行相关检查,对有精神心理障碍者建议根据相关心理量表及时进行心理评估,明确排除器质性疾病对解释病情更为有利。

问题二　为了明确诊断,还需要完善哪些检查？

思路　为明确诊断,还需要完善的相关辅助检查

肠易激综合征症状多非特异性,故结合病史,应当完善腹部超声、腹盆腔 CT、腹部 MRI、肿瘤标志物。

问题三　该患者初步诊断为肠易激综合征,为避免误诊,还需要与哪些疾病相鉴别？

思路　患者根据临床表现及相关检查,初步诊断为肠易激综合征。

通过与消化道肿瘤、炎性肠病、肠道感染、结肠憩室、乳糖不耐受、吸收不良综合征、胆系、胰腺疾病、习惯性便秘、甲状腺疾病以及内分泌肿瘤等疾病相鉴别,该患者支持 IBS 的诊断。

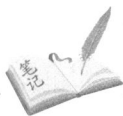

知识点 3

IBS 的鉴别诊断

在临床上,IBS 与许多器质性肠病有类似的症状,应予鉴别。与具有明显特征的器质性疾病鉴别一般无困难,重点是一些表现隐匿的疾病。

(1) 消化道肿瘤:发病年龄在 40 岁以上、有肠道肿瘤家族史、新近发病的腹痛、腹泻、腹胀及便秘患者,尤其有体重减轻、有消化道肿瘤家族史的肿瘤高危人群,在下 IBS 的诊断之前,应格外小心。

(2) 腹泻:腹泻为主者,其主诉常为便次增加,稀或水样便及排便急迫感;主要应与炎性肠病、显微镜下结肠炎、肠道感染、结肠憩室、乳糖不耐受、慢性胰腺炎、吸收不良综合征相鉴别,这些疾病病程的某一阶段,其临床表现与 IBS 有相似之处,粪便白细胞计数,潜血,粪便重量,渗透压(渗透压 >125mOsm/kg,分泌性腹泻 <50mOsm/kg),pH 值和脂肪含量测定及黏膜组织活检有助于鉴别诊断。

(3) 腹痛:对于腹痛位于上腹部或右上腹、餐后疼痛明显的患者,应与胆系和胰腺疾病相鉴别。B 超检查、腹部 X 线片、粪定性或 / 和定量以及胰腺外分泌功能检查,必要时行逆性胰胆管造影检查有助于发现慢性胰腺炎等疾病。如腹痛位于下腹部、伴有或不伴有排尿异常或月经异常者,应与泌尿系统疾病及妇科疾病相鉴别。腹痛位于脐周者,需与肠道蛔虫症相鉴别。腹痛位于剑突下者,应与消化性溃疡、慢性胃炎鉴别,内镜检查有助于鉴别。

(4) 便秘:对于便秘为主的患者,其主诉常为大便次数减少,粪便坚硬及排便不尽感;应与药物不良反应所致的便秘、习惯性便秘及结直肠器质性疾病所致便秘鉴别,除各自的临床特点外,X 线钡灌肠及结肠镜检查是确诊的重要手段。

(5) 其他:甲状腺疾病、糖尿病、内分泌肿瘤等,应通过相应的实验室检查与 IBS 予以鉴别。

知识点 4

IBS 与肠道器质性疾病鉴别要点

肠易激综合征	肠器质性疾病
a. 多见于青、中年,女性多见	a. 各年龄均有,老年多见
b. 慢性经过,每次形式类同	b. 进行性加重
c. 腹泻或便秘,粪便量少,不带血	c. 大便带脓血或脂肪泻
d. 睡眠中不出现	d. 惊扰睡眠
e. 一般情况较好	e. 明显消瘦
f. 下腹痛,进食后加重,便后缓解	f. 腹痛与排便关系不肯定
g. 症状与应激有关,心身疾病较多	g. 可伴心身疾病,但多为继发

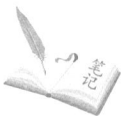

笔记

续表

肠易激综合征	肠器质性疾病
a. 无发热	a. 可有发热
b. 多有紧张、焦虑、自主神经功能紊乱(脉速、血压高、多汗)	b. 如有紧张、焦虑,多属继发,不如前者突出
c. 乙状结肠曲易触及并痛觉过敏	c. 腹肌紧张、反跳痛、高调肠鸣音
d. 结肠镜检时易出现肠管痉挛、腹痛、钡灌肠示结肠痉挛、结肠袋减少	d. 结肠镜检或钡灌肠示器质性病变或明显炎症表现
	a. 粪检见大量 WBC、脓血、或见脂肪滴、虫卵
a. 粪检一般正常	b. ESR 增快、血 WBC 升高、明显贫血
b. 可有结直肠压力和通过异常	c. 粪量 >200g/d
c. 其他实验室检查一般无异常	d. 甲状腺功能异常(高或低)
	e. 乳糖氢呼气试验异常

案例补充:

　　该患者补充了辅助检查,其腹部超声、腹盆腔 CT、腹部 MRI、肿瘤标志物均未见明显异常。

　　问题四　该患者已经完善了相关检查,并进行了鉴别诊断,目前可确诊为什么疾病? 确诊依据是什么?

　　思路1　该患者有典型的腹痛伴大便习惯紊乱改变,且便后腹痛可缓解,时间也符合 IBS 混合型 IBS-M 的诊断标准,无明显报警症状,血清学检查及结肠镜检查均无阳性发现,所以可以初步做出 IBS-M 的诊断。根据病史及检查结果,本病临床诊断为:肠易激综合征混合型。

　　思路2　诊断依据

　　(1)腹痛伴大便习惯改变 5 年,加重 1 周。

　　(2)腹痛以下腹部为主,餐后明显,伴大便次数增多,严重时伴有腹泻,每日 4-5 次,其他时间可能 1-2 天无排便,粪质坚硬,每周发作 1 次,每次持续 2-3 天,以下腹部为主,排便后可缓解。

　　(3)血常规、生化检查、便常规、肿瘤标志物及电子肠镜、腹部超声、腹盆腔 CT、腹部 MRI 未见明显异常。

知识点 5

IBS 的诊断标准

　　根据罗马Ⅳ标准,IBS 典型的临床表现为反复发作的腹痛,最近 3 个月内每周至少发作 1 天,伴有以下 2 项或 2 项以上:

　　(1)与排便有关,排便后症状缓解;

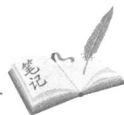

(2) 发作时伴有排便频率改变;

(3) 发作时伴有大便性状(外观)改变;

(4) 诊断前症状出现至少 6 个月,近 3 个月持续存在。

📑 知识点 6

IBS 的分型

根据患者的主要异常排便习惯,IBS 可分为 4 个主要的亚型。

(1) IBS 便秘型(IBS-C):至少 25% 的排便为 Bristol 1-2 型,且 Bristol 6-7 型的排便小于 25%。

(2) IBS 腹泻型(IBS-D):至少 25% 的排便为 Bristol 6-7 型,且 Bristol 1-2 型的排便小于 25%。

(3) IBS 混合型(IBS-M):至少 25% 的排便为 Bristol 1-2 型,且至少 25% 的排便为 Bristol 6-7 型。

(4) IBS 不定型(IBS-U):如果患者满足 IBS 的诊断标准,但其排便习惯异常不符合上述 3 者中的任何一个。这一亚型并不常见,其原因可能是频繁改变饮食或药物,或无法停止使用对胃肠道运动有影响的药物。

在 IBS 分型时除需注重粪便性状外,还应注意到患者的排便费力、急迫感和排便不尽感等症状,在多数情况下粪便性状(从稀水样泻到硬结便)能够反映肠管的转运时间。

IBS-C 发病率占到 19%~44%,IBS-D 占到 15%~36%,IBS-M 占到 19%~49%。那每一个亚型患者的比例是相对稳定的。但是亚型中 75% 的患者可能会有病情的变化。转变为 IBS-C 比 IBS-D 的更为常见,一年内由 IBS-C 转变为 IBS-D 的患者不到 1/3。

问题五　该患者的西医治疗方案包括哪些?

思路

(1) 心理治疗:改善患者情绪,帮助患者消除心理负担。

(2) 药物治疗:目前可供选择的药物主要是针对患者主要症状或症候群,如膳食纤维制剂、乳果糖、聚乙二醇、匹维溴铵、洛哌丁胺等。

(3) 饮食治疗:避免易可疑引起胃肠不适的食物,培养合理规律的饮食习惯。

药物选择
ER-26-2

📑 知识点 7

IBS 西医诊疗方案

IBS 的治疗强调个体化的综合治疗,即应包括精神心理行为干预治疗、饮食调整和药物治疗,患者的治疗方法和对药物的选择应因人而异对症处理。制定罗马Ⅲ中 IBS 专家组对治疗的推荐意见有以下三类:

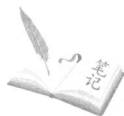
笔记

（1）心理治疗：心理因素可能影响患者的临床症状、症状类型和严重程度已成为常识，应重视。良好的医患关系的重要性，医师应该对有心理障碍的患者给予充分的理解和沟通，与患者保持长期联系；认知治疗是一种短期心理学治疗模式，是以建立个人的正确认知为目的，通过认知教育和行为，纠正患者对疾病曲解的知识，达到正确认知的重建，缓解或消除心理障碍和躯体症状。强调认识所患疾病的良性本质，预后良好，树立对治疗的信心，帮助患者调整情绪和行为，达到长期缓解临床症状，改善生活质量。

（2）饮食调整：食物的色、香、味等通过脑 - 肠轴可诱发胃肠道反应，在 IBS 的患者一般更强烈些，但存在差异，尽量避免易引起胃肠不适的食物，培养合理规律的饮食习惯，既往强调高食纤维饮食，认为除非患者有便秘存在，一般的患者应依据个体对纤维素的反应状况，调整纤维素的摄入。

（3）药物治疗：目前可供选择的药物主要是针对患者主要症状或症候群，如膳食纤维制剂、乳果糖、聚乙二醇、匹维溴铵、洛哌丁胺等。由于 IBS 患者症状复杂多变且与中枢和肠神经系统间复杂的关系，药物都存在有效性和安全性的限制，只能一定程度起作用。匹维溴铵作为代表胃肠选择性钙离子拮抗剂在各类平滑肌解痉剂中最受欢迎，在数十个国家使用，其虽对许多人都有效，但对腹痛的疗效仍有争议；替加色罗随罗马Ⅲ标准一同推出，在 IBS 的治疗上也曾风光无限，但其安全性限制了它的使用；近几年对益生菌治疗很重视；具有调节内脏敏感性的药物（作用于各级神经调节的内脏敏感性）为研制的重点，现有的低剂量三环类和 5- 羟色胺再摄取抑制剂等抗抑郁药能调节内脏敏感性，其长期治疗仍被强调，尤其对有较顽固症状者。

向患者及家属解释病情，进行健康教育，避免诱发和加重病情的因素，其他非药物治疗有心理专科治疗、催眠治疗、生物反馈治疗、行为治疗等，这些现虽未被罗马Ⅲ中 IBS 专家组对治疗的推荐，但与上述有交叉，也显出一定的疗效，需要进一步研究。

问题六　该患者的中医诊断是什么？治则治法及方药是哪些？

思路　根据 IBS 主要临床表现，中医病名属于"泄泻""便秘""腹痛"范畴。根据患者中医主证特点，确定治则治法及方药。

该患者疾病中医诊断：泄泻。

辨证：肝郁脾虚。

治则治法：抑肝扶脾。

方药：痛泻要方（《丹溪心法》）。

腹痛甚者，加延胡索、香附等；泻甚者，加党参、乌梅、木瓜等；腹胀明显者，加槟榔、大腹皮等；烦躁易怒者，加牡丹皮、栀子。

中成药：痛泻宁颗粒，口服。

中医特色
疗法的选择

EB-26-3

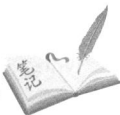

知识点 8

泄泻的中医类证鉴别

	泄泻	霍乱	痢疾
主症特点	排便次数增多,粪便稀溏,甚如水样	上吐下泻并作	腹痛、里急后重、痢下赤白脓血
病史特点	多发于夏秋季节,发病有缓有急,常有饮食不节(洁)史,可聚集发病	起病急,变化快,病情凶险,多有流行发病现象	夏秋季多见,起病急剧或反复发作,迁延不愈,多有饮食不洁史,或有传染现象
起病特点	饮食不慎后短时间内出现腹胀腹痛,旋即腹泻	突发腹痛,旋即吐泻交作,少数病例可无腹痛	急性多先有发热恶寒,随后出现腹痛,腹泻
泻下之物	多清稀,甚则如水样,或泻下完谷不化	多为夹有大便的黄色粪水,或如米泔而不甚臭秽	多为黄色稀便,后转为黏液脓血便
伴随症状	可有腹痛,一般不著,泻后痛减,且常与肠鸣同时存在,或兼有呕吐	常伴恶寒发热、腹中绞痛、转筋,重者见面色苍白,目眶凹陷,汗出肢冷	可伴有恶寒发热,腹痛便后不减,后重感明显,重症可见神昏

知识点 9

便秘的中医类证鉴别

	便秘	肠结
主症特点	大便排出不畅,粪质多干结	腹部疼痛拒按,大便难以排出
基本病机	大肠传导失常	大肠通降受阻
起病特点	多为慢性久病	多为急性起病
伴随症状	可伴腹胀、纳差、恶心欲吐,有矢气,肠鸣音正常或减弱	腹胀痛较明显,重者可突出粪便形状,极少或无矢气,肠鸣音亢进或消失

知识点 10

腹痛的中医类证鉴别

	腹痛	胃痛
部位	胃脘以下,耻骨毛际以上	心下胃脘处
病因病机	脏腑气机阻滞,气血运行不畅,经脉痹阻,不通则痛或脏腑经脉失养,不荣则痛	外邪、饮食、情志、脾胃素虚,胃气阻滞,胃失和降,不通则痛

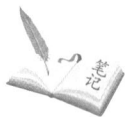

知识点 11

IBS-D 中医分证论治

证型	主要症候	舌脉	治则治法	方药
肝郁脾虚	腹痛即泻,泻后痛减。急躁易怒	舌淡胖可有齿痕,苔薄白,脉弦细	抑肝扶脾	痛泻要方
脾虚湿盛	大便溏泄,腹痛隐隐	舌淡边可有齿痕,苔白腻,脉虚弱	健脾益气,化湿止泻	参苓白术散
脾肾阳虚	腹痛即泻,多晨起发作。腹部冷痛,得温痛减	舌淡胖,苔白滑,脉沉细	温补脾肾	附子理中丸合四神丸
脾胃湿热	腹中隐痛,泻下急迫或不爽,大便臭秽	舌红,苔黄腻,脉濡数或滑数	清利湿热	葛根黄芩黄连汤
寒热错杂	大便时溏时泻,便前腹痛,得便减轻,腹胀或肠鸣	舌质淡,苔薄黄,脉弦细或脉弦滑	平调寒热,益气温中	乌梅丸

知识点 12

IBS-C 中医分证论治

证型	主要症候	舌脉	治则治法	方药
肝郁气滞	排便不畅,腹痛或腹胀	舌黯红,苔薄白,脉弦	疏肝理气,行气导滞	四磨汤
胃肠积热	排便艰难,数日一行。便如羊粪,外裹黏液。少腹或胀或痛	舌质红,苔黄少津,脉细数	泻热清肠,润肠通便	麻子仁丸
阴虚肠燥	大便硬结难下,便如羊粪,少腹疼痛或按之胀痛	舌红苔少根黄,脉弱	滋阴泻热,润肠通便	增液汤
脾肾阳虚	大便干或不干,排出困难,腹中冷痛,得热则减	舌淡苔白,脉沉迟	温润通便	济川煎
肺脾气虚	大便并不干硬,虽有便意,但排便困难。便前腹痛	舌淡,苔白,脉弱	益气润肠	黄芪汤

问题七　该患者如何预防与调摄?

思路

规律饮食,饮食清淡,避免生冷辛辣。减少如果糖、乳糖、低乳半聚糖等难吸收的短链碳水化合物的摄入,适量补充水果等富含植物纤维食物以加速食物的运转,增加粪容量。避免可引起症状的食物。

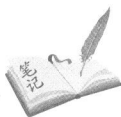

知识点 13

IBS 的预防措施

保持心理健康,生活起居规律,养成良好的饮食习惯可减少 IBS 的发生。教育患者充分认识该病的发病本质、特点及治疗知识,对治疗该病有十分重要的作用。饮食原则:

(1) 要规律饮食,以饮食清淡、易消化、少油腻,避免冷食、辛辣刺激食物、生食。一日三餐定时定量,不过饥过饱,不暴饮暴食,这样有利于肠道消化吸收平衡,避免因无规律饮食而致肠道功能紊乱。

(2) IBS-C 患者可适量补充水果、蔬菜、谷类、玉米等富含植物纤维食物以加速食物的运转,增加粪容量,使排便顺利。IBS-D 患者尽量避免纤维素含量丰富的食物,可能会促进肠道蠕动,进一步加重腹泻症状。

(3) 已明确的可以引起症状的食物应该避免,例如含山梨醇的产品(低卡路里口香糖)、含高纤维或脂肪的食物和过量的咖啡因和酒精;乳糖不耐受可被认为是产生症状的原因之一;限制产气食物,如咖啡、碳酸饮料、酒精、豆类、甘蓝、苹果、葡萄、土豆以及红薯等的摄入。

(4) 低 FODMAP 饮食,即减少难吸收的短链碳水化合物如果糖、乳糖、多元醇、果聚糖、低乳半聚糖的摄入,可能有利于改善 IBS 症状。

【临证要点】

1. 此病初期,多为肝气郁结,失于疏泄,肝气横逆乘脾。

2. 此病以湿为中心,以肝气郁结而贯穿始终,气机失调为标,而脾肾阳虚为本。

3. 在整个发病过程中,肝失疏泄,脾失健运,脾阳及肾阳失于温煦,最终导致 IBS 的病机转归由实转虚,虚实夹杂。

4. 本病治疗目标:①缓解病情,包括临床症状尤其是心理症状缓解;②减少病情复发;③提高生活质量。

5. IBS 的中医治疗应当分型辨证论治,根据腹泻型、便秘型、混合型及不定型的特点结合证型变化适当佐以通便止泻方法进行治疗。

6. 中医针灸及外治法在治疗 IBS 时亦不可忽视,采用多维度的综合治疗方法可以提高临床疗效。

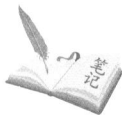

【诊疗流程】

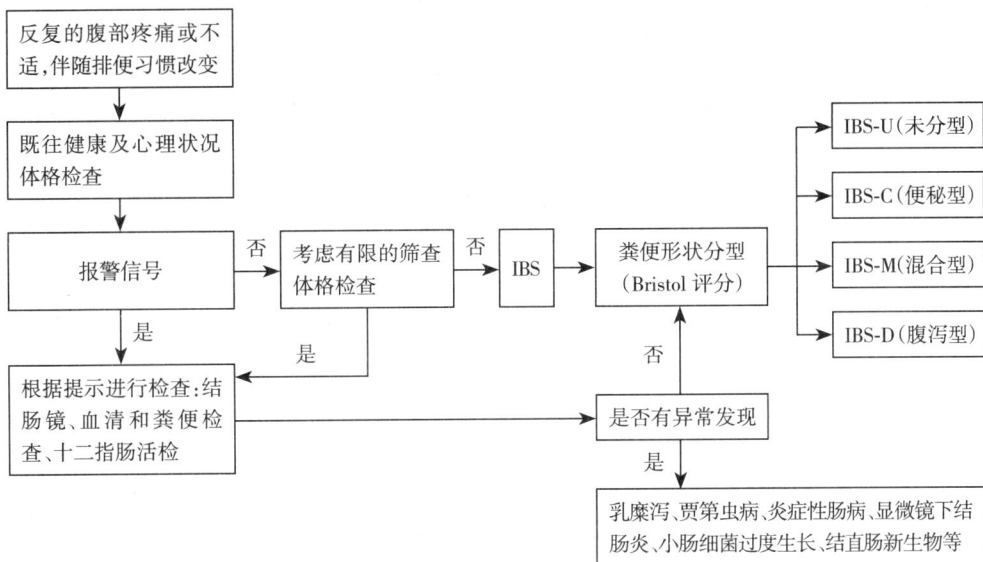

（程红杰）

【复习思考题】

1. IBS 的诊断标准有哪些？
2. IBS 如何分型？如何界定？
3. 试述 IBS 治疗方案。

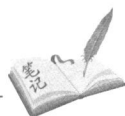

第二十七章

急性病毒性肝炎

> ## 培训目标
>
> 1. 掌握其临床表现、诊断及鉴别诊断和中西医治疗。
> 2. 熟悉急性病毒性肝炎的概述、病理;熟悉本病的中西医病因、发病机制、实验室及其他检查。
> 3. 了解急性病毒性肝炎的调摄防护及消毒隔离。

急性病毒性肝炎(Acute viral hepatitis)是由肝炎病毒引起的,以肝脏急性损害为主要病变的一组全身性传染病。目前已确定的肝炎病毒有五型,即甲型肝炎病毒、乙型肝炎病毒、丙型肝炎病毒、丁型肝炎病毒和戊型肝炎病毒。甲型和戊型肝炎病毒经粪-口途径传播,乙型、丙型、丁型主要经血液、体液等胃肠外途径传播。各型急性病毒性肝炎临床表现相似,一般急性起病,以疲乏、食欲减退、厌油、肝大、肝功能异常和病毒抗原抗体系统的特异性标志阳性为主,部分病例可出现黄疸。目前对病毒性肝炎尚缺乏特效治疗方法。甲型和乙型可通过疫苗预防。急性病毒性肝炎患者,多数在3个月内临床康复,预后良好,但急性乙型肝炎10%~40%转为慢性或病毒携带;急性丙型肝炎50%~80%转为慢性或病毒携带;急性丁型肝炎HBV感染时约70%转为慢性。急性病毒性肝炎可参照中医学黄疸(急黄)、胁痛、郁证、肝着及肝瘟等病证进行治疗。

【典型案例】

患者男性,36岁。

主诉:发热、纳差、厌油腻1周,身目尿黄5天

现病史:患者1周前出现发热,体温最高38.5℃,伴纳差、厌油腻,腹胀,乏力,无咳嗽,无腹痛,无腹泻,自予"小柴胡冲剂"口服后发热消失,但纳差、厌油腻,腹胀等症无缓解,且于5天前出现身黄、目黄、尿黄如浓茶,无胸骨疼痛,无白陶土样大便。查体:全身皮肤、巩膜黄染,未见肝掌及蜘蛛痣,心肺查体无异常,腹平软,无压痛及反跳痛,肝脾肋下未及,墨菲征阴性,移动性浊音阴性,双下肢无水肿。

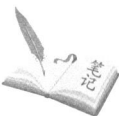

　　既往史：发病前两周有食用水生贝类扇贝史。否认高血压、糖尿病等慢性病病史，否认病毒性肝炎、结核等传染病病史。

　　刻下：身黄、目黄、尿黄如浓茶，纳差、厌油腻，伴腹胀，食后尤甚，乏力，口干口苦，大便干结，夜寐安。

　　舌脉：舌质红，苔黄腻，脉滑。

　　问题一　目前初步考虑患者的诊断是什么？其初步诊断依据是什么？

　　思路　根据患者症状和既往史，建立初步的西医诊断。

　　该患者初步诊断为急性病毒性肝炎，其诊断依据：

　　（1）青年男性。

　　（2）急性病程，以发热、乏力、消化道症状及黄疸为主要临床症状，发病前食用贝类扇贝史。

　　（3）查体：全身皮肤、巩膜黄染，未见肝掌及蜘蛛痣，心肺查体无异常，腹部无阳性体征。

知识点 1

急性病毒性肝炎的临床表现

症状、体征	急性黄疸型肝炎	急性无黄疸型肝炎
发热、恶寒	多见(80%病例可见)	少
乏力	可有	可有
消化道症状(腹胀、恶心、呕吐、纳差、食欲下降等)	多见	多见
黄疸	有	否
肝区疼痛	可有	可有
肝肿大	可有	可有
肝区压痛、叩击痛	可有	可有
肝酶学改变	有	有

知识点 2

急性病毒性肝炎的病因和发病机制

病因	发病机制
甲型肝炎病毒(HAV)	HAV 经口进入体内，经肠道入血，引起短暂的病毒血症，1 周后进入肝细胞复制，两周后由胆汁排出体外。感染早期，HAV 大量复制，使肝细胞轻微损害；随后 HAV 抗原激活特异性 $CD8^+T$ 淋巴细胞，通过直接作用和分泌细胞因子使肝细胞变性坏死；后期体液免疫参与，通过免疫复合物机制使肝细胞破坏

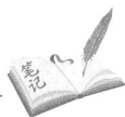

续表

病因	发病机制
乙型肝炎病毒（HBV）	HBV 进入人体后,未被单核 - 巨噬细胞系统清除的病毒进入肝脏复制,机体免疫应答正常时,通过免疫应答引起肝细胞损伤;机体处于超敏反应时,大量抗原 - 抗体复合物产生并激活补体系统,并在肿瘤坏死因子、白细胞介素 -1（IL-1）、IL-6 等参与下,发生肝功能衰竭
丙型肝炎病毒（HCV）	① HCV 直接杀伤作用;②宿主免疫因素;③自身免疫;④细胞凋亡
丁型肝炎病毒（HDV）	① HDV 本身及其表达产物对肝细胞直接作用;②宿主反应:HDVAg 是特异性 CD8$^+$T 淋巴细胞攻击的抗原
戊型肝炎病毒（HEV）	与 HAV 相似

问题二　该患者为了明确诊断,还需要完善哪些检查?

思路　为明确诊断,还需要完善的相关辅助检查。

由于患者是以消化道症状及黄疸为主要症状,有病毒血症的表现,结合食用贝类史考虑为急性病毒性肝炎可能性大。急性病毒性肝炎主要有甲、乙、丙、丁、戊五型,所以应该检查肝功能、血常规、HAV、HBV、HCV、HDV、HEV 等病原学检查;要除外重症化倾向,尚需完善凝血功能检查;要除外非嗜肝病毒感染,需完善 CMV、EBV、HSV、HHV 等病原学检查;患者以发热、黄疸、消化道症状为主症,应同时注意排除胆道感染、梗阻、肿瘤的可能。

问题三　该患者初步诊断为急性黄疸型肝炎,为避免误诊,还需要与哪些疾病相鉴别?

思路　患者根据临床表现及相关检查,初步诊断为急性黄疸型肝炎。

通过与胆囊炎、胆石症、慢性肝炎、肝癌、胆源性胰腺炎、溶血性黄疸、急性药物性肝炎、自身免疫性疾病、非嗜肝病毒感染等鉴别,该患者支持急性黄疸型肝炎的诊断。

知识点 3

急性病毒性肝炎鉴别诊断要点

鉴别的疾病	鉴别要点
胆囊炎	常与胆石症合并存在。右上腹剧痛或绞痛,疼痛呈放射性,最常见的放射部位是右肩部和右肩胛骨下角等处。可见恶心、呕吐、畏寒、发热等症,重症病例可有寒战和高热,热度可达 39℃以上;腹部检查可见右上腹部及上腹中部腹肌紧张、压痛、反跳痛、Murphy 征阳性;黄疸显示以梗阻性黄疸为主;B 超发现胆囊肿大、壁厚、腔内胆汁黏稠等。常通过腹部 B 超、CT 或磁共振胆管造影（MRCP）可鉴别

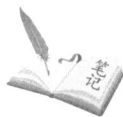

续表

鉴别的疾病	鉴别要点
胆石症	可见中上腹或右上腹闷胀不适,嗳气和厌食油腻食物等消化不良症状,急性感染时,可出现中上腹及右上腹压痛、肌紧张,有时还可扪及肿大而压痛明显的胆囊,肝功能有损害,而胆囊功能可能正常;反复发作期可出现多种肝功能异常,间歇期碱性磷酸酶上升;胆造影可显示肝内胆管扩张而无肝外胆管扩张。腹部B超、内镜逆行胆胰管造影(ERCP)或经皮肝穿刺胆管造影(PTC)、磁共振胆管造影(MRCP)可鉴别
慢性肝炎	临床表现与急性病毒性肝炎相似,但多无发热畏寒等病毒血症表现,且有慢性肝病的基础病史,病程大于半年
肝癌	可有食欲不振、消化不良症状,可出现黄疸及酶学改变,但肝癌病例有右上腹部疼痛、包块,体重下降等表现,甲胎蛋白、腹部B超、上腹部CT或MRI可鉴别
溶血性黄疸	常见于海洋性贫血(地中海贫血)、遗传性球形红细胞增多症、自身免疫性溶血性贫血、新生儿溶血病、不同血型输血后的溶血及蚕豆病、蛇毒、毒蕈、阵发性睡眠性血红蛋白尿等疾病。一般黄疸为轻度,呈浅柠檬色,急性溶血时可有发热、寒战、头痛、呕吐、腰痛,并有不同程度的贫血和血红蛋白尿(尿呈酱油色或茶色),严重者可有急性肾衰竭。慢性溶血多为先天性,除伴贫血外尚有脾肿大。血清总胆红素增加,以间接胆红素为主,直接胆红素基本正常
自身免疫性肝炎(AIH)	以50岁左右的中年女性多见,其特征是血清转氨酶有不同程度升高,血清免疫球蛋白IgG(或γ-球蛋白)水平显著升高(>20g/L),血清抗核抗体、抗平滑肌抗体、抗肝肾微粒体Ⅰ型抗体或抗肝细胞胞质Ⅰ型抗体等自身抗体阳性
原发性胆汁性胆管炎(PBC)	可有发热、腹痛、黄疸、乏力、皮肤瘙痒等症状,肝功能检查以肝内淤胆为特征,表现为总胆红素升高,直接胆红素升高超过间接胆红素,同时有碱性磷酸酶和谷氨酰转移酶显著升高。血清免疫球蛋白IgM显著升高,血清抗核抗体和抗平滑肌抗体阳性
原发性硬化性胆管炎(PSC)	临床表现和实验室检查与PBC相似,但以40岁左右中年男性居多,多数患者同时合并有溃疡性结肠炎。内镜下逆行性胆管造影或经皮经肝胆管造影显示肝内外胆道多个局灶性狭窄和扩张
急性药物性肝炎	有解热镇痛药、抗结核药、抗真菌药物等肝损药物使用史,以胆汁淤积性肝炎为主要表现

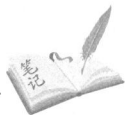

续表

鉴别的疾病	鉴别要点
非嗜肝病毒感染,包括巨细胞病毒(CMV)、EB病毒(EBV)、单纯疱疹病毒(HSV)、人类疱疹病毒(HHV)、风疹病毒等	血清免疫学指标阳性,有肝外临床表现,可见肝细胞的直接损伤或免疫损伤

案例补充:

该患者完善了部分辅助检查,肝功能:总胆红素(TBIL)134.7μmol/L,直接胆红素(DBIL)84.9μmol/L,白蛋白(ALB)43.7g/L,球蛋白(GLB)21.5g/L,谷丙转氨酶(ALT)1 985U/L,谷草转氨酶(AST)1 654U/L。甲型肝炎抗体IgM阳性,乙肝表面抗原、丙型肝炎抗体IgM、丁型肝炎抗体IgM、戊型肝炎抗体IgM均为阴性,甲胎蛋白正常,CMV、EBV、HSV、HHV均为阴性,血常规正常;凝血功能正常。多导联心电图:窦性心律,正常心电图。DR全胸正侧位X线片:心肺未见异常。腹部B超:肝脏体积增大,表面光滑,胆脾胰未见明显异常声像。

问题四　该患者已经完善了相关检查,并进行了鉴别诊断,目前可确诊为什么疾病? 确诊依据是什么?

思路1　根据补充病史,本病临床诊断为:急性黄疸型肝炎(甲型)。

思路2　确诊依据

(1) 青年男性患者;发病期两周有食用水生贝类扇贝史。

(2) 急性起病,以发热、乏力和腹胀、恶心、呕吐、厌油腻、食欲下降等消化道症状和黄疸为主要临床症状。

(3) 查体:全身皮肤、巩膜黄染,未见肝掌及蜘蛛痣,心肺查体无异常,腹部无阳性体征。

(4) 辅助检查:肝功能提示总胆红素(TBIL)134.7μmol/L,直接胆红素(DBIL)84.9μmol/L,白蛋白(ALB)43.7g/L,球蛋白(GLB)21.5g/L,谷丙转氨酶(ALT)1 985U/L,谷草转氨酶(AST)1 654U/L。甲型肝炎抗体IgM阳性,乙肝表面抗原、丙型肝炎抗体IgM、丁型肝炎抗体IgM、戊型肝炎抗体IgM均为阴性,CMV、EBV、HSV、HHV均为阴性,甲胎蛋白正常,血常规正常;凝血功能正常。腹部B超:肝脏体积增大,表面光滑,胆脾胰未见明显异常声像。

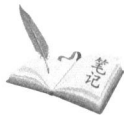

知识点 4

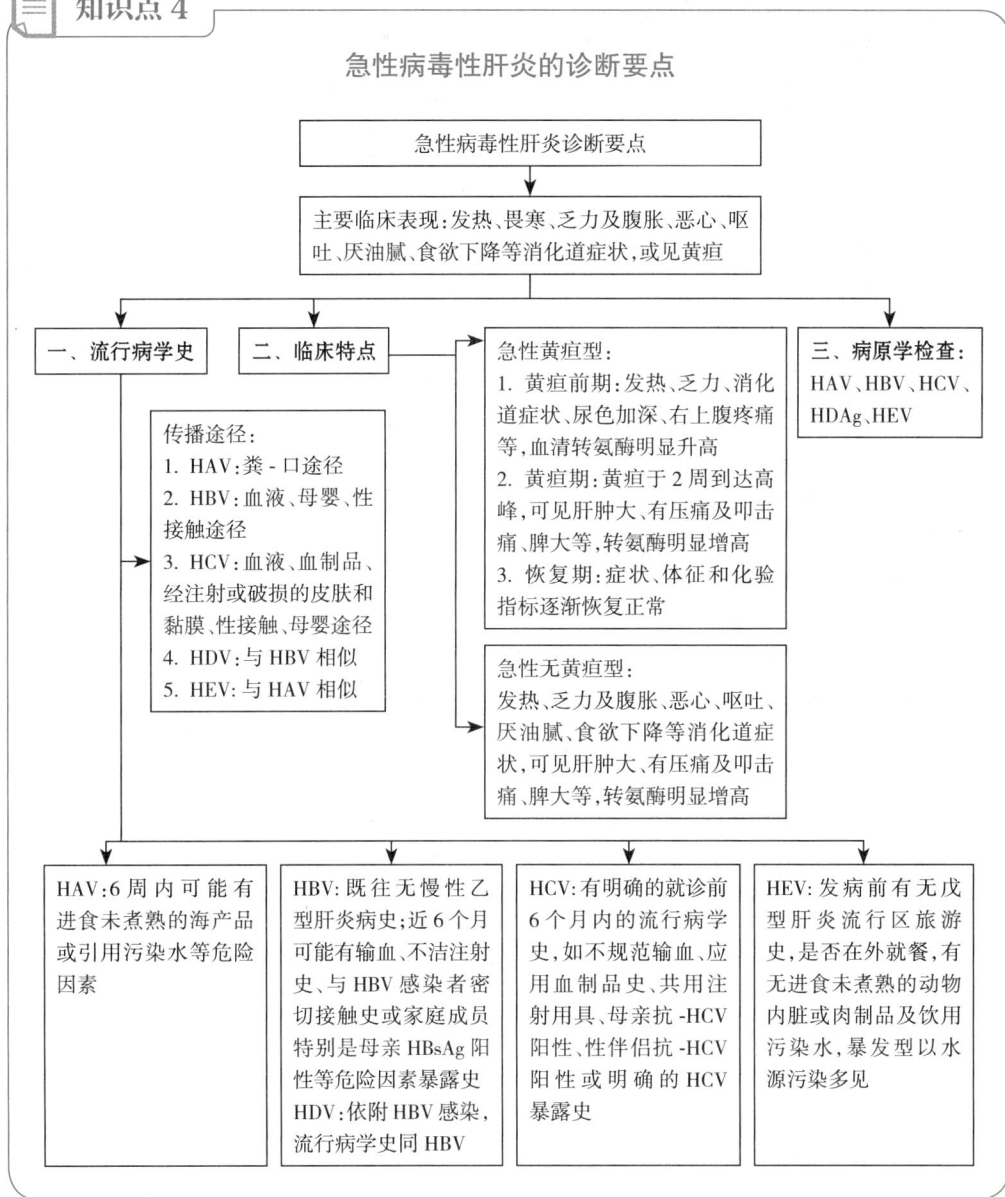

急性病毒性肝炎的诊断要点

急性病毒性肝炎诊断要点

主要临床表现:发热、畏寒、乏力及腹胀、恶心、呕吐、厌油腻、食欲下降等消化道症状,或见黄疸

一、流行病学史

二、临床特点

急性黄疸型:
1. 黄疸前期:发热、乏力、消化道症状、尿色加深、右上腹疼痛等,血清转氨酶明显升高
2. 黄疸期:黄疸于 2 周到达高峰,可见肝肿大、有压痛及叩击痛、脾大等,转氨酶明显增高
3. 恢复期:症状、体征和化验指标逐渐恢复正常

三、病原学检查:
HAV、HBV、HCV、HDAg、HEV

传播途径:
1. HAV:粪 - 口途径
2. HBV:血液、母婴、性接触途径
3. HCV:血液、血制品、经注射或破损的皮肤和黏膜、性接触、母婴途径
4. HDV:与 HBV 相似
5. HEV:与 HAV 相似

急性无黄疸型:
发热、乏力及腹胀、恶心、呕吐、厌油腻、食欲下降等消化道症状,可见肝肿大、有压痛及叩击痛、脾大等,转氨酶明显增高

HAV:6 周内可能有进食未煮熟的海产品或引用污染水等危险因素

HBV:既往无慢性乙型肝炎病史;近 6 个月可能有输血、不洁注射史、与 HBV 感染者密切接触史或家庭成员特别是母亲 HBsAg 阳性等危险因素暴露史
HDV:依附 HBV 感染,流行病学史同 HBV

HCV:有明确的就诊前 6 个月内的流行病学史,如不规范输血、应用血制品史、共用注射用具、母亲抗 -HCV 阳性、性伴侣抗 -HCV 阳性或明确的 HCV 暴露史

HEV:发病前有无戊型肝炎流行区旅游史,是否在外就餐,有无进食未煮熟的动物内脏或肉制品及饮用污染水,暴发型以水源污染多见

问题五　该患者明确诊断为急性黄疸型肝炎(甲型),西医的治疗目的和方案是什么?

思路 1　对于本患者,其治疗目的为保护肝功能,避免向重症及慢性发展。

思路 2　治疗方案

(1) 一般治疗和支持治疗;

(2) 消化道隔离,卧床休息;

(3) 饮食宜清淡易消化,补充维生素与热量;

(4) 避免饮酒和应用肝损害药物;

(5) 抗炎保肝治疗:①非特异性护肝药物:如还原型谷胱甘肽;②降酶药物:甘草

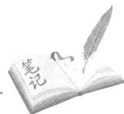

酸制剂等;③退黄药物:腺苷蛋氨酸等。

(6) 监测肝功能及凝血酶原活动度,有重症倾向者按肝衰竭处理。

知识点 5

急性病毒性肝炎的治疗

病毒性肝炎一般为自限性,多可完全康复。

(1) 以一般治疗和支持治疗为主;

(2) 做好隔离,甲型肝炎、戊型肝炎予以消化道隔离,乙型肝炎、丙型肝炎、丁型肝炎予以血液及体液隔离;

(3) 症状明显或有黄疸者应该卧床休息,恢复期可逐渐恢复活动量,但要避免过劳;

(4) 饮食宜清淡易消化,适当补充维生素(多种水溶性维生素如维生素 C、维生素 B、葡醛内酯等),热量不足应静脉补充葡萄糖;

(5) 避免饮酒和应用肝损害药物;

(6) 辅以药物对症及恢复肝功能,药物不宜过多,以免加重肝脏负担;

非特异性护肝药物:如还原型谷胱甘肽;

降酶药物:甘草酸制剂有较好的抗炎、稳定细胞膜作用,双环醇有很好的降低转氨酶作用;多烯磷脂酰胆碱可提供肝细胞代谢所需的能量,改善脂质代谢;

退黄药物:腺苷蛋氨酸和熊去氧胆酸可用于较重的黄疸的退黄治疗;

(7) 急性丙型肝炎要予抗病毒治疗,予直接抗病毒药物(DDAs):如索磷布韦/维帕他韦片、艾尔巴韦/格拉瑞韦等,视 HCV 基因型不同而疗程有所不同,疗程12 或 24 周。

问题六 该患者的中医诊断是什么? 治则治法及方药是什么?

思路

根据患者中医主证特点,确定中医诊断、治则治法及方药。

该患者中医诊断为:黄疸。

辨证:阳黄 - 肝胆湿热证。

治则:化湿热利小便。

治法:清热通腑,利湿退黄。

方药:茵陈蒿汤加减。

组成:茵陈、山栀子、大黄、连翘、黄连、枳实、竹茹、甘草。

随症加减:兼有腹胀者可加佛手、枳实;恶心呕吐者加竹茹;发热甚者加连翘、黄连。

中成药:龙胆泻肝丸,一次 3~6g,一日 2 次。茵栀黄口服液,每次 10ml,一日 3 次。

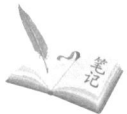

知识点 6

黄疸的类证鉴别

	黄疸	萎黄	黄胖
病因	感受外邪、饮食劳倦或病后	饥饱劳倦、食滞虫积或病后失血	虫与食积
病机	湿邪困遏脾胃,肝胆疏泄失常,胆汁泛溢肌肤	脾胃虚弱,气血不足,肌肤失养	肠中钩虫匿伏,蚕食血气,致血虚不华于色
伴随症状	常伴食欲减退、恶心呕吐,胁痛腹胀等症状	头昏倦怠,心悸少寐,纳少便溏等症状	吐黄水、毛发皆直,或好食生米、茶叶、土粪之类
主证	身黄、目黄、小便黄	肌肤萎黄不泽	面部肿胀色黄,肌肤色黄带白,而目睛正常

知识点 7

急性黄疸型肝炎的中医分证论治

证型	主要症候	舌脉	治则治法	方药
湿浊中阻证	脘闷不饥,肢体困重,怠惰嗜卧,口中黏腻,大便溏泄	舌苔腻,脉濡缓	清热利湿,健脾和胃	茵陈五苓散加减
肝郁气滞证	胁胀脘闷,胸闷不舒,善叹息,情志抑郁,不欲饮食,或口苦喜呕,头晕目眩	舌苔白,脉弦	疏肝解郁,行气止痛	柴胡疏肝散或逍遥散加减
肝胆湿热证	胁肋疼痛,或身目发黄,口苦,大便干结,小便黄	舌质红,苔黄腻,脉滑或数	清热化湿,通利腑气	茵陈蒿汤或龙胆泻肝汤加减
疫毒炽盛证（急黄）	起病急骤,黄疸迅速加深,其色如金,皮肤瘙痒,高热口渴,胁痛腹满,神昏谵语,烦躁抽搐,或见衄血、便血,或肌肤瘀斑	舌质红绛,苔黄而燥,脉弦滑或数	清热解毒,凉血开窍	《千金》犀角散加减
寒湿阻遏证	身目俱黄,黄色晦黯,或如烟熏,脘腹闷胀,纳谷减少,大便不实,神疲畏寒,口淡不渴	舌淡,苔白腻,脉濡缓或沉迟	温中化湿,健脾和胃	茵陈术附汤加减

问题七　该患者预防与调摄措施如何?
思路
(1) 切断传染源,隔离患者。
(2) 加强个人卫生,生冷食物熟制后食用。
(3) 发病初期,以卧床休息为主。

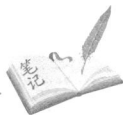

知识点 8

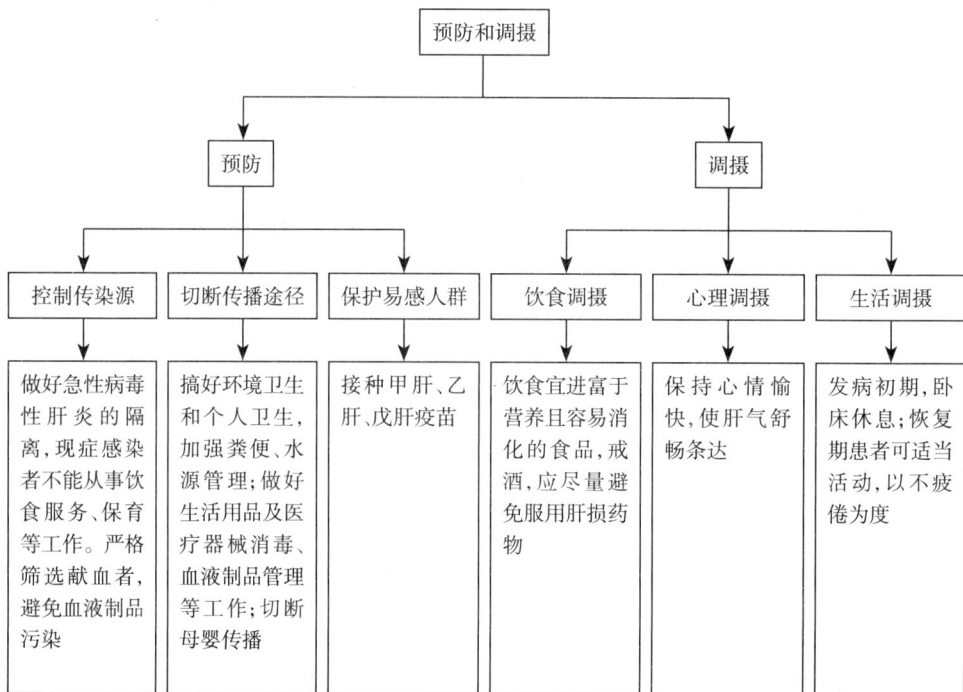

急性病毒性肝炎的预防与调摄

【临证要点】

1. 急性病毒性肝炎大多是自限性疾病,临床治疗以改善症状、恢复肝功能、缩短病程为主要目的,但亦有部分病例发展为重症及慢性病程,故应早期诊断,早期治疗;

2. 急性黄疸型肝炎以黄疸为主要临床表现,西医诊疗当完善相关理化检查区分肝细胞性、阻塞性或溶血性黄疸,以除外胆囊炎、胆石症、消化系统肿瘤及蚕豆病等,中医当鉴别阴黄及阳黄,辨明湿热致病或寒湿致病,以分证治之;

3. 急性无黄疸型肝炎肝功能损害以酶学改变为主,中医病因病机以气滞、湿阻、湿热为主,其中疏肝理气、条达肝木是治疗基本大法;

4. 急性病毒性肝炎是传染性疾病,应按各型病毒的特点做好消毒隔离工作,切断传染途径。

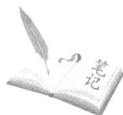

【诊疗流程】

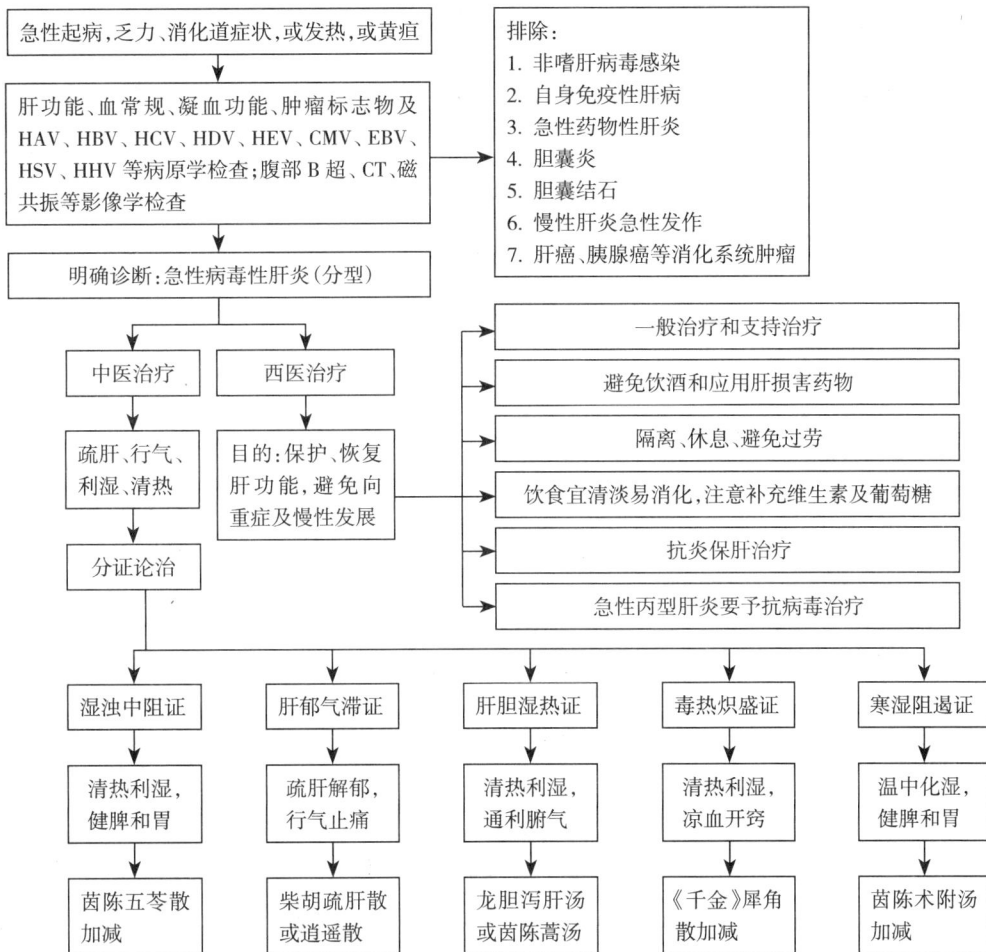

（毛德文）

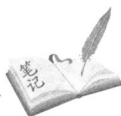【复习思考题】

1. 确诊急性病毒性肝炎需要完善哪些检查？
2. 急性病毒性肝炎一般需要与哪些疾病进行鉴别？
3. 简述丙型肝炎抗病毒治疗方案。

第二十八章

慢性病毒性肝炎

1. 掌握其临床表现、诊断及鉴别诊断和中西医治疗。

2. 熟悉慢性病毒性肝炎的概述、病理;熟悉本病的中西医病因、发病机制、实验室及其他检查。

3. 了解慢性病毒性肝炎的调摄防护。

慢性病毒性肝炎(chronic viral hepatitis)是由多种肝炎病毒引起的以肝脏病变为主的一种传染病。临床上以食欲减退、恶心、上腹部不适、肝区痛、乏力为主要表现。部分病人可伴有黄疸、发热和肝大、肝功能损害等症状。有些病人可慢性化,随着病程的进展,甚至可发展成肝硬化,少数可发展为肝癌。目前,病毒性肝炎包括甲、乙、丙、丁、戊五种。其中,目前甲、戊肝多由粪-口途径传播,且通常只引起急性肝炎,乙肝、丙肝及丁肝主要通过血液途径传播肝炎,可引起急性肝炎,也可引起慢性肝炎。

【典型案例】

患者女性,45 岁。

主诉:乏力 5 年,加重 1 周。

现病史:患者于 5 年前发现 HBsAg 阳性,定期检测肝功能正常,未重视。1 周前,患者无明显诱因出现乏力加重,恶心,无呕吐,厌油,口淡,腹部时感胀闷,遂来院就诊。门诊查肝功能:ALT 92U/L,AST 76U/L,ALB 40g/L,TBIL 41U/L,血常规:WBC 5.9×10^9/L,Hb 119g/L。乙肝五项:HBsAg 阳性,HBeAg 阳性,HBcAb 阳性,上腹部 B 超提示:肝实质回声粗糙,门静脉血流正常,脾脏大小正常。

既往史:否认高血压、糖尿病等慢性病病史,否认结核等传染病病史。

刻下:乏力,脘腹痞胀,厌油,口淡乏味,纳少,小便正常,大便溏薄,夜寐安。

舌脉:舌质淡红,苔白,脉细弦。

问题一 目前初步考虑患者的诊断是什么? 其初步诊断依据是什么?

思路 根据患者症状和既往史,建立初步的西医诊断。

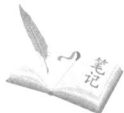

该患者初步诊断为慢性乙型病毒性肝炎,其诊断依据:

(1) 乏力 5 年,加重 1 周。

(2) 无明显诱因出现乏力加重,恶心,无呕吐,厌油,口淡,腹部时感胀闷。既往发现 HBsAg 阳性 5 年。

(3) 辅助检查提示乙肝五项:HBsAg 阳性,HBeAg 阳性,HBcAb 阳性。

知识点 1

病毒性肝炎分类及病原学特点

	甲	乙	丙	丁	戊
病毒核酸	小 RNA	DNA	RNA	负 RNA	正 RNA
对外界环境的抵抗力	耐有机溶剂、酸、碱	耐干燥、冰冻、乙醇		耐热	耐碱、镁和锰离子保存其完整性
	忌紫外线、过氧乙酸、甲醛、氯类	忌氯酸、甲醛、过氧乙酸	忌有机溶剂、甲醛	忌各种灭火剂(甲醛、脂溶剂等)	忌常用的消毒剂(过氧乙酸、甲醛、氯类等)
特异性抗原	HA-Ag	HBeAg、HBcAg、HBeAg	容易变异	HD-Ag(和乙肝同患)	HE-Ag
传染源	急性期患者、亚临床感染	急慢性患者、病毒携带者			急性期患者、亚临床感染
传播途径	粪-口	1. 血;2. 母婴;3. 性;4. 其他(日常生活密切接触)			粪-口
潜伏期	2~6 周(平均 4 周)	4~24 周(平均 3 个月)	2~26 周(平均 7.4 周)	4~20 周	2~9 周(平均 6 周)
流行病学	周期性流行	散发	成人散发	各地差异大	流行、散发
病原学特点	1. 抗-HAV IgM 1 周出现,2 周高峰 2. 抗-HAV IgG 急性肝炎后期和恢复期	1. HBeAg 最早 2. 抗-HBs 唯一保护性抗体(空窗期) 3. HBcAg 核心蛋白成分阳性则传染性强 4. 抗-HBc 最早,感染的标志 5. HBeAg 6. 抗-HBe 7. HBV-DNA 最可靠	1. 抗-HCV 感染标志 2. HCV RNA 阳性表示有复制	1. HDAg 急性感染 2. 抗 HD 现症感染 3. HDV-RNA 现症感染的直接证据	抗-HEV 1~2 周转阳性,3~5 周达高峰

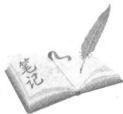

知识点 2

乙肝五项的 9 种表现模式及解读

序号	HBsAg 1	HBsAb 2	HBeAg 3	HBeAb 4	HBcAb 5	乙肝五项常见结果分析
1	–	–	–	–	–	过去和现在未感染过 HBV
2	–	–	–	–	+	1. 既往感染未能测出抗 -HBs 2. 恢复期 HBsAg 已消，抗 HBs 未出现 3. 无症 HBsAg 携带者
3	–	–	–	+	+	1. 既往感染过 HBV 2. 急性 HBV 感染恢复期 3. 少数标本仍有传染性
4	–	+	–	–	–	1. 注射过乙肝疫苗有免疫 2. 既往感染 3. 假阳性
5	–	+	–	+	+	急性 HBV 感染后康复
6	+	–	–	–	–	1. 急性 HBV 感染 2. 慢性 HBsAg 携带者 3. 传染性弱
7	–	+	–	–	+	1. 既往感染，仍有免疫力 2. HBV 感染，恢复期
8	+	–	–	+	+	1. 急性 HBV 感染趋向恢复 2. 慢性 HBsAg 携带者 3. 传染性相对较弱
9	+	–	+	–	+	急性或慢性乙肝感染，提示 HBV 复制，传染性强

问题二 该患者为了明确诊断,还需要完善哪些检查?

思路 患者还需完善:HBV-DNA、丙肝抗体、HCV-RNA、自身免疫肝炎全套或行肝穿刺。

问题三 该患者初步诊断为慢性乙型病毒性肝炎,为避免误诊,还需要与哪些疾病相鉴别?

思路 患者根据临床表现及相关检查,初步诊断为慢性乙型病毒性肝炎。

通过与药物性肝炎、胆石症、原发性胆汁性肝硬化、肝豆状核变性(Wilson 病)、肝外梗阻性黄疸等病相鉴别,该患者支持慢性乙型病毒性肝炎的诊断。

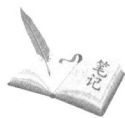

知识点3

慢性病毒性肝炎的鉴别诊断

（1）药物性肝炎：①既往有用药史，已知有多种药物可引起不同程度肝损害，如异烟肼、利福平可致与病毒性肝炎相似的临床表现；长期服用双醋酚丁、甲基多巴等可致慢性活动性肝炎；氯丙嗪、甲基睾丸素、砷剂、锑剂、酮康唑等可致淤胆型肝炎；②临床症状轻，ALT、AST 等肝酶升高，嗜酸性粒细胞增高；③停药后症状逐渐好，肝酶恢复正常。

（2）胆石症：既往有胆绞痛史，高热寒战，右上腹痛，Murphy 征阳性，白细胞增高，中性粒细胞增高。

（3）原发性胆汁性肝硬化：①中年女性多见；②黄疸持续显著，皮肤瘙痒，常有黄色瘤，肝脾肿大明显，ALP 显著升高，大多数抗线粒体抗体阳性；③病毒性肝炎标志物阴性。

（4）肝豆状核变性（Wilson 病）：常有家族史，多表现有肢体粗大、震颤、肌张力增高，眼角膜边缘有棕绿色色素环（K-F 环），血铜和血浆铜蓝蛋白降低，尿铜增高，而慢性活动性肝炎血铜和铜蓝蛋白明显升高。

（5）自身免疫性肝炎（AIH）：以 50 岁左右的中年女性多见，其特征是血清转氨酶异常，血清免疫球蛋白 IgG（或 γ- 球蛋白）水平显著升高（>20g/L），血清抗核抗体、抗平滑肌抗体、抗肝肾微粒体 I 型抗体或抗肝细胞胞质 I 型抗体等自身抗体阳性。

（6）原发性胆汁性胆管炎（PBC）：伴有黄疸、乏力、皮肤瘙痒等症状，肝功能检查以肝内淤胆为特征，表现为总胆红素升高，直接胆红素升高超过间接胆红素，且肝功能提示碱性磷酸酶和谷氨酰转移酶显著升高。血清免疫球蛋白 IgM 显著升高，另免疫检测中提示血清抗核抗体和抗平滑肌抗体阳性。

（7）肝外梗阻性黄疸：如胰腺癌、胆总管癌、慢性胰腺炎等需鉴别。

案例补充：

该患者完善了部分辅助检查：丙型肝炎抗体 IgM（−）、丁型肝炎抗体 IgM（−）、戊型肝炎抗体 IgM（−），甲胎蛋白正常，CMV、EBV、HSV、HHV 均为（−），凝血功能正常。上腹部 B 超提示：肝实质回声粗糙，门静脉血流正常，脾脏大小正常。

问题四　该患者已经完善了相关检查，并进行了鉴别诊断，目前可确诊为什么疾病？确诊依据是什么？

思路 1　根据补充病史，本病临床诊断为：慢性乙型病毒性肝炎。

思路 2　确诊依据

（1）乏力 5 年，加重 1 周。

（2）无明显诱因出现乏力加重，恶心，无呕吐，厌油，口淡，腹部时感胀闷。

（3）辅助检查提示：①肝功能：ALT 923U/L，AST 769U/L，ALB 40g/L，TBIL 41U/L；②乙肝五项：HBsAg 阳性，HBeAg 阳性，HBcAb 阳性，HBV-DNA 3.5×10^4 IU/mL。

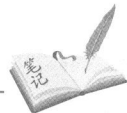

问题五 该患者明确诊断为慢性乙型病毒性肝炎,西医的治疗思路和方案是什么?

思路 该患者的治疗思路是明确患者病因,根据慢性乙型病毒性肝炎,给予抗病毒方案。

慢性乙型肝炎抗病毒方案的选择
EB-28-1

(1) 完善患者辅助检查,排除干扰素治疗禁忌,予聚乙二醇化干扰素 α-2a:180μg(或聚乙二醇化干扰素 α-2b 1~1.5μg/kg),皮下注射,每周 1 次。

(2) 口服抗病毒方案:替诺福韦,300mg,每天一次,口服;或恩替卡韦,0.5mg,每天一次,口服。

问题六 该患者的中医诊断是什么? 治则治法及方药是什么?

思路 根据患者中医主证特点,确定中医诊断、治则治法及方药。

该患者中医诊断为:肝着。

辨证:肝郁脾虚证。

治法:疏肝解郁,健脾和中。

方药:逍遥散加减。

随症加减:胁痛明显或妇女月经愆期,加香附、川芎、延胡索等疏肝理气活血;疲乏无力、肢倦嗜卧、食入不化、舌苔白舌质淡、边有齿痕者,加炒党参、山药、黄芪、莲子等益气健脾。

中成药:逍遥丸,口服,每次 9g,每日 3 次;丹芩逍遥合剂,口服,每次 35ml,每日 2 次。

知识点4

肝着的中医类证鉴别

慢性肝炎表现多样,依据其临床表现,相当于中医的湿阻、胁痛、黄疸、积聚等病证,其辨别要点:

(1) 湿阻:指湿邪阻滞中焦,运化功能减弱,以脘腹闷满,肢体困重,纳食呆滞等为主要症状的外感疾病,慢性肝炎患者出现上述临床表现,可以诊断为湿阻。

(2) 胁痛:以一侧或两侧胁肋疼痛为主要表现的病证。由于肝经布两胁,因此慢性肝炎患者,常出现胁痛,一旦以一侧或两侧胁肋疼痛为主症,可以诊断为胁痛。

(3) 黄疸:指因肝失疏泄,胆汁外溢,或血败不华于色,引发以目黄、身黄、小便黄为主要表现的病证;慢性肝炎中、重度患者,常出现黄疸,因此一旦出现目黄、身黄、小便黄,尤其是目黄,可诊断为黄疸。

(4) 积聚:慢性肝病迁延日久可导致气滞、痰阻、血瘀而形成以腹内结块或腹胀或痛为主要表现的病证,并随病程长短、正气受损程度而呈现不同症状。当腹部见条状物聚起、时聚时散或腹部肿块、胀痛或刺痛,按之有形,可诊断为积聚。

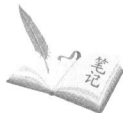

知识点 5

慢性乙型肝炎中医分证论治

证型	主要症候	舌脉	治则治法	方药
肝胆湿热证	胁肋胀痛,纳呆呕恶,厌油腻,口黏口苦,大便黏滞秽臭,尿黄,或身目发黄	舌苔黄腻,脉弦滑数	清热利湿	茵陈蒿汤合甘露消毒丹
肝郁脾虚证	胁肋胀满,精神抑郁,纳呆食少,脘痞腹胀,身倦乏力,面色萎黄,大便溏泻	舌质淡有齿痕,苔白,脉沉弦	疏肝解郁	逍遥散加减
肝肾阴虚证	胁肋隐痛,遇劳加重,腰膝酸软,两目干涩,口燥咽干,失眠多梦,或五心烦热	舌红或有裂纹,少苔或无苔,脉细数	滋补肝肾	一贯煎加减
脾肾阳虚证	胁肋隐痛,畏寒肢冷,面色无华,腰膝酸软,食少脘痞,腹胀便溏或伴下肢浮肿,少腹、腰膝冷痛	舌质黯淡,有齿痕,苔白滑,脉沉细无力	温补脾肾	附子理中汤合金匮肾气丸加减
瘀血阻络证	两胁刺痛,胁下痞块,面色晦黯,或见赤缕红丝,口干不欲饮	舌质紫黯或有瘀斑瘀点,脉沉细涩	活血通络	膈下逐瘀汤加减

问题七　该患者预防与调摄措施如何?

思路

(1) 发病初期,当以休息为主。

(2) 定期检测患者肝功能、乙肝五项、病毒载量,定期检测甲胎蛋白等肿瘤指标。

知识点 6

乙型病毒性肝炎的预防

(1) 疫苗预防:接种乙肝疫苗是预防 HBV 感染的最有效方法。乙肝疫苗的接种对象首先是新生儿,其次为婴幼儿和高危人群。

(2) 切断传播途径:严格执行《中华人民共和国献血法》,推行无偿献血,通过检测 HBsAg、血清抗 HCV、ALT,严格筛选献血员。大力推广安全注射,对牙科器械、内镜等医疗器械应严格消毒。医务人员应按照医院感染管理中标准预防的原则,在接触患者的血液、体液及分泌物时,均应戴手套,严格防止医源性感染。服务行业中的理发、纹身、修脚等用具也应严格消毒。同时应进行正确的性教育,若性伴侣为 HBsAg 阳性,应接种乙型肝炎疫苗,性交时使用安全套。

(3) 意外暴露后的预防:在意外接触 HBV 感染者的血液和体液后,应立即检查 HBV 五项、HBV-DNA 和肝功能,并在 3 个月和 6 个月内复查。若已接种乙肝疫苗并且抗体水平 >10mIU/ml 可不进行特殊处理,若未接种疫苗但抗体水平 <10mIU/ml 或者不详者应立即注射 HBIG 200~400U,并同时在不同部位接种 1 针乙型肝炎疫苗,于 1 个月和 6 个月后分别接种第 2 针和第 3 针乙型肝炎疫苗。

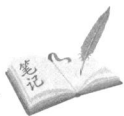

【临证要点】

1. 慢性肝炎以正气虚为主,病位主要在肝、脾、肾,故治疗应当以疏肝、滋肝、健脾、补肾为原则。

2. 肝藏血,喜条达,体阴而用阳。故补肝血、疏肝理气对于肝脏功能的恢复至关重要。

3. 脾为后天之本,主运化。慢性肝炎在气虚的基础上大多以湿邪为患,常出现消化功能障碍,故治疗慢性肝炎时应补气健脾,从而达到利湿,恢复消化功能之目的。健脾是治疗慢性肝炎的关键。肾为先天之本,素有肝肾同源,在五行中肝肾又有木水相生关系,滋补肾有利于养肝,慢性肝炎常出现肝阴不足,故滋补肾对于慢性肝炎治疗有很重要的作用。

4. 活血化瘀之法在治疗慢性肝炎时亦不可忽视。

【诊疗流程】

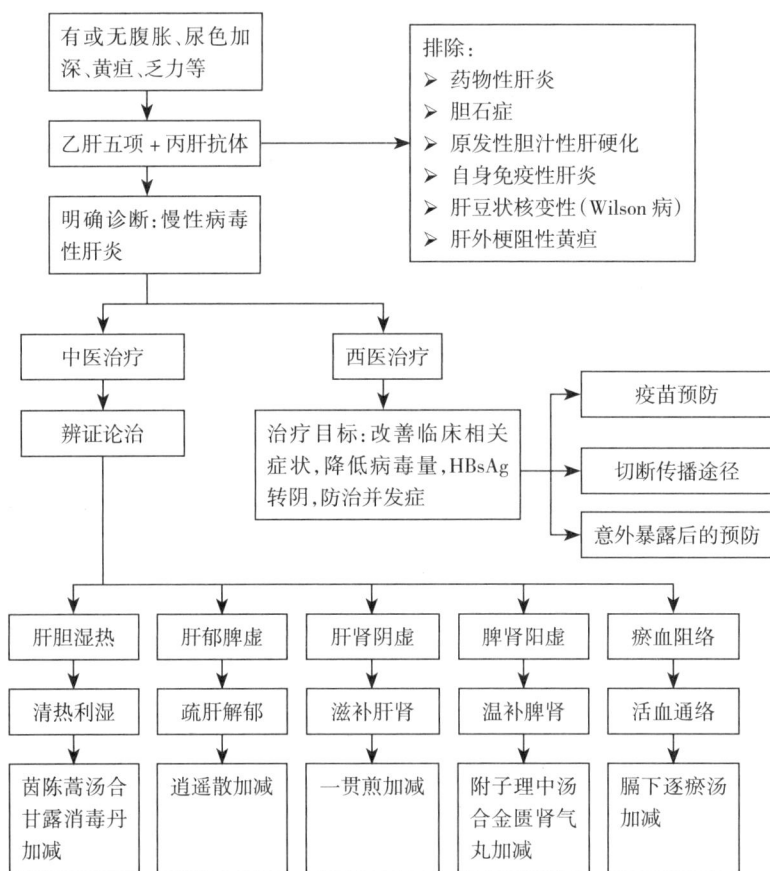

(孙学华)

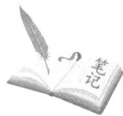

? 【复习思考题】

扫一扫
测一测

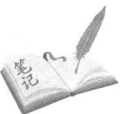

1. 慢性乙型肝炎与丙肝如何鉴别诊断？
2. 慢性乙型肝炎的传播途径有哪些？
3. 试述慢性乙型肝炎的抗病毒治疗方案。

第二十九章

药物性肝损伤

1. 掌握药物性肝损伤的临床表现、生化特点和诊断要点。
2. 掌握药物性肝损伤的中医证候分型、中药的防治措施。
3. 熟悉药物性肝损伤的病理表现、治疗方法和预防与预后。

药物性肝损伤(drug-induced liver injury,DILI)由各类处方或非处方的化学药物、生物制剂、传统中药(TCM)、天然药(NM)、保健品(HP)、膳食补充剂(DS)及其代谢产物乃至辅料等所诱发的肝损伤,急性病程一般在 3 个月以内,慢性肝损伤病程长于 6 个月,重症肝损伤可有急性或亚急性重型肝炎的所有表现,如在数天或数周内迅速发生肝性脑病和严重的凝血障碍,则定义为暴发性肝损伤(fulminant liver injury)。

【典型案例】

患者女性,56 岁。

主诉:乏力、厌油伴皮肤黄染 1 周。

现病史:患者 1 周前无明显诱因出现乏力,厌食油腻食物,食即恶心,进而皮肤、目睛和小便发黄,不欲饮食,食后有腹胀感,寐尚可,大便尚可。遂来我院就诊,门诊查肝功能:ALT 428U/L,AST 256U/L,AKP 192U/L,GGT 103U/L,ALB 40g/L,TBIL 87μmol/L,DBIL 58μmol/L,IBIL 29μmol/L,血常规:WBC 6.1×10^9/L,Hb 118g/L。上腹部 B 超提示:肝实质回声粗糙,门静脉血流正常,脾脏大小正常。

既往史:过去 1 年内一直服用保健品(成分不详);否认高血压、糖尿病等慢性病病史,否认乙肝、结核等传染病病史。

刻下:乏力,厌油,口干口苦,纳少,身、目、尿黄,大便正常,夜寐安。

舌脉:舌质红,苔黄腻,脉弦数。

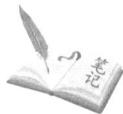

问题一 目前初步考虑患者的诊断是什么？其初步诊断依据是什么？

思路 根据患者症状和既往史，建立初步的西医诊断。

本患者初步诊断为药物性肝损伤，其诊断依据：

（1）乏力、厌油伴皮肤黄染 1 周。

（2）过去 1 年内一直服用保健品，1 周前停用。

（3）辅助检查肝功能：ALT 428U/L，AST 256U/L，ALP 192U/L，GGT 103U/L，ALB 40g/L，TBIL 87μmol/L，DBIL 58μmol/L，IBIL 29μmol/L。

知识点 1

DILI 的临床表现和生化特点

身体症状	症状是否具有特异性	实验室指标	症状是否具有特异性
肝区不适	否	肝功能异常	早期无症状时即可发生
腹胀	否	凝血功能	严重肝损伤时可见异常
食欲减退	否		
恶心	否		
乏力	否		
黄疸	是，胆汁淤积型常见		
皮肤瘙痒	是，胆汁淤积型多见		

知识点 2

DILI 的生化特点

类型	生化特点
肝细胞型	ALT≥2 倍正常值上限，或 ALT/ALP≥5
胆汁淤积型	ALP≥2 倍正常值上限，或 ALT/ALP≤2
混合型	血清 ALT 和 ALP 同时升高，ALT≥2 倍正常值上限，2≤ALT/ALP≤5

知识点 3

DILI 临床诊断标准

目前国际和国内对 DILI 诊断基本思路主要是评价用药与肝损伤的因果关系，常用的是 RUCAM（Rousssel Uclaf causality assessment method）量化评分系统。

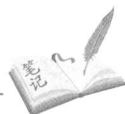

RUCAM 因果关系评估量表

药物: 初始 ALT: 初始 ALP: R 值 = ［ALT/ULN］+［ALP/ULN］=

肝损伤类型:肝细胞型(R≥5.0),胆汁淤积型(R≤2.0),混合型(2.0<R<5.0)

	肝细胞损伤型		胆汁淤积型或混合型		评价
1. 用药至发病的时间	初次用药	再次用药	初次用药	再次用药	计分
○ 从用药开始					
● 提示	5~90d	1~15d	5~90d	1~90d	+2
● 可疑	<5d 或 >90d	>15d	<5d 或 >90d	>90d	+1
○ 从停药开始					
● 可疑	≤15d	≤15d	≤30d	≤30d	+1

注:若肝损伤反应出现在开始服药前,或停药后 >15d(肝细胞损伤型)或 >30d(胆汁淤积型),则应考虑肝损伤与药物无关,不应继续进行 RUCAM 评分。

2. 病程	ALT 在峰值和 ULN 之间的变化	ALP(或 TBIL)在峰值与 ULN 之间的变化	

药物: 初始 ALT: 初始 ALP: R 值 = ［ALT/ULN］+［ALP/ULN］=

肝损伤类型:肝细胞型(R≥5.0),胆汁淤积型(R≤2.0),混合型(2.0<R<5.0)

○ 停药后			
● 高度提示	8d 内下降≥50%	不适用	+3
● 提示	30d 内下降≥50%	180d 内下降≥50%	+2
● 可疑	不适用	180d 内下降 <50%	+1
● 无结论	无资料或 30d 后下降≥50%	不变、上升或无资料	0
● 与药物作用相反	30d 后下降 <50% 或再次升高	不适用	−2
○ 若继续用药			
● 无结论	所有情况	所有情况	0
3. 危险因素	乙醇	乙醇或妊娠(任意 1 种)	+1
○ 饮酒或妊娠	有	有	
	无	无	0
○ 年龄	≥55 岁	≥55 岁	+1
	<55 岁	<55 岁	0

4. 伴随用药

○ 无伴随用药,或无资料,或伴随用药至发病时间不相合	0
○ 伴随用药至发病时间相符合	+1
○ 伴随用药已知有肝毒性,且至发病时间提示或相合	+2
○ 伴随用药的肝损伤证据明确(再刺激反应呈阳性,或与肝损伤明确相关并有典型的警示标志)	+3

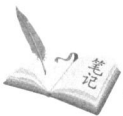

续表

5. 除外其他肝损伤原因		
第Ⅰ组(6种病因)	● 排除组Ⅰ和组Ⅱ中的所有病因	2
○ 急性甲型肝炎(抗-HAV-IgM+)或		
HBV感染(HBsAg和/或抗-HBc-IgM+)或	● 排除组Ⅰ中的所有病因	1
HCV感染(抗-HCV+和/或HCV RNA+,伴有相应的临床病史)		
○ 胆道梗阻(影像检查证实)	● 排除组Ⅰ中的5或4种病因	0
○ 酒精中毒(有过量饮酒史且AST/ALT≥2)		
○ 近期有低血压、休克或肝脏缺血史(发作2周以内)	● 排除组Ⅰ中的少于4种病因	−2
第Ⅱ组(2类病因)		
○ 合并自身免疫性肝炎、脓毒症、慢性乙型或丙型肝炎、原发性胆汁性胆管炎(PBC)△或原发性硬化性胆管炎(PSC)等基础疾病,或	● 非药物性因素高度可能	−3
○ 临床特征及血清学和病毒学检测提示急性CMV、EBV或HSV感染		
6. 药物既往肝损伤信息		
○ 肝损伤反应已在产品介绍中标明		2
○ 肝损伤反应未在产品介绍中标明,但曾有报道		1
○ 肝损伤反应未知		0
7. 再用药反应		
○ 阳性	再次单用该药后ALT升高2倍	再次单用该药后ALP(或TBIL)升高2倍	+3
○ 可疑	再次联用该药和曾同时应用的其他药物后,ALT升高2倍	再次联用该药和曾同时应用的其他药物后,ALP(或TBIL)升高2倍	+1
○ 阴性	再次单用该药后ALT升高,但低于ULN	再次单用该药后ALP(或TBIL)升高,但低于ULN	−2
○ 未做或无法判断	其他情况	其他情况	0

　　总分意义判定:>8分,极可能;6~8分:很可能;3~5分:可能;1~2分:不太可能;<0分:可排除。
　　ALP:碱性磷酸酶;ALT:丙氨氨基转移酶;CMV:巨细胞病毒;EBV:EB病毒;HSV:单纯疱疹病毒;TBIL:总胆红素;ULN:正常值上限。

　　问题二　该患者为了明确诊断,还需要完善哪些检查?

　　思路　为明确诊断,还需要完善的相关辅助检查,按照RUCAM因果关系评估量表内容进行病史询问,其他危险因素排查。

　　该患者需复查肝功能,进一步完善检查排除其他原因引起的肝损伤如乙肝六项、

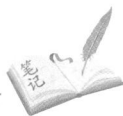

HBV-DNA、丙肝抗体、HCV-RNA、甲肝抗体、戊肝抗体、自身免疫肝炎全套、血清铜蓝蛋白、铜氧化酶等,必要时行肝组织穿刺活检病理检测。

知识点 4

DILI 的病理表现

病理表现	相关药物
纤维化/肝硬化	甲氨蝶呤
肉芽肿	别嘌醇,阿莫西林克拉维酸,卡马西平,肼屈嗪,甲基多巴,青霉胺,保泰松,苯妥英,普鲁卡因胺,奎尼丁,磺胺类药物
微小泡脂肪变性	核苷逆转录酶抑制剂,丙戊酸钠
腺瘤	促同化激素类,口服避孕药
血管肉瘤	促同化激素类
胆管癌	促同化激素类
肝细胞癌	达那唑
非酒精性脂肪肝	胺碘酮,他莫昔芬
磷脂质病	胺碘酮
布加综合征	口服避孕药
紫癜样肝病	促同化激素类,口服避孕药,硫唑嘌呤
窦状隙周纤维化	维生素 A
静脉闭塞疾病	白消安,环磷酰胺

问题三　该患者初步诊断为 DILI,为避免误诊,还需要与哪些疾病相鉴别?

思路　根据患者病史和相关检查,初步诊断为 DILI,但需要与其他引起肝损伤的疾病鉴别,通过与 NAFLD、酒精性肝病、AIH、PBC、肝豆状核变性、α1-抗胰蛋白酶缺乏症、血色病等各类肝胆疾病相鉴别,该患者支持 DILI 诊断。

知识点 5

DILI 鉴别诊断要点

鉴别的疾病	鉴别要点
病毒性肝炎	可有肝区不适、乏力、纳差、恶心、腹胀等不适,通过血清病原学检测可以区分鉴别
非酒精性脂肪性肝炎	大部分脂肪肝患者多有肥胖,血脂异常,转氨酶一般轻度升高,多伴有 GGT 升高,病理提示肝细胞脂肪变
酒精性肝炎	患者多有长期饮酒史或近期大量饮酒后,出现全身不适,食欲缺乏,恶心呕吐、乏力、肝区疼痛,常有黄疸,根据饮酒史容易鉴别

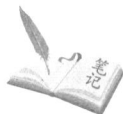

续表

鉴别的疾病	鉴别要点
肝豆状核变性	多数青少年发病,早期多为无症状性肝大以及血清转氨酶升高,症状期有乏力、食欲减退、黄疸、腹水、脾大表现,依据血清铜蓝蛋白水平显著降低和/或肝铜水平增高,角膜 K-F 环阳性可明确诊断
遗传性血色病	HH 有典型的临床三联征:①皮肤色素沉着;②肝大;③糖尿病。Ts、血清铁蛋白、血清铁有助于诊断,腹部 CT 和 MRI 扫描可发现中重度铁过量,基因检测和肝活检诊断价值大
自身免疫性肝炎	少数 DILI 临床表现与经典 AIH 相似,可出现自身抗体阳性,临床上 AL-DILI 较多见,经典 AIH 特征性组织学表现包括浆细胞浸润、肝细胞呈"玫瑰花环"样改变,以及淋巴细胞穿入现象;而汇管区中性粒细胞和嗜酸性粒细胞浸润及肝细胞胆汁淤积等更多见于 AL-DILI

注:DILI 与病毒性肝炎、脂肪肝、酒精性肝炎、AIH、PBC、肝豆状核变性、α1-抗胰蛋白酶缺乏症、血色病等各类肝胆疾病相鉴别,少数 DILI 临床表现与经典 AIH 相似,可出现自身抗体阳性,临床很难与经典 AIH 鉴别,需要格外引起注意。

问题四 该患者已经完善了相关检查,并进行了鉴别诊断,目前可确诊为什么疾病? 确诊依据是什么?

思路1 根据补充病史,本病临床诊断为:药物性肝损伤。

思路2 诊断依据

(1) 以乏力、厌油伴皮肤黄染 1 周为主要临床症状。

(2) 过去 1 年内一直服用保健品,1 周前停用。

(3) 辅助检查肝功能:ALT 428U/L,AST 256U/L,ALP 192U/L,GGT 103U/L,ALB 40g/L,TBIL 87μmol/L,DBIL 58μmol/L,IBIL 29μmol/L。

(4) 排除其他引起肝损伤的原因。

(5) RUCAM 评分 >8 分。

问题五 该患者明确诊断为 DILI,西医的治疗目的和方案是什么?

思路1 该患者的治疗目的是保肝、降酶、退黄以恢复肝功能,防止肝功能进一步损伤加重发生肝衰竭。

思路2 明确患者病因,给予综合治疗方案。

(1) 完善辅助检查,予保肝、降酶、退黄治疗。

(2) 治疗方案:停用保健药和任何其他可能引起肝损伤的药物;谷胱甘肽 1.8g 静滴,一天一次;异甘草酸镁 150mg 静滴,一天一次;熊去氧胆酸 250mg,口服早晚各一次。

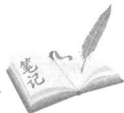

知识点 6

DILI 治疗方案

治疗原则	治疗措施
1. 及时停用可疑肝损伤药物,尽量避免再次使用可疑或同类药物	1. 及时停用导致肝损伤的可疑药物,对固有型 DILI 可停药或减少剂量
2. 应充分权衡停药引起原发病进展和继续用药导致肝损伤加重的风险	2. 异甘草酸镁可用于治疗 ALT 明显升高的急性肝细胞型或混合型 DILI;保肝降酶药可选用双环醇和甘草酸制剂(甘草酸二铵肠溶胶囊或复方甘草酸苷等);炎症较轻者,可试用水飞蓟素;胆汁淤积型 DILI 可选用 UDCA 或 SAMe
3. 根据 DILI 的临床类型选用适当的药物治疗	3. 对成人药物性急性肝衰竭(ALF)和亚急性肝衰竭(SALF)早期,建议尽早选用 N- 乙酰 -L- 半胱氨酸(NAC)。视病情可按 50~150mg·kg^{-1}·d^{-1} 给药,疗程至少 3d。对于儿童药物性 ALF/SALF,暂不推荐应用 NAC
4. ALF/SALF 等重症患者必要时可考虑紧急肝移植	4. 糖皮质激素应用于 DILI 的治疗应十分谨慎,需严格掌握适应证,充分权衡治疗获益和可能的风险。宜用于治疗免疫机制介导的 DILI。AL-DILI 多对糖皮质激素治疗应答良好,且在停用糖皮质激素后不易复发
	5. 对药物性 ALF/SALF 和失代偿期肝硬化等重症患者,可考虑肝移植治疗

问题六 该疾病患者的中医诊断是什么?治则治法及方药是什么?

思路 根据患者中医主证特点,确定治则治法及方药。

该患者的中医诊断为:黄疸。

辨证:肝胆湿热证。

治则:清热利湿。

治法:清热利胆,健脾化湿。

方药:茵陈蒿汤加减。

中成药:赤茵合剂糖浆,一次 30ml,一天 3 次。

知识点 7

DILI 类证鉴别

	相同点	不同点
湿阻	有纳差、乏力、腹胀表现	常有脘腹闷满,肢体困重,体倦乏力,头部昏沉之感
胁痛	胁痛可导致肝胆不疏,连及脾胃,表现为乏力,口干口苦,纳差	以一侧或两侧胁肋疼痛为主要表现
黄疸	黄疸有纳差、乏力、口苦表现	目黄、身黄、小便黄为主要表现的特征明显

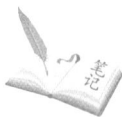

知识点 8

DILI 中医分证论治

证型	主要症候	舌脉	治则治法	方药药物效果
肝胆湿热证	胁肋胀痛,纳呆呕恶,厌油腻,口黏口苦,大便黏滞秽臭,尿黄,或身目发黄	舌苔黄腻,脉弦数或弦滑数	清热利湿	茵陈蒿汤或甘露消毒丹加减 常用药:茵陈、栀子、大黄、滑石、黄芩、虎杖、连翘等
瘀血阻络证	两胁刺痛,胁下痞块,面色晦黯,或见赤缕红丝,口干不欲饮	舌质紫黯或有瘀斑瘀点,脉沉细涩	活血通络	膈下逐瘀汤加减 常用药:当归、桃仁、红花、川芎、赤芍、丹参、泽兰等
胆腑淤阻证	身目发黄,黄色鲜明,上腹、右胁闷胀或疼痛不适,皮肤可有瘙痒,或有发热、寒热往来,口苦咽干,尿黄,大便秘结	舌红苔黄,脉弦滑或涩	疏肝泄热利胆退黄	大柴胡汤加减 常用药:柴胡、黄芩、半夏、大黄、枳实、郁金、佛手、茵陈、山栀、白芍、甘草等

问题七 该患者如何预防与调摄?

思路 嘱患者从了解常见肝损药物、生活和心理干预方面进行预防调摄。

(1) 生活调摄:起居有常,加强锻炼。生活应规律,劳逸结合。症状明显或病情较重者应卧床休息,病情轻者选择合适的锻炼方式适量运动,增强机体免疫功能。

(2) 心理调摄:调节情感,保持乐观。正确看待疾病,保持乐观的心态,治疗要有耐心,忌过思过怒等不良情绪。

(3) 药物宣教:提倡健康生活方式,避免服用损肝药物,慎重选择保健药。向患者介绍常见的损肝药物,已知全球有 1 100 多种上市药物具有潜在肝毒性,常见的包括非甾体类抗炎药(NSAIDs)、抗感染药物(含抗结核药物)、抗肿瘤药物、中枢神经系统用药、心血管系统用药、代谢性疾病用药、激素类药物、某些生物制剂和 TCM-NM-HP-DS 等。

【临证要点】

1. 药物性肝损伤以急性发病为主,实证居多,病位主要在肝、脾、胆,故治疗应当以疏肝、利胆、健脾为原则。

2. 肝藏血,喜条达,体阴而用阳,故补肝血,疏肝理气,对于肝脏功能的恢复至关重要。

3. 脾为后天之本,主运化,药物性肝损伤常最先累及肝,"见肝之病,知肝传脾",因此常出现消化功能障碍,故治疗药物性肝损伤时应补气健脾,从而达到利湿,恢复消化功能之目的。

4. 肝胆互为表里,肝之为病常影响胆腑功能,特别是药物性肝损伤伴随黄疸的患者,利胆退黄之法尤为重要。

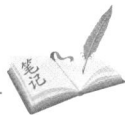

5. 活血化瘀之法在治疗药物性肝损伤时亦不可忽视。

【诊疗流程】

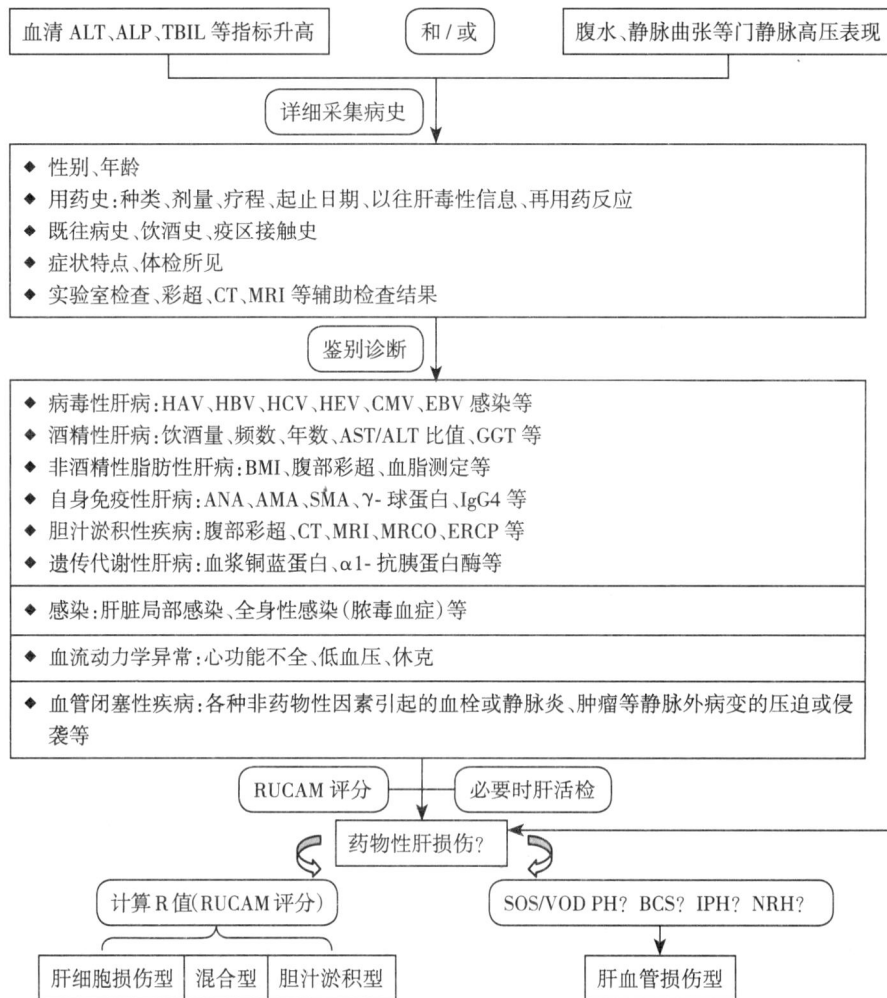

(施卫兵)

【复习思考题】

1. 引起药物性肝损伤的药物有哪些？

2. 试述药物性肝损伤的临床表现和生化特点。

3. 药物性肝损伤应与哪些疾病相鉴别诊断？

4. 病案分析

李某，男，47岁，1周前无明显诱因下出现乏力，厌食油腻食物，食即恶心，进而皮肤、目睛和小便发黄，不欲饮食，食后有腹胀感，寐尚可，大便尚可。遂来我院就诊，门诊查肝功能：ALT 428U/L，AST 256U/L，AKP 192U/L，GGT 103U/L，ALB 40g/L，TBIL 87μmol/L，DBIL 58μmol/L，IBIL 29μmol/L，血常规：WBC 6.1×10^9/L，

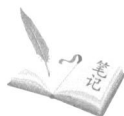

Hb 118g/L。上腹部 B 超提示:肝实质回声粗糙,门静脉血流正常,脾脏大小正常。自述半年前服用保健品(成分不详)至今,否认高血压、糖尿病等慢性病病史,否认乙肝、结核等传染病病史。刻下症见乏力,厌油,口干口苦,纳少,身目、尿黄,大便正常,夜寐安。舌质红、苔黄腻,脉弦数。

请写出西医诊断、中医辨证分型、治法、方药。

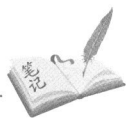

第三十章

脂肪性肝病

1. 掌握脂肪性肝病的诊断、鉴别诊断和中西医治疗。
2. 熟悉脂肪性肝病的的概述、发病机制、病理、实验室及其他检查。
3. 了解脂肪性肝病的预防调摄。

脂肪性肝病是指各种原因引起的以肝细胞脂肪过度贮积和脂肪变性为特征的临床病理综合征。根据有无过量饮酒史可分为非酒精性脂肪性肝病和酒精性脂肪肝。本章所述主要指非酒精性脂肪性肝病,是一种与胰岛素抵抗和遗传易感密切相关的代谢应激性肝损伤,疾病谱包括非酒精性肝脂肪变、非酒精性脂肪性肝炎、肝硬化和肝细胞癌。腹部影像学及肝脏组织病理学检查是诊断脂肪性肝病的主要方法。

【典型案例】

患者男性,42岁。

主诉:右胁隐隐不适、乏力1月。

现病史:患者于1月前无明显诱因感右胁隐隐不适,伴乏力。体检发现肝功能转氨酶轻度异常。查体:形体肥胖,腹软,身、目无黄染,腹部丰满,全腹部无压痛、反跳痛及肌紧张,肝脾肋下未扪及,墨菲征阴性,移动性浊音阴性,肠鸣音正常,双下肢无水肿。辅助检查:肝功示谷丙转氨酶(ALT)88U/L,谷氨酰转肽酶(GGT)124U/L。甘油三酯(TG)2.12mmol/L,低密度脂蛋白胆固醇(LDL)4.15mmol/L。血尿酸(UA)498mmol/L,空腹血糖正常。腹部彩超提示"脂肪肝"。肝脏脂肪变受控衰减参数(CAP)326dB/m,瞬时弹性值(E)5.7kPa。

既往史:否认"高血压""糖尿病""肝炎"等病史。

个人史:平素嗜食肥甘厚味,少运动,无饮酒史及长期服药史。

刻下:感右胁隐隐不适,乏力,口苦,纳寐可,大便不成形,每日1~2次,小便黄。

舌脉:舌淡红,舌边有齿印,苔白腻,脉弦滑。

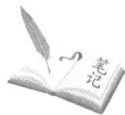

问题一　目前初步考虑患者的诊断是什么？其初步诊断依据是什么？

思路　根据患者症状、辅助检查及既往病史、个人史，建立初步的西医诊断。

患者初步考虑诊断为非酒精性脂肪性肝病。其诊断依据：

(1) 中年男性，平素嗜食肥甘厚味，运动少。

(2) 右胁隐隐不适，伴乏力，口苦，大便不成形，每日 1~2 次，小便黄。

(3) 既往无"肝炎"等病史。平素嗜食肥甘厚味，少运动，无饮酒史及长期服药史。

(4) 查体：形体肥胖，腹软，全腹无压痛、反跳痛及肌紧张，肝脾未扪及肿大，墨菲征阴性，移动性浊音阴性。

(5) 辅助检查：ALT 88U/L，GGT 124U/L，TG 2.12mmol/L，LDL 4.15mmol/L，UA 498mmol/L。腹部彩超提示"脂肪肝"。肝脏脂肪变受控衰减参数（CAP）326dB/m，瞬时弹性值 E 5.7kPa。

知识点 1

需专科筛查和评估脂肪肝的人群

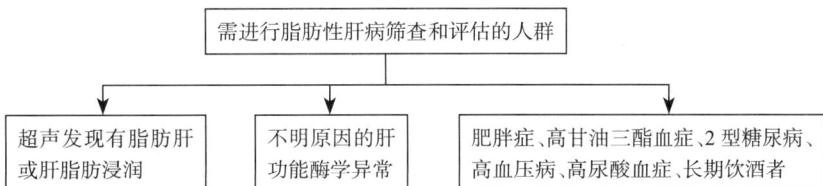

需进行脂肪性肝病筛查和评估的人群

- 超声发现有脂肪肝或肝脂肪浸润
- 不明原因的肝功能酶学异常
- 肥胖症、高甘油三酯血症、2 型糖尿病、高血压病、高尿酸血症、长期饮酒者

知识点 2

脂肪肝的病因及发病机制

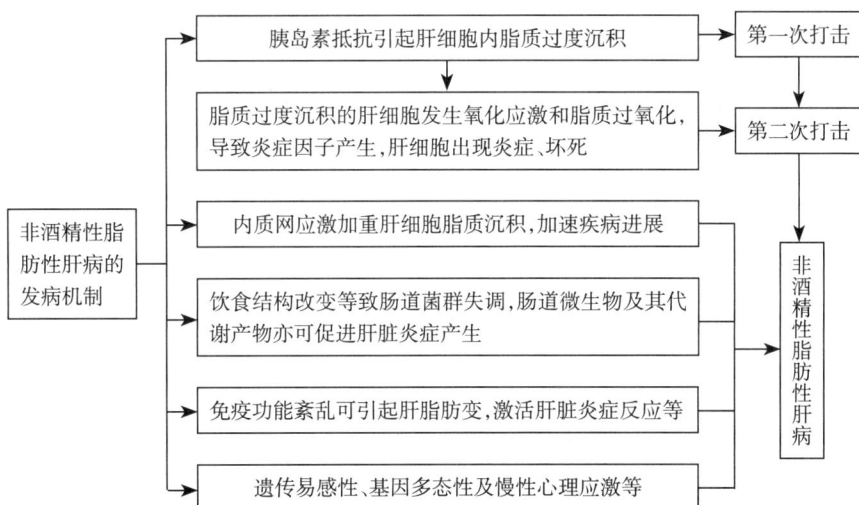

非酒精性脂肪性肝病的发病机制：

- 胰岛素抵抗引起肝细胞内脂质过度沉积 → 第一次打击
- 脂质过度沉积的肝细胞发生氧化应激和脂质过氧化，导致炎症因子产生，肝细胞出现炎症、坏死 → 第二次打击
- 内质网应激加重肝细胞脂质沉积，加速疾病进展
- 饮食结构改变等致肠道菌群失调，肠道微生物及其代谢产物亦可促进肝脏炎症产生
- 免疫功能紊乱可引起肝脂肪变，激活肝脏炎症反应等
- 遗传易感性、基因多态性及慢性心理应激等

→ 非酒精性脂肪性肝病

注：非酒精性脂肪性肝病的病因较多，高脂饮食、久坐少动的生活方式、肥胖、2 型糖尿病、高脂血症及代谢综合征等单独或共同成为非酒精性脂肪性肝病的易感因素；但目前非酒精性脂肪性肝病的发病机制尚不完全明确，部分学者认为"多重打击学说"可以解释部分非酒精性脂肪性肝病的发病机制。

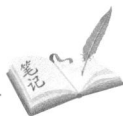

问题二 该患者为了明确诊断,还需要完善哪些检查?

思路 患者无特殊临床症状,辅助检查提示血清 ALT、GGT 及 TG 升高,腹部彩超提示"脂肪肝",CAP 326dB/m。为明确诊断,需进一步行肝活组织检查。还需完善乙肝五项、丙肝抗体、自身抗体谱等检查。

案例补充:

该患者在彩超引导下进行了肝活组织检查,病理报告提示:肝细胞脂肪变性(3分)、小叶内中等量炎细胞浸润(2分)、气球样变(1分)、门脉周围纤维化(1分)。提示"脂肪性肝炎"。乙肝五项、丙肝抗体、自身抗体谱均正常。

知识点 3

肝活组织检查是诊断非酒精性脂肪性肝炎的金标准

血清 ALT 正常并不意味着无肝组织炎症损伤,ALT 增高亦未必是非酒精性脂肪性肝炎。尽管存在创伤和并发症,以及取样误差和病理观察者之间差异等缺点,肝活组织检查至今仍是诊断 NASH 的金标准。

知识点 4

SAF 积分

	脂肪变	气球样变	小叶内炎症(20 倍镜计数)	纤维化分期
0 分	<5%	无	无	无
1 分	5%~33%	肝细胞聚集成簇,胞质疏松淡染,呈网格状,细胞形状不一,大小与肝细胞类似	1~2 个炎症坏死灶	窦周纤维化或门脉周围纤维化
2 分	34%~66%	在 1 分基础上,至少有一个气球样变的肝细胞是其他肝细胞的两倍大小	>2 个炎症坏死灶	窦周纤维化合并门脉周围纤维化
3 分	>66%			桥接纤维化
4 分				肝硬化

注:肝活组织病理学检查是诊断非酒精性脂肪性肝炎的金标准,可准确评估肝脂肪变、肝细胞损伤、炎症坏死和纤维化程度。欧洲脂肪肝协作组提出的 SAF 积分,S 指肝细胞脂肪变性级别(S0—S3),A 指活动度级别(小叶炎症和气球样变评分总和,A0—A4),F 指纤维化阶段(F0—F4),脂肪变性小于 5% 为非脂肪肝,肝细胞脂肪变、气球样变和肝脏炎症合并存在是诊断非酒精性脂肪性肝炎的必备条件。

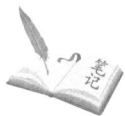

　　问题三　该患者诊断为非酒精性脂肪性肝炎,为避免误诊漏诊,还需要与哪些疾病相鉴别?

　　思路　患者根据临床表现、相关检查及病史,初步诊断为非酒精性脂肪性肝病,通过与病毒性肝炎、自身免疫性肝炎、药物性肝炎、酒精性肝炎等疾病相鉴别,最终经肝活组织病理学检查,该患者支持非酒精脂肪性肝炎的诊断。

知识点5

非酒精性脂肪性肝炎鉴别诊断要点

鉴别的疾病	鉴别要点
病毒性肝炎	可有乏力、纳差、厌油、黄疸、右上腹痛等症状,肝酶以 ALT、AST 升高为主,乙肝五项、HCV-RNA、抗 HAVIgM、抗 HDVIgM、抗 HEVIgM、抗 HEVIgM 及腹部彩超等检查可鉴别
自身免疫性肝炎	自身免疫性肝炎好发于女性,临床可表现为乏力、纳差、厌油、黄疸、右上腹痛等症,肝酶以 ALT、AST 升高为主,自身抗体谱及腹部彩超等检查可鉴别
药物性肝炎	有明确的损肝药物服用史,停药后病情可逐渐缓解,且排除病毒性肝炎、脂肪性肝病、酒精性肝病及自身免疫性肝病等
酒精性肝炎	有长期饮酒史,一般超过 5 年,折合乙醇量男性≥40g/d,女性≥20g/d;或 2 周内有大量饮酒史,折合乙醇量 >80g/d。血清 ALT、AST、GGT 升高,可有血清 TBIL 升高
胆囊炎	可有右上腹不适或疼痛、发热等症状,摄入油腻饮食或饮食过饱可引上述症状反复发作,腹部影像学检查可鉴别。

　　问题四　该患者已经完善了相关检查,并进行了鉴别诊断,目前可确诊为什么疾病? 确诊依据是什么?

　　思路 1　本病临床诊断为:非酒精性脂肪性肝炎。

　　思路 2　确诊依据

　　(1) 中年男性,平素嗜食肥甘厚味,运动少,无饮酒史。既往无"肝炎"病史。

　　(2) 主要表现为右胁隐隐不适,伴乏力,口苦,大便不成形,小便黄。

　　(3) 查体:形体肥胖,腹软,肝脾未扪及肿大,墨菲征阴性,移动性浊音阴性。

　　(4) 辅助检查:ALT 88U/L,GGT 124U/L,TG 2.12mmol/L,LDL 4.15mmol/L,UA 498mmol/L。腹部彩超提示"脂肪肝"。肝脏脂肪变受控衰减参数(CAP)326dB/m,瞬时弹性值(E)5.7kPa。乙肝五项、丙肝抗体、自身抗体谱均正常。

　　(5) 肝活组织检查:肝细胞脂肪变性(3分)、小叶内中等量炎细胞浸润(2分)、气球样变(1分)、门脉周围纤维化(1分)。

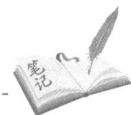

知识点 6

脂肪性肝病的诊断要点

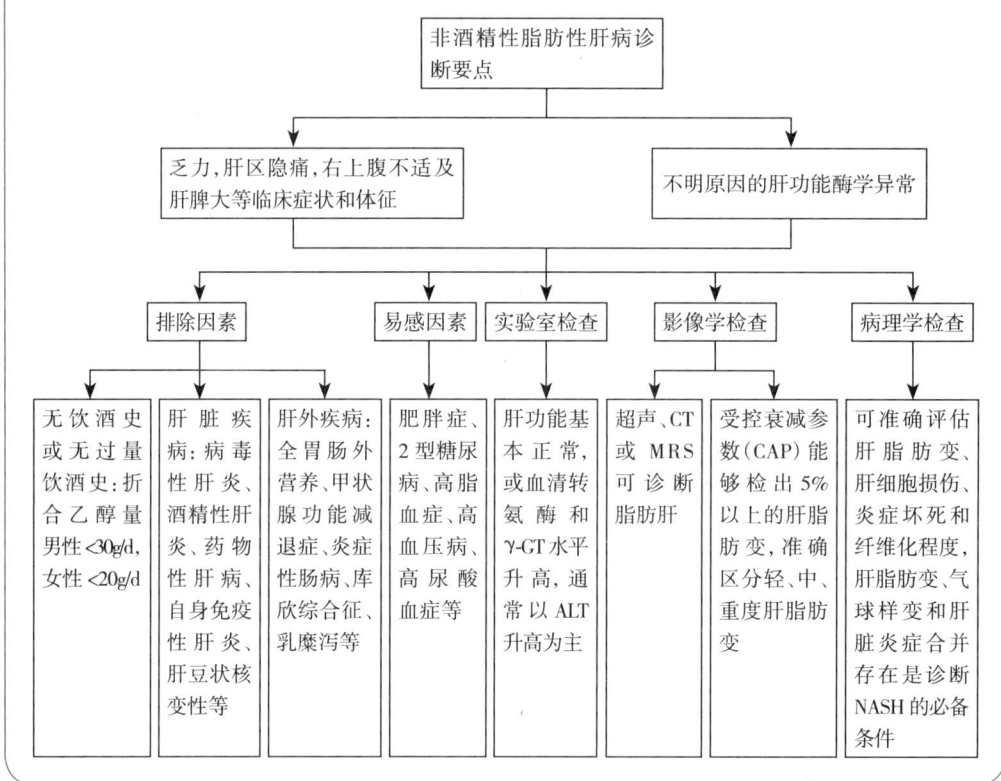

非酒精性脂肪性肝病诊断要点

├─ 乏力,肝区隐痛,右上腹不适及肝脾大等临床症状和体征
└─ 不明原因的肝功能酶学异常

排除因素			易感因素	实验室检查	影像学检查		病理学检查
无饮酒史或无过量饮酒史:折合乙醇量男性<30g/d,女性<20g/d	肝脏疾病:病毒性肝炎、酒精性肝炎、药物性肝病、自身免疫性肝炎、肝豆状核变性等	肝外疾病:全胃肠外营养、甲状腺功能减退症、炎症性肠病、库欣综合征、乳糜泻等	肥胖症、2型糖尿病、高脂血症、高血压病、高尿酸血症等	肝功能基本正常,或血清转氨酶和γ-GT水平升高,通常以ALT升高为主	超声、CT或MRS可诊断脂肪肝	受控衰减参数(CAP)能够检出5%以上的肝脂肪变,准确区分轻、中、重度肝脂肪变	可准确评估肝脂肪变、肝细胞损伤、炎症坏死和纤维化程度,肝脂肪变、气球样变和肝脏炎症合并存在是诊断NASH的必备条件

问题五 该患者明确诊断为非酒精性脂肪性肝炎,西医的治疗目的和方案是什么?

思路 该患者的治疗目的是减少体质量,阻止肝病进展,减少肝硬化、肝癌及其并发症的发生。治疗方案如下:

(1) 首先是改变不良生活方式,减少体质量和腰围,控制膳食热卡总量,减少脂肪、含糖饮料和深加工精致食品等摄入,增加全谷类食物、ω-3 脂肪酸及膳食纤维摄入。避免久坐少动,坚持中等量的有氧运动,1 年内减重 3%~5% 可逆转单纯性脂肪肝,体质量下降 7%~10% 能显著降低血清转氨酶水平并改善非酒精性脂肪性肝炎。

(2) 针对转氨酶升高可选择 1 种保肝药物,如双环醇、多烯磷脂酰胆碱、甘草酸二铵等药物,如果口服某种保肝药物 6 个月血清转氨酶仍无明显下降,则改用其他保肝药物。

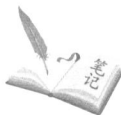

知识点 7

脂肪性肝病西医治疗要点

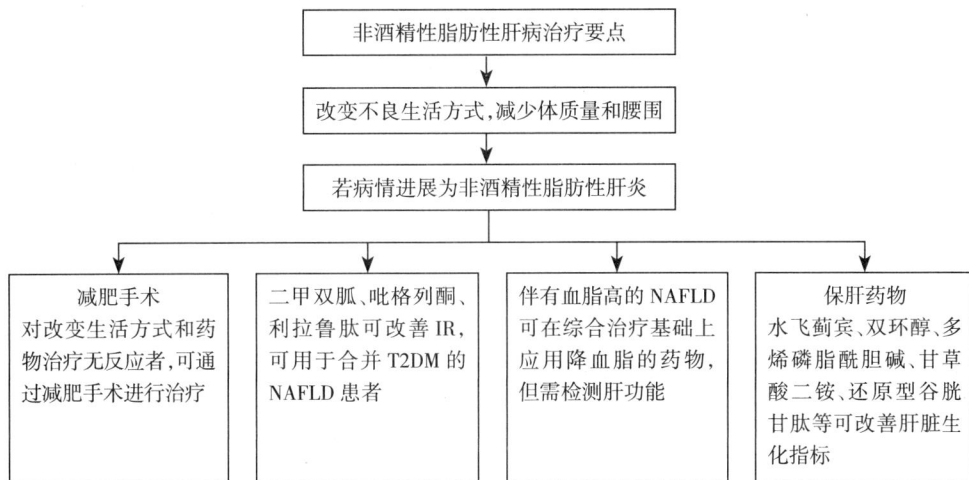

非酒精性脂肪性肝病治疗要点

改变不良生活方式,减少体质量和腰围

若病情进展为非酒精性脂肪性肝炎

| 减肥手术 对改变生活方式和药物治疗无反应者,可通过减肥手术进行治疗 | 二甲双胍、吡格列酮、利拉鲁肽可改善 IR,可用于合并 T2DM 的 NAFLD 患者 | 伴有血脂高的 NAFLD 可在综合治疗基础上应用降血脂的药物,但需检测肝功能 | 保肝药物 水飞蓟宾、双环醇、多烯磷脂酰胆碱、甘草酸二铵、还原型谷胱甘肽等可改善肝脏生化指标 |

问题六 该患者的中医诊断是什么? 治则治法及方药是什么?

思路 根据患者中医主证特点,确定中医诊断、治则治法及方药。

该患者中医诊断为:肝癖。

辨证:湿浊内停证。

治则:祛湿化浊。

治法:疏肝健脾,祛湿化浊。

方药:胃苓汤加减。

中成药:化肝柔滞颗粒,开水冲服,每次 8g,一日 3 次。水飞蓟宾胶囊,口服,每次 2 粒,一日 3 次。

知识点 8

肝癖的中医类证鉴别

	相同点	不同点
胃痛	均可有上腹痛症状	胃痛以上腹胃脘部近心窝处疼痛为主,可兼见胸脘痞闷、恶心呕吐、纳差、嘈杂等症状;肝癖疼痛程度轻微,以胁肋部疼痛为主,常体胖,伴周身困重、便溏等症状
积聚	均可有右上腹胀闷不舒症状	肝癖患者常体胖,在检查时腹部柔软,胁下不能扪及包块;积聚检查时胁下可扪及包块,常伴消瘦、纳差、黄疸等症状

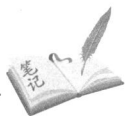

知识点 9

脂肪肝的中医分证论治

证型	主要症候	舌脉	治则治法	方药
肝郁脾虚证	右胁肋胀满或走窜作痛,情绪变化而诱发,便溏,腹痛欲泻,乏力,善太息	舌淡边有齿痕,苔薄白或腻,脉弦或弦细	疏肝健脾	逍遥散
湿浊内停证	右胁肋胀满,形体肥胖,周身困重,倦怠,胸脘痞闷,头晕,恶心	舌淡红,苔白腻,脉弦滑	祛湿化浊	胃苓汤
湿热蕴结证	右胁肋胀满,恶心,呕吐,黄疸,胸脘痞满,周身困重,纳呆	舌质红,苔黄腻,脉濡数或滑数	清热化湿	三仁汤合茵陈五苓散
痰瘀互结证	右胁下痞块或右胁肋刺痛,纳呆,胸脘痞闷,面色晦黯	舌淡黯有瘀斑,苔腻,脉弦滑或涩	活血化瘀,祛痰散结	膈下逐瘀汤合二陈汤
脾肾两虚证	右胁下隐痛,乏力,腰膝酸软,夜尿频多,大便溏泄	舌淡,苔白,脉沉弱	补益脾肾	四君子汤合金匮肾气丸

问题七　该患者如何预防与调摄?

思路　嘱咐患者从饮食、生活、精神 3 个方面进行调摄。

(1) 饮食调摄:采取健康、低能量饮食,控制总能量的摄入,以适当碳水化合物、高蛋白、高维生素、足够膳食纤维及低糖低脂为原则,建议每日减少 2 090~4 180kJ (500~1 000kcal)热量,忌暴饮暴食、肥腻、辛辣、甜食,戒酒,适当饮茶。

(2) 生活调摄:坚持中等量有氧运动,如跑步、快走、健身操、游泳、骑自行车等消耗体能、促进脂肪代谢的运动为主。

(3) 精神调摄:应保持精神愉快,避免忧思恼怒及情绪紧张。

【临证要点】

1. 脂肪性肝病是以肝细胞脂肪变性超过 5% 为主要特征的临床病理综合征。

2. 根据有无过量饮酒史可分为非酒精性脂肪性肝病和酒精性脂肪肝。

3. 脂肪性肝病的诊断需完善相关检查,排除病毒性肝炎、自身免疫性肝病、药物性肝炎等肝脏疾病及糖皮质激素使用、全胃肠外营养、先天性脂质萎缩症等肝外疾病。肝活组织检查仍是诊断 NASH 的金标准,可准确评估肝脂肪变、肝细胞损伤、炎症坏死及纤维化程度。

4. 饮食不节、劳逸失度、情志失调、久病体虚、禀赋不足乃本病病因,痰、湿、浊、瘀、热为主要病理因素。临床上常表现为本虚标实之证。

5. 临证治疗以疏肝健脾、祛湿化浊、活血化瘀为基本法则,应重视疏肝健脾,调畅气机。

6. 改变不良生活方式,减少体质量和腰围是脂肪性肝病最重要的治疗措施,1 年内减重 5% 以上改善肝脏酶学和组织学的异常。

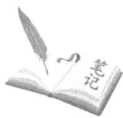

【诊疗流程】

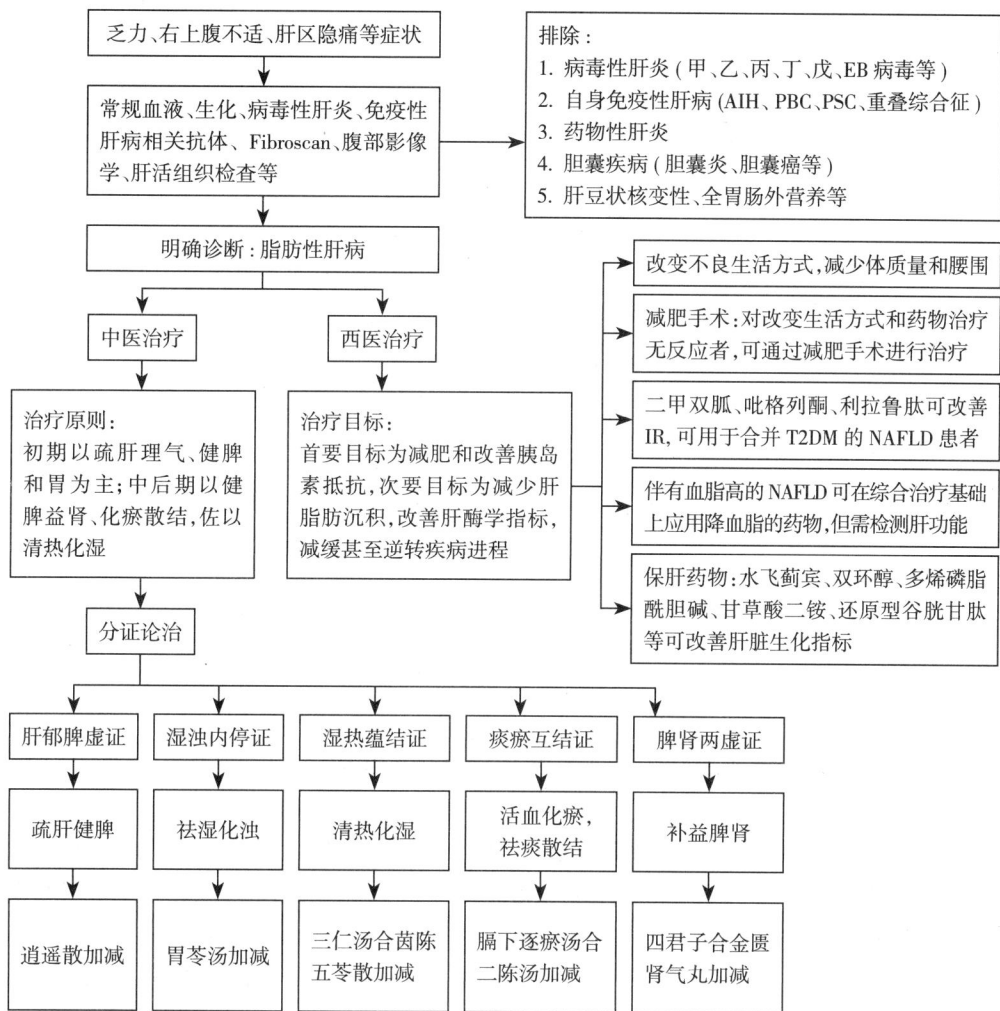

（汪 静）

【复习思考题】

1. 如何鉴别非酒精性脂肪性肝病与酒精性脂肪肝？
2. 如何鉴别脂肪性肝病与病毒性肝炎、自身免疫性肝病、药物性肝炎？
3. 试述非酒精性脂肪性肝炎的西医治疗方案。
4. 试述脂肪性肝病的辨证论治。

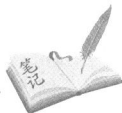

第三十一章

细菌性肝脓肿

培训目标

1. 掌握细菌性肝脓肿的流行病学特点、临床表现。
2. 掌握细菌性肝脓肿的诊断、鉴别诊断,治疗手段。
3. 了解细菌性肝脓肿的调摄。

细菌性肝脓肿是临床常见的肝脏感染性疾病,占肝脓肿的 80%,是由于肝脏受到各种细菌入侵而形成的化脓性感染。本病在各地的患病率和主要致病菌不尽相同,主要临床特征为寒战高热、肝区疼痛、肝脏肿大伴有压痛,有时可导致胸、肺部等的并发症。目前,随着免疫受损人群(糖尿病、恶性肿瘤患者等)的增加,以及多重耐药和高毒力致病菌的产生,给临床诊治工作带来了新的问题。糖尿病患者罹患肝脓肿风险更在健康人群的 3 倍以上,是肝脓肿的重要危险因素。由于细菌性肝脓肿临床症状和实验室检查均缺乏特异性,诊疗中应特别注意,既要结合临床表现、各项实验室结果和影像学检查,也要动态观察病情,避免误诊、漏诊。

【典型案例】

患者男性,50 岁。

主诉:发热伴寒战 5 天。

现病史:患者诉 5 天前外感后出现发热伴寒战,每日下午 3:00—4:00 症状明显,自测体温最高达 40℃,同时伴口苦、口干,情绪烦躁,周身乏力,且 5 天来症状逐渐加重,夜间亦出现发热寒战症状,为求系统诊治,故入院治疗。辅助检查:血常规检查示 WBC11.71×10⁹/L,中性粒细胞比例 93.1%,C 反应蛋白 190mg/L,ALT 66U/L,AST 19U/L,γ-GT 278U/L,总胆红素 36.2mmol/L,直接胆红素 9.2mmol/L;腹部超声见肝内多发异常回声团,胆结石;腹腔 CT 见肝左叶片状低密度影;强化 CT 见肝左叶肝脓肿(未成脓期)。查体:巩膜轻度黄染,肝区叩击痛,墨菲征阳性。

既往史:否认高血压、糖尿病等慢性病病史,否认结核等传染病病史。

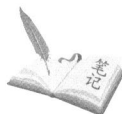

刻下:患者高热,体温 40℃,寒战时作,口苦口干,周身乏力,胁肋胀闷不适,情绪烦躁,进食较差,小便色红有异味,大便干。

舌脉:舌质红,苔黄腻,脉象弦滑有力,双侧关部尤甚。

问题一　目前初步考虑患者初步诊断是什么? 其诊断依据是什么?

思路　根据患者症状及既往史,建立初步诊断。

该患者初步判断为胆结石、肝脓肿,其初步诊断依据:

(1) 发热伴寒战 5 天。

(2) 患者高热,体温 40℃,寒战时作,口苦口干,周身乏力,胁肋胀闷不适,查体:巩膜轻度黄染,肝区叩击痛,墨菲征阳性;

(3) 辅助检查

血常规检查示:WBC11.71 × 10^9/L,中性粒细胞比例 93.1%,C 反应蛋白 190mg/L,ALT 66U/L,AST 19U/L,γ-GT 278U/L,总胆红素 36.2mmol/L,直接胆红素 9.2mmol/L。

腹部超声见肝内多发异常回声团,胆结石;腹腔 CT 见肝左叶片状低密度影;强化 CT 见肝左叶肝脓肿(未成脓期)。

知识点 1

细菌性肝脓肿的常见病因分类

细菌性肝脓肿是细菌通过各种途径入侵肝脏引起的肝内继发性化脓性病变。在入侵肝脏的细菌中,一般以大肠埃希菌、金黄色葡萄球菌、厌氧链球菌、类杆菌属等最为常见。近 10 年文献报道肺炎克雷伯菌引起的肝脓肿发生率逐年升高,逐渐取代了以往大肠埃希菌的地位,其发病率高达 66.0%。通过病史收集,既往恶性或胆道病变的肝脓肿患者细菌培养多为大肠埃希菌,病因不明或合并糖尿病的患者细菌培养多是克雷伯杆菌。如患者出现胸腔积液,应怀疑大肠埃希菌的可能,而影像学考虑产气脓腔时,应怀疑肺炎克雷伯菌的可能。

知识点 2

细菌性肝脓肿的感染途径

引起细菌性肝脓肿感染的主要途径一般可分为 4 种,分别是胆道、肝动脉、门静脉和邻近感染:

(1) 胆道:胆道蛔虫症、胆管结石等并发化脓性胆管炎时,细菌沿着胆管上行,是引起细菌性肝脓肿的主要途径。我国农村胆道蛔虫症引起者仍时有发生,此时不仅蛔虫进入使胆道狭窄、胆汁引流不畅,且蛔虫自身也可将细菌带入,最终导致肝脓肿的发生。

(2) 肝动脉:体内各种部位的化脓性病变,如化脓性骨髓炎、中耳炎、痈等并发菌血症时,细菌可经肝动脉侵入肝。

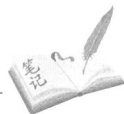

（3）门静脉：如坏疽性阑尾炎、痔核感染、菌痢等，细菌可经门静脉入肝内。

（4）邻近感染：肝毗邻感染病灶的细菌可循淋巴系统侵入，开放性肝损伤，细菌可直接经伤口侵入肝，引起感染而形成脓肿。

问题二　为了明确诊断，还需要完善哪些检查？

思路　结合患者的症状及部分症状，初步考虑患者为胆结石、肝脓肿，根据肝脓肿的病因，为进一步明确脓肿形成的病因，需要完善细菌学检查；肿瘤标志物全套；腹部 MRI 检查；血清学阿米巴抗体检测；粪便检查或行肝穿刺。

问题三　该患者初步诊断为细菌性肝脓肿，为避免误诊，还需要与哪些疾病相鉴别？

思路

患者根据临床表现及相关检查，初步诊断为细菌性肝脓肿，胆结石。

临诊需要与阿米巴性肝脓肿、原发性肝癌相鉴别，同时，根据体检，当另与右膈下脓肿相鉴别，以确定诊断。

知识点 3

细菌性肝脓肿与阿米巴性肝脓肿鉴别要点

	细菌性肝脓肿	阿米巴性肝脓肿
病史	继发于胆道感染或其他化脓性疾病	继发于阿米巴痢疾后
症状	病情急骤严重，全身中毒症状明显，有寒战、高热	起病较缓慢，病程长，可有高热、或不规则热、盗汗
血液化验	白细胞计数或中性粒细胞可明显增加，血液细菌培养可阳性	白细胞计数可增加，如无继发细菌感染，血液细菌培养阴性，血清学阿米巴抗体检测阳性
粪便检查	无特殊表现	部分病人可找到阿米巴滋养体或包囊
脓液	多为黄白色脓液，涂片和培养可发现细菌	大多为棕褐色脓液，无臭味，镜检有时可找到阿米巴滋养体，若无混合感染，涂片和培养无细菌
诊断性治疗	抗阿米巴药物治疗无效	抗阿米巴药物治疗有好转
脓肿	较小，常为多发性	较大，多为单发，多见于肝右叶

知识点 4

细菌性肝脓肿与原发性肝癌、右膈下脓肿鉴别

（1）原发性肝癌：多由肝炎，尤其是乙肝患者经肝纤维化过程后逐渐进展而成。患者发病较缓慢，可有肝区痛，肝脏肿大多明显，且质地坚硬，表面不平呈结

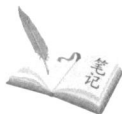

节状,且肝脏的压痛不明显。但血液甲胎蛋白的检测及肝穿刺的病理结果有重要的鉴别价值。值得注意的是当肝脏肿瘤中心发生坏死或继发感染时,常与本病有相同之处,诊断时需注意。

(2) 右膈下脓肿:原发病灶多为腔感染、溃疡病穿孔、急性阑尾炎穿孔及腹部手术之后等。患者可有高热寒战,季肋区痛和叩痛,但肝脏无明显肿大,肝区无明显压痛,肋下所及肝脏实为肝脏下移所致,B超检查肝内无液性暗区,但若肝膈面的脓肿向膈面穿孔而形成膈下脓肿,则二者鉴别相对困难。

案例补充:

该患者后续完善了部分实验室检查:血液培养提示革兰氏阴性菌阳性——大肠埃希菌,甲胎蛋白 $8\mu g/L$,粪便常规:未见明显异常。

问题四　该患者已经完善了相关检查,并进行了鉴别诊断,目前可确诊为什么疾病? 确诊依据是什么?

思路

(1) 根据补充病史,本病临床诊断为:①细菌性肝脓肿;②胆结石。

(2) 诊断依据:①发热伴寒战 5 天;②患者高热,体温 40℃,寒战时作,口苦口干,周身乏力,胁肋胀闷不适,查体:巩膜轻度黄染,肝区叩击痛,墨菲征阳性;③辅助检查提示血常规检查示:WBC $11.71 \times 10^9/L$,中性粒细胞比例 93.1%,C 反应蛋白 190mg/L,ALT 66U/L,AST 19U/L,γ-GT 278U/L,总胆红素 36.2mmol/L,直接胆红素 9.2mmol/L;腹部超声见肝内多发异常回声团,胆结石;腹腔 CT 见肝左叶片状低密度影;强化 CT 见肝左叶肝脓肿(未成脓期),血液培养:革兰氏阴性菌阳性——大肠埃希菌,甲胎蛋白 $8\mu g/L$,粪便常规:未见明显异常。

问题五　该患者确诊为细菌性肝脓肿(伴胆囊结石),西医治疗方案包括哪些?

思路

(1) 支持治疗:充分营养,纠正水和电解质平衡失调。

(2) 抗菌治疗:根据细菌培养(以原发化脓病灶的脓液或血液作培养)和药敏试验结果选用有效抗生素。

(3) 必要时行经皮肝穿刺脓肿置管引流术或外科会诊切开引流。

知识点 5

细菌性肝脓肿的西医治疗方案

采取综合治疗,明确患者病因,一般以非手术疗法为主,必要时行外科手术治疗。

(1) 全身支持疗法:给予充分营养,纠正水和电解质平衡失调,必要时多次小量输血和血浆等以纠正低蛋白血症,增强机体抵抗能力等。

(2) 抗菌治疗:应使用较大剂量抗菌药物。由于肝脓肿的致病菌以大肠埃希

抗生素应用
方案选择

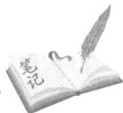

EB-31-1

菌、金黄色葡萄球菌、厌氧性细菌为常见,在确定病原菌以前,可首选对此类细菌有作用的抗菌药物,如青霉素、氨苄西林加氨基糖苷类抗生素,或头孢菌素类、甲硝唑等药物。然后根据细菌培养(以原发化脓病灶的脓液或血液做培养)和药敏试验结果选用有效抗生素。

(3) 经皮肝穿刺脓肿置管引流术:适用于单个较大的脓肿。在超声引导下行穿刺。置管引流术后的第二或数日起,即可用等渗盐水(或加抗菌药物)缓慢冲洗脓腔和注入抗菌药物。待治疗到冲洗出液体变清澈,超声检查脓腔直径约小于2cm,即可拔管。

(4) 切开引流:适用于较大脓肿,有穿破可能,或已穿破胸腔或腹腔;胆源性肝脓肿;位于肝左外叶脓肿,穿刺易污染腹腔以及慢性肝脓肿。现在常用的手术途径为经腹腔切开引流;适用于多数病人,但手术中应注意用纱布妥善隔离保护腹腔和周围脏器,避免脓液污染。脓腔内安置多孔橡胶管引流。手术治疗中必须注意:①脓肿已向胸腔穿破者,应同时引流胸腔;②胆道感染引起的肝脓肿,应同时引流胆道;③血源性肝脓肿,应积极治疗原发感染灶。病期长的慢性局限性的厚壁脓肿,也可行肝叶切除。多发性肝脓肿一般不适于手术治疗。

问题六　该患者的中医诊断是什么? 治则治法及方药是哪些?

思路　根据患者中医主证特点,确定治则治法及方药。

该患者中医诊断为:肝痈。

辨证:肝火炽盛。

治则:清肝泻火。

治法:疏肝解郁,清肝泻火。

方药:柴胡解毒汤加减。

知识点6

肝痈的中医类证鉴别

细菌性肝脓肿依据其临床表现,当与肝痨、肝癌、胆瘅相鉴别。

(1) 肝痨:有低热,盗汗等痨病病候,X线右上腹检查或可见钙化点,结核菌素试验阳性。

(2) 肝癌:一般非突发,甲胎蛋白阳性并持续增高,B超、CT检查可作鉴别。

(3) 胆瘅:呕吐明显,胆囊触痛明显,B超等检查有助鉴别。

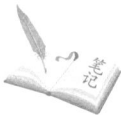

知识点 7

细菌性肝脓肿的中医辨证论治

证型	主要症候	舌脉	治则治法	方药
肝火炽盛	起病急骤，开始即有发热恶寒，右上腹部隐痛，右胁饱胀痛，不能向右侧卧，局部拒按，按则其痛更甚，甚至呼吸不利。烦躁口渴，汗出口苦，大便秘结	舌质红，苔黄，脉弦数	疏肝解郁，清肝泻火	柴胡解毒汤加减
湿热蕴结	右胁持续胀痛拒按，可扪及固定包块，且有波动感，呕恶纳差，发热不退，口苦，尿黄	舌质红，苔黄腻，脉弦数	清热解毒，通络活血	复元活血汤合五味消毒饮加减
毒盛肉腐	壮热，大汗，胁腹剧痛放射至右肩部，右胁饱满，局部红肿，口苦口干，厌食，恶心呕吐	舌质红，苔黄厚腻，脉滑数	解毒化腐，扶正托脓	柴胡解毒汤加扶正之品
气阴两伤	发热渐退，精神食欲好转，右胁肋疼痛虽减轻但未全止，面色不华，形体消瘦，气短息微，自汗盗汗，五心烦热	舌质红，苔少而剥，脉细数	益气养阴，补益肝脾	生脉散合一贯煎加减
正虚邪恋	右胁隐痛，纳差，恶心，全身乏力，面色无华，形体消瘦，自汗，便溏	舌质淡，苔薄白，脉沉细	疏肝健脾，培补气血	逍遥散加减

问题七　该患者应如何预防与调摄?

思路

(1) 慎避风寒，衣着应随气候之变化而增减，以免感生风寒痰热之病证。

(2) 避免嗜食膏粱厚味，防止痰火内生。

(3) 防止闪挫跌仆等外伤。

(4) 积极治疗胆结石等原发病，预防胆道感染，切断感染途径。

【临证要点】

1. 细菌性肝脓肿病属虚实夹杂，病位主要在肝脏，热毒、血瘀为本病的主要病变基础，临床可见壮热不退，胁腹剧痛，局部可触及固定包块，或有波动感，舌红脉数等症，为热毒、血瘀并存之象，治疗当以疏肝、清热、解毒、化瘀为原则。

2. 肝痈早期，邪正交争，临床虽见发热口渴、胁腹疼痛，但全身中毒症状相对较轻，此时多正气未虚，治宜以祛邪为主。及至肉腐成痈，正气已耗，特别是素体虚弱者往往托脓无力，此时宜在祛邪之中佐以扶正托脓之品。疾病后期，发热渐退，胁肋隐痛，全身乏力，形瘦自汗，多为邪去正虚或余邪留恋，正气已虚，治宜扶正为要，或佐以祛邪。

3. 未溃前以消为主，兼以清、下，常用疏肝理气、通腑泻火、清热解毒、活血化瘀等法;脓溃后重在扶正补托，益气养阴。临床治疗本病时，在采用一种主要治法的同时，往往根据病情需要兼用其他治法，以提高疗法。如解毒消痈、补气托毒并进，清解余

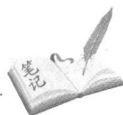

毒、活血消癥与益气养血、滋阴清热合用,均为常用治法。

4. 根据细菌培养结果进行足疗程的抗生素治疗。

【诊疗流程】

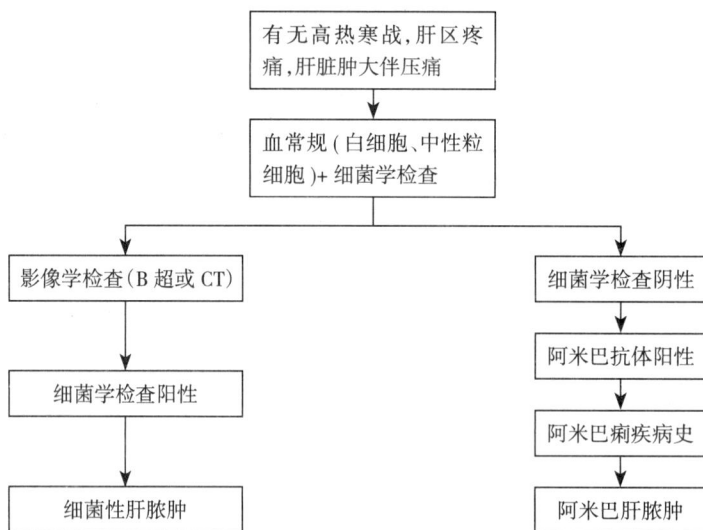

（李晓东）

扫一扫
测一测

? 【复习思考题】

1. 试述细菌性肝脓肿的诊断思路。
2. 简述细菌性肝脓肿的鉴别诊断。
3. 试述细菌性肝脓肿的手术疗法中肝叶切除术的适应证。

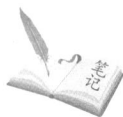

第三十二章

自身免疫性肝炎

PPT 课件

32章PPT

> **培训目标**
>
> 1. 掌握自身免疫性肝炎的定义。
> 2. 掌握自身免疫性肝炎的诊查要点(诊断标准、诊断积分系统)及治疗。
> 3. 熟悉自身免疫性肝炎的辨证论治。
> 4. 了解自身免疫性肝炎的治疗药物不良反应。

自身免疫性肝炎(autoimmune hepatitis,AIH)是一种异常免疫反应介导的以肝细胞炎症为基本特点的疾病。AIH 以不同程度的血清转氨酶升高、高 γ- 球蛋白血症、血清特征性自身抗体阳性、肝组织学特征性改变和对免疫抑制治疗应答为特征。目前认为遗传与环境因素在 AIH 发病中起重要作用,正常的免疫调节发生紊乱,针对肝细胞成分抗原的免疫反应是其主要的发病机制。病毒感染、药物和环境因素是 AIH 常见的诱发因素。AIH 流行率至少在 1/10 000 以上,多见于女性,男女比例约为 1:4。AIH 患者 10 年总体生存率在 82%~95%,20 年总体生存率约为 48%,其死亡主要原因为肝脏衰竭、食管静脉曲张破裂出血和感染。

【典型案例】

患者女性,37 岁。

主诉:胁痛伴纳差 1 个月余。

现病史:患者 1 个月前,无明显诱因自觉两胁隐痛不适,纳差,夜寐不安,难以入睡,多梦,精神抑郁,时有膝、肘关节疼痛。检查示:ALT 103U/L,AST 73U/L;HBsAg(−)、丙肝病毒抗体(−);自身抗体:ANA(+)、SMA 弱阳性;血清 IgG:20.7mg/ml;腹部彩超示:肝光点增粗,分布欠均匀,血管显示尚清晰,胆、胰、脾、肾未见异常。

既往史:患者两年前曾有肝功能异常史,无明显不适,当时排除病毒性肝炎、药物性肝炎,诊为"不明原因肝损害",予常规保肝降酶治疗 1 个月后,肝功能恢复正常,后未予复查和治疗。否认高血压、糖尿病等慢性病病史,否认病毒性肝炎、

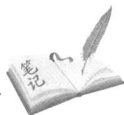

结核等传染病病史,否认饮酒史和长期应用已知肝毒性药物史。

刻下: 胁痛,纳差,口干欲饮,夜寐不安,难以入睡,多梦,精神抑郁,时有膝、肘关节疼痛。溲微黄,大便略干。查体:肤无红斑等皮肤损害,腹软,全腹部无压痛、反跳痛及肌紧张,Murphy 征阴性,移动性浊音阴性,肠鸣音正常,四肢无水肿,无关节变形等。

舌脉: 舌体瘦小,舌质红,苔黄略腻,脉弦细。

问题一　初步考虑患者初步诊断是什么? 其诊断依据是什么?

思路　根据辅助检查,建立初步的西医诊断。

本患者初步判断为自身免疫性肝炎,初步诊断依据为:

(1) 女性,胁痛伴纳差 1 月余;

(2) 两胁隐痛不适,纳差,夜寐不安,难以入睡,多梦,精神抑郁,时有膝、肘关节疼痛。

(3) 否认饮酒史和长期应用已知肝毒性药物史,。

(4) 检查示:ALT 103U/L, AST 73U/L;HBsAg(−)、丙肝病毒抗体(−);自身抗体:ANA(+)、SMA 弱阳性;血清 IgG:20.7mg/ml;腹部彩超示:肝光点增粗,分布欠均匀,血管显示尚清晰,胆、胰、脾、肾未见异常。

知识点 1

AIH 诊断标准

特征	明确	疑似
肝组织学	中度或重度的界面性肝炎,小叶性肝炎或中央区 - 汇管区桥接样坏死,但无胆管病变或明确的肉芽肿或其他提示不同病因的病变	同"明确"栏
血清生化学	血清转氨酶不同程度升高,特别是(但不排除性)血清碱性磷酸酶升高不明显。血清 α1-抗胰蛋白酶、血清铜和铜蓝蛋白浓度正常	同"明确"栏,但 Wilson 病被排除后,可包括血清铜和铜蛋白浓度异常者
血清免疫球蛋白	总血清球蛋白或 γ-球蛋白或 IgG 水平超过正常上限的 1.5 倍	总血清球蛋白或 γ-球蛋白或 IgG 水平超过正常上限
血清抗体	血清 ANA、SMA 或抗 LKM-1 抗体滴度大于 1:80,较低的滴度(特别是抗 LKM-1)在儿童中没有显著意义	同"明确"栏,滴度为 1:40 或以上,或以上抗体均阴性,其他特定的抗体阳性者
病毒标志物	目前感染甲型、乙型、丙型、戊型肝炎病毒标志物阴性	同"明确"栏
其他致病因素	平均酒精消耗量少于 25g/d,最近无已知的肝毒性药物服用史	酒精消耗量少于 50g/d,最近无肝毒性药物服用史

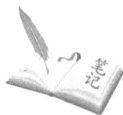

知识点 2

AIH 简化诊断积分系统

变量	标准	分值	备注
抗体			
ANA 或 SMA	≥1:40	1分	
	≥1:80	2分	多项同时出现时最多2分
或 LKM-1	≥1:40	2分	多项同时出现时最多2分
或 SLA	阳性	2分	多项同时出现时最多2分
IgG	> 正常上限	1分	
	>1.1 倍正常上限	2分	
肝组织学	符合 AIH	1分	界面性肝炎、汇管区和小叶内浆细胞浸润;
	典型 AIH 表现	2分	肝细胞穿入;玫瑰样花结是特征性 AIH 组织学改变,3项同时存在时为典型 AIH 表现
排除病毒性肝炎	是	2分	

注:积分≥6分,诊断为 AIH 可能;积分≥7分,可确诊为 AIH。

问题二 为了明确诊断,还需要完善哪些检查?

思路 患者与病毒性肝炎等检查均已完善,为求进一步诊断,建议行肝组织学检查。

问题三 该患者初步诊断为 AIH,为避免误诊,还需要与哪些疾病相鉴别?

思路 患者根据临床表现及相关检查,初步诊断自身免疫性肝炎。

通过与病毒性肝炎、原发性胆汁性肝硬化(胆管炎)、药物性肝炎等病相鉴别,支持该患者的诊断。

知识点 3

AIH 鉴别诊断

疾病名称	鉴别要点	AIH 鉴别要点
急慢性病毒性肝炎	男女比例相仿,以黄疸为主症,不伴有内分泌紊乱,自身抗体阴性,病毒感染标志物阳性	多发女性患者,慢性活动性肝炎伴肝掌蜘蛛痣,伴有内分泌紊乱,自身抗体阳性,病毒感染标志物阴性
原发性胆汁性肝硬化	以 ALP、GGT 升高为主,AMA 阳性,病理以非化脓性胆管炎及小/中等胆管破坏为主,对熊去氧胆酸治疗应答	以 ALT、AST 升高为主,ANA、SMA和 LKM-1 阳性,以界面性肝炎,小叶性肝炎为主,对硫唑嘌呤治疗应答
原发性硬化性胆管炎	多见于 40 岁男性,胆管串珠状改变,以胆管闭塞、胆管周围纤维化,胆管稀少或胆汁性肝硬化为主	多发女性患者,以界面性肝炎,小叶性肝炎为主,对硫唑嘌呤治疗应答
药物性肝损伤	诱导药物不同,汇管区中性粒细胞浸润、肝内胆汁淤积为主,激素治疗缓解病情,停药后无复发	呋喃妥因或米诺环素诱发,以界面性肝炎,小叶性肝炎为主,激素治疗停药后复发

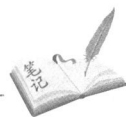

案例补充:

患者完善了肝穿刺检查,肝组织学检查提示:界面性肝炎、汇管区和小叶内浆细胞浸润。

问题四　该患者已经完善了相关检查,并进行了鉴别诊断,目前可确诊为什么疾病? 确诊依据是什么?

思路 1　根据补充的辅助检查,本患者临床诊断为:自身免疫性肝炎。

思路 2　诊断依据

(1) 胁痛伴纳差 1 月余。

(2) 患者夜寐不安,难以入睡,多梦,精神抑郁,时有膝、肘关节疼痛。

(3) 否认饮酒史和长期应用已知肝毒性药物史。

(4) 检查示:ALT 103U/L,AST 73U/L;HBsAg(−)、丙肝病毒抗体(−);自身抗体:ANA(+)、SMA 弱阳性;血清 IgG:20.7mg/ml;腹部彩超示:肝光点增粗,分布欠均匀,血管显示尚清晰,胆、胰、脾、肾未见异常。肝组织学检查提示:界面性肝炎、汇管区和小叶内浆细胞浸润。本病例 ANA、SMA 均阳性,血清 IgG 升高 1.10 倍正常上限,肝组织学符合 AIH 表现,排除病毒性肝炎,积分为 7 分,可确诊为自身免疫性肝炎。

问题五　该患者明确诊断为自身免疫性肝炎,西医的治疗方案是什么?

思路

该患者的治疗目的为抑制免疫、保肝降酶。

排除患者激素使用禁忌后,可给予患者泼尼松龙 60mg,1 天 1 次,定期随访,根据患者肝功能等指标进行逐渐减量。

📋 知识点 4

AIH 的激素治疗

AIH 标准治疗方案分为泼尼松联合硫唑嘌呤治疗和泼尼松单剂治疗两类。

(1) 泼尼松联合硫唑嘌呤治疗:泼尼松(龙)初始剂量为 30~40mg/d,并于 4~6 周内逐渐减量至 15mg/d,并以 5~7.5mg/d 维持;硫唑嘌呤剂量为 50mg/d 或 1mg/(kg·d),可尝试在维持治疗中完全停用泼尼松(龙)而硫唑嘌呤单药维持治疗。泼尼松剂量低于 15mg/d 时,建议以 2.5mg/d 的幅度渐减至维持剂量 5~7.5mg/d。对硫唑嘌呤应答但不耐受者可考虑在泼尼松(龙)基础上加用吗替麦考酚酯(0.5~1mg/d),分两次服用,但应密切监测血常规变化。

(2) 泼尼松单剂治疗:初始剂量为 40~60mg/d,并于 4 周内逐渐减量至 20mg/d。单剂治疗适用于血细胞减少、硫唑嘌呤甲基转移酶缺乏、妊娠、恶性肿瘤以及疗程小于 6 个月的 AIH 患者和 AIH 可能诊断的试验性治疗。

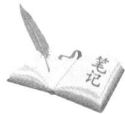

知识点 5

AIH 的治疗指征

绝对指征	相对指征	无指征
血清 AST > 正常上限 10 倍	症状(疲劳、关节疼痛、黄疸)	无症状和轻度界面性肝炎或汇管区肝炎
血清 AST > 正常上限 5 倍且 γ-球蛋白或 IgG > 正常上限 2 倍	血清 AST 和/或 γ-IgG 水平低于绝对指征	非活动性肝硬化
桥接样坏死或多小叶坏死	界面性肝炎	失代偿期非活动性肝硬化

问题六　该患者的中医诊断是什么？治则、治法、方药是什么？

思路　应首辨虚实；次辨阴阳；还要辨有无兼夹。

该患者中医诊断为：胁痛。

辨证：肝肾阴虚证。

治则：养阴柔肝。

治法：养阴柔肝，滋补肝肾。

方药：一贯煎。

知识点 6

AIH 辨证论治分型

证型	主要症候	治法	代表方药
湿热风邪，痹阻经脉	对称性、游走性关节肿痛，反复发作，身热汗出不解，口干烦躁，舌红苔黄或黄腻，脉数	清热祛风	白虎桂枝汤合四妙丸
湿热壅滞，肝失疏泄	面部紫纹、痤疮，多毛，胸胁胀闷，纳呆，疲倦乏力，舌红苔黄腻，脉弦数	清热利湿	中满分消丸合茵陈蒿汤
热毒内蕴，瘀热互结	皮肤红斑，口苦咽干，渴喜冷饮，心中烦热，舌黯红苔黄腻，脉弦带数	清热凉血	栀子清肝汤
瘀血停结，肝络失养	胁肋疼痛，痛处不移，面色晦黯，皮肤甲错，舌紫黯瘀斑，脉沉涩	化瘀通络	旋覆花汤合复元活血汤
肝阴不足，瘀热内留	胁肋隐痛，遇劳加重，口干咽燥，烦热少寐，头晕目眩，舌红少苔，脉弦细数	养阴柔肝	一贯煎

问题七　该患者如何预防调摄？

思路

(1) 饮食以适当碳水化合物、优质蛋白、高维生素、足够膳食纤维为原则，忌海鲜荤腥、肥腻、辛辣、甜食，戒酒。

(2) 本患者目前肝功能异常，当以卧床休息为主，适当限制体力活动；患者肝功能恢复正常后可进行适合的运动，以有氧运动，如跑步、快走、游泳等中等强度运动为主。

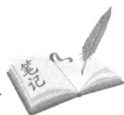

（3）应保持精神愉快,避免忧思恼怒及情绪紧张。

（4）每 3~6 月检测肝功能、肾功能、血常规、血糖、血脂和腹部超声,必要时行肝脏组织穿刺病理学检查。

【临证要点】

1. AIH 启动因素的特征和范围目前尚未明确,且引起免疫应答的自身抗原也不可能被祛除,因此需要把握 AIH 治疗指征通过抑制致病性免疫应答进行治疗,使患者达到完全生化应答和 / 或组织病理改善。

2. 治疗过程中每 3~6 个月检测血清肝功能、γ- 球蛋白和 IgG 水平,血糖和血脂水平,肝胆胰脾肾超声等。

3. 无论单用泼尼松还是与硫唑嘌呤联合治疗,所有患者都必须监测相关药物不良反应。

（1）皮质类固醇激素的不良反应:如 Cushing（库欣）综合征(满月脸、痤疮、水牛背、向心性肥胖)、骨质疏松和脊柱压缩、缺血性坏死、2 型糖尿病、白内障、高血压、感染和精神疾患等。

（2）硫唑嘌呤的不良反应:如胆汁淤积性肝炎、静脉闭塞性疾病、胰腺炎、严重的恶心及呕吐、皮疹和骨髓抑制。

【诊疗流程】

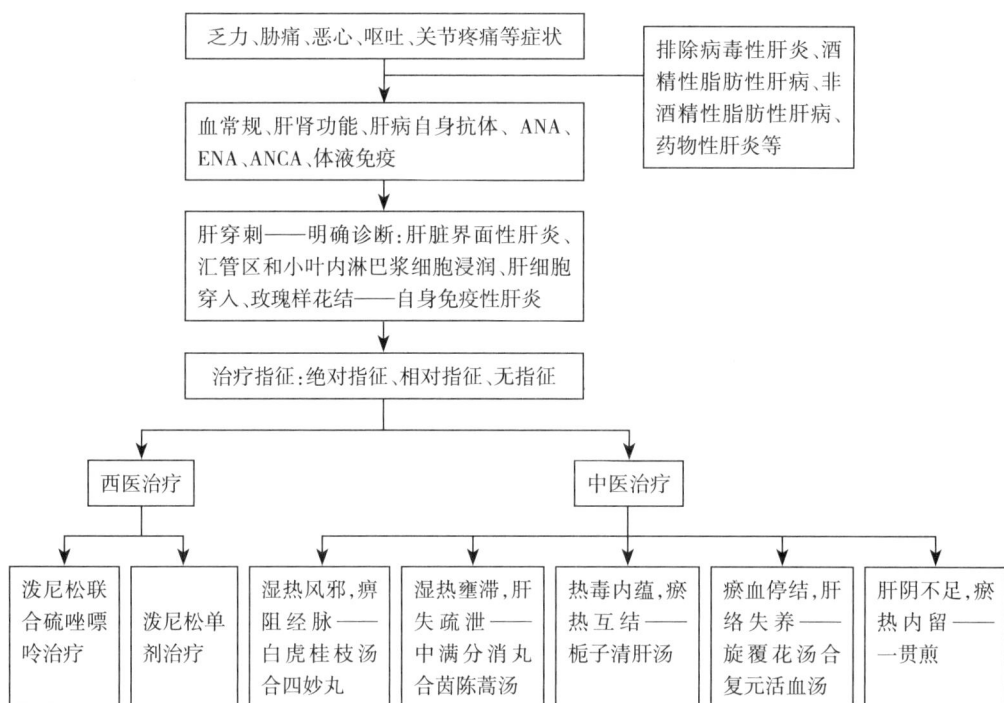

（周振华）

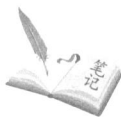

【复习思考题】

1. AIH 的诊断标准是什么?

2. AIH 一般需要与哪些疾病进行鉴别?

3. 病案分析

患者吕某,女,48 岁。

主诉:胁痛 1 个月余。

现病史:患者 1 个月前,自觉两胁疼痛不适,手足干燥,烦热少寐,头晕目眩。

既往史:患者两年前曾有肝功能异常史,无明显不适,当时排除病毒性肝炎、药物性肝炎,诊为"不明原因肝损害",予常规保肝降酶治疗 1 个月后,肝功能恢复正常,后未予复查和治疗。否认高血压、糖尿病等慢性病病史,否认病毒性肝炎、结核等传染病病史,无饮酒史和长期应用已知肝毒性药物史。

刻下:胁肋疼痛,痛处不移,皮肤甲错,舌紫黯瘀斑,脉沉涩。

查体:腹软,全腹部无压痛、反跳痛及肌紧张,Murphy 征阴性,移动性浊音阴性,肠鸣音正常,四肢无水肿,无关节变形等。

舌脉:舌体瘦小,舌质紫黯瘀斑,苔黄略腻,脉沉涩。

请写出初步西医诊断、诊断依据、如需要明确诊断需要完善哪些检查?

中医辨证证型、治法、方药。

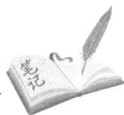

原发性胆汁性肝硬化

培训目标

1. 掌握原发性胆汁性肝硬化的定义。
2. 掌握原发性胆汁性肝硬化的诊查要点(诊断依据、鉴别诊断)及治疗。
3. 掌握原发性胆汁性肝硬化的治疗。
4. 熟悉原发性胆汁性肝硬化的辨证论治

原发性胆汁性肝硬化(primary biliary cirrhosis,PBC),是由免疫紊乱介导的慢性进行性非化脓性胆管炎性疾病,可引发肝内中小胆管的损伤和肝内胆汁淤积,病理表现为胆管破坏、门脉区炎症及肝实质碎屑状坏死,最终可进展为肝硬化。PBC 患者女性较多,不同患者常具有同质性,通常由于自身线粒体抗原激起的免疫应答,引起小胆管炎症,进而导致小胆管损伤和肝脏内的胆汁淤积,部分病人病情进一步进展,发展成肝纤维化和肝硬化。正如本病的发病原因所说,PBC 的病变部位即在肝脏内的小胆管,而其血清学应答,则归于抗线粒体抗体。

【典型案例】

患者女性,65 岁。

主诉:反复疲倦乏力、右上腹不适 2 月余。

现病史:患者于 2 月余前无明显诱因反复出现疲倦乏力伴右上腹不适。肝功能提示:AST 37U/L,ALT 43U/L,ALP 449U/L,γ-GT 219U/L,TG 4.3mmol/L,TC 7.99mmol/L;腹部彩超提示:肝弥漫性病变,考虑肝硬化,余未见异常;FibroScan:CAP 290dB/m,E 9.9kPa;自身免疫提示:AMA(+)(1∶1 000 稀释),AMA-M2(+);曾口服"护肝片"保肝治疗,疗效不佳。

既往史:平素嗜食肥甘厚味,久坐、运动少,血脂异常多年(具体不详);否认饮酒史及长期服药史。否认 2 型糖尿病、病毒性肝炎、免疫性肝病、肝豆状核变性等病史。

刻下:患者疲倦乏力,口干,腹部胀满,肝区隐痛,两目干涩,头晕腰酸,五心烦热,齿鼻衄血,皮肤瘙痒,入夜尤甚。

舌脉:舌红体瘦或有裂纹,少苔,脉濡细或弦细。

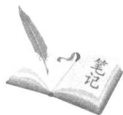

问题一　初步考虑患者初步诊断是什么？其诊断依据是什么？

思路　根据辅助检查,建立初步的西医诊断。

该患者初步判断为原发性胆汁性肝硬化,其初步诊断依据：

(1) 反复疲倦乏力、右上腹不适 2 月余。

(2) 患者疲倦乏力,口干,腹部胀满,肝区隐痛,两目干涩,头晕腰酸,五心烦热,齿鼻衄血,皮肤瘙痒,入夜尤甚。

(3) 否认饮酒史及长期服药史。

(4) 检查

肝功能:AST 37U/L,ALT 43U/L,ALP 449U/L,γ-GT 219U/L,TG 4.3mmol/L,TC 7.99mmol/L。

腹部彩超提示:肝弥漫性病变,考虑肝硬化,余未见异常。

FibroScan:CAP 290dB/m、E 9.9kPa;自身免疫提示:AMA(+)(1∶1 000 稀释),AMA-M2(+)。

知识点 1

PBC 临床特点

	特点
临床表现	中年女性为主,其主要临床表现为乏力、皮肤瘙痒、黄疸、骨质疏松和脂溶性维生素缺乏,可伴有多种免疫性疾病,但有部分患者没有明显临床症状
生物化学检查	ALP、γ-GT 明显升高最常见,ALT、AST 可轻度升高,通常为 2~4×ULN
免疫学检查	免疫球蛋白升高以 IgM 为主,AMA 最具诊断价值,其中以 AMA-M2 最具特异性
影像学检查	对所有胆汁淤积患者均应进行肝胆系统的超声检查
肝活组织病理学检查	AMA 阴性者需行肝组织活检才能确诊

问题二　为了鉴别其他疾病,还需要进一步了解什么？

思路　以疲倦乏力、右上腹不适、口苦纳差为主症,无饮酒史,无病毒性肝炎史。超声检查排除肝外胆道梗阻性疾病,自身免疫:AMA、AMA-M2 阳性,最终可确诊为原发性胆汁性肝硬化。

为了病证鉴别,需要进一步了解以下情况：

询问有恶心、厌油、呕吐、腹痛、发热、目黄、身黄、皮肤瘙痒、骨痛、腹泻、皮肤黏膜出血等伴随症状。

询问既往有无慢性消化系统疾病病史或全身性疾病病史,有无肝脏、胆道、胃肠道及胰腺等慢性疾病史。除消化系统本身疾病以外,其他系统疾病如甲状腺疾病、硬皮病、雷诺病、关节病等,有无长期服药史。

问题三　该患者为了明确诊断,还需要完善哪些检查？

思路　为明确诊断,还需要完善的相关辅助检查。

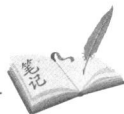

笔记

ALP、TBIL、AIH 抗体全套，ANA、AMA 或 AMA-M2、抗 sp100、抗 gp210、体液免疫、IgG4、必要时行肝穿刺。

知识点 2

免疫学检测和临床意义

抗体	临床意义
抗线粒体抗体（AMA）及 AMA-M2	高滴度 AMA 是敏感指标，可作为 PBC 普查初筛标志
抗核抗体（ANA）	35%PBC 患者出现阳性，在 AMA 阴性患者中更常见
抗核胞膜型自身抗体（抗 gp210）	自身抗原是 210kD 的跨膜糖蛋白，诊断 PBC 阳性率为 22%，但特异性达 99%；对男性患者的诊断有重要意义
核点型自身抗体 -100（抗 sp100）	自身抗原是一磷酸化的细胞核蛋白，诊断 PBC 阳性率低，为 14%，但特异性高

完善病史：

患者后续完善了部分实验室检查：IgG4 阴性、肝病自身抗体阴性、抗 sp100 阴性、抗 gp210 阴性。肝穿刺提示：符合 PBC。

问题四　为避免误诊，还需要与哪些疾病相鉴别？

思路　通过与慢性病毒性肝炎、AIH、原发性胆汁性胆管炎以及胆汁淤积性肝病相鉴别。

知识点 3

PBC 鉴别诊断

疾病名称	鉴别要点	PBC 特点
急慢性病毒性肝炎	男女比例相仿，以黄疸为主症，不伴有内分泌紊乱，自身抗体阴性，病毒感染标志物阳性	多发女性患者，自身抗体阳性，病毒感染标志物阴性
自身免疫性肝炎	以 ALT、AST 升高为主，ANA、SMA 和 LKM-1 阳性，界面性肝炎，小叶性肝炎为主，对硫唑嘌呤治疗应答	以 ALP、γ-GT 升高为主，AMA 阳性，病理以非化脓性胆管炎及小/中等胆管破坏为主，对熊去氧胆酸治疗应答
原发性硬化性胆管炎	多见于中青年男性，胆管串珠状改变，以胆管闭塞、胆管周围纤维化、胆管稀少或胆汁性肝硬化为主	多发女性患者，也有胆汁淤积表现，但抗体多为阳性，对 UDCA 应答良好
肝外胆汁淤积性疾病	有胆汁淤积的表现，ALP、γ-GT 升高，如结石、狭窄、梗阻、肿瘤等，影像学检查有重要价值，AMA 极少阳性	ALP、γ-GT 升高为主，影像学检查可帮助鉴别，UDCA 应答良好

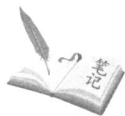

案例补充:

患者病程中偶有皮肤瘙痒,无身目黄染、无恶心呕吐、无发热、无腹泻、无骨痛,查体:皮肤无红斑等皮肤损害,腹软,全腹部无压痛、反跳痛及肌紧张,Murphy征阴性,移动性浊音阴性,肠鸣音正常,四肢无水肿,无关节变形等。近期无特殊药物服用史及大量饮酒史。

问题五　该患者已经完善了相关检查,并进行了鉴别诊断,目前可确诊为什么疾病? 确诊依据是什么?

思路 1　根据补充的辅助检查,本病临床诊断为:原发性胆汁性肝硬化。

思路 2　诊断依据

(1) 反复疲倦乏力、右上腹不适 2 月余。

(2) 患者疲倦乏力,口干,腹部胀满,肝区隐痛,两目干涩,头晕腰酸,五心烦热,齿鼻衄血,皮肤瘙痒,入夜尤甚。

(3) 否认饮酒史及长期服药史。

(4) 检查

肝功能:AST 37U/L,ALT 43U/L,ALP 449U/L,γ-GT 219U/L,TG 4.3mmol/L,TC 7.99mmol/L。

腹部彩超提示:肝弥漫性病变,考虑肝硬化,余未见异常。

FibroScan:CAP 290dB/m,E 9.9kPa;自身免疫提示:AMA(+)(1∶1 000 稀释),AMA-M2(+),肝穿刺提示:PBC。

知识点 4

PBC 诊断依据

① 以中年女性为主,其主要临床表现为乏力、皮肤瘙痒、黄疸、骨质疏松和脂溶性维生素缺乏,可伴有多种自身免疫性疾病,但也有很多患者无明显临床症状。

② 生物化学检查:ALP、γ-GT 明显升高最常见;ALT、AST 可轻度升高,通常为 2~4×ULN。

③ 免疫学检查:免疫球蛋白升高以 IgM 为主,AMA 阳性是最具诊断价值的实验室检查,其中以第 2 型(AMA-M2)最具特异性。

④ 影像学检查:对所有胆淤积患者均应进行肝胆系统的超声检查;超声提示胆管系统正常且 AMA 阳性的患者,可诊断 PBC。

⑤ 肝活组织病理学检查:AMA 阴性者,需进行肝活组织病理学检查才能确定诊断。

问题六　该患者的中医诊断是什么? 治则治法及方药是哪些?

思路　根据患者中医主证特点,确定治则治法及方药。

该患者中医诊断为黄疸。

辨证:肝肾阴虚证。

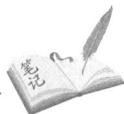

治则:养阴柔肝。

治法:养阴柔肝,滋补肝肾。

方药:一贯煎加减。枸杞子、当归、生地、沙参、麦冬、女贞子、旱莲草、丹皮、丹参、赤芍、鳖甲、茜草。

知识点 5

PBC 辨证论治分型

证型	主要症候	治法	代表方药
湿热蕴结证	身目俱黄,色泽鲜明,小便黄赤,大便色浅,纳呆呕恶,厌食油腻,乏力。湿重者,兼见头身困重,腹胀脘闷,口淡不渴,大便黏滞,苔厚腻微黄,脉濡数。热重者,兼见发热,口渴,尿少,大便臭秽或干结,苔黄腻,脉弦数	清热化湿	热重于湿:茵陈蒿汤加减;湿重于热:温胆汤加减;湿热并重:茵陈蒿汤合茵陈五苓散加减
痰瘀阻络证	身目俱黄,色不甚鲜明,口中黏腻,脘闷不饥,腹胀纳少,大便溏泄,有时灰白色,肢体困重,倦怠嗜卧,面色黧黑,胁下肿块胀痛或刺痛,痛处固定不移,女子行经腹痛,经水色黯有块,唇舌紫黯,边有瘀斑,苔腻,脉沉细或细涩	化瘀祛痰	膈下逐瘀汤合导痰汤加减
寒湿内停证	黄疸较深,色泽晦黯,经月不解,皮肤瘙痒,或右胁不适,或神疲乏力,形寒肢冷,食少脘痞,小便黄而清冷,大便色浅或灰白,舌体胖,舌质黧淡,苔白滑,脉沉缓	温化寒湿	茵陈术附汤加减
肝肾阴虚证	黄色晦黯,口燥咽干,腹部胀满,肝区隐痛,两目干涩,头晕腰酸,五心烦热,齿鼻衄血,皮肤瘙痒,入夜尤甚,舌红体瘦或有裂纹,少苔,脉濡细或弦细	滋阴补肾	一贯煎加减
肝郁脾虚证	胁肋胀满,精神抑郁或性情急躁,面色萎黄,大便溏薄,纳食减少,口淡乏味,脘腹痞胀,舌质淡红、苔白,脉沉弦	疏肝解郁、健脾和中	柴胡疏肝散合逍遥散加减
脾肾阳虚证	面色黧黄,畏寒喜暖,少腹、腰膝冷痛,食少便溏,完谷不化,下肢浮肿,舌质淡胖,脉沉细或迟	温补脾肾	茵陈术附汤加减

问题七 该患者的西医治疗方案是什么?

思路

(1) 嘱患者休息,保持心情平和。

(2) 患者目前肝功能异常,予保肝、降酶治疗。

(3) 治疗方案:熊去氧胆酸 250mg,每天 3 次,每次 1 粒口服。

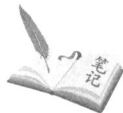

知识点 6

PBC 的治疗

PBC 标准治疗方案分为基础治疗、联合治疗和对症治疗：

（1）基础治疗：熊去氧胆酸通过提高胆汁酸中的构成比例、降低胆汁酸由于疏水导致的毒性、上调胆汁中的碳酸氢盐分泌相关阴离子交换、上调 γ- 谷氨酰半胱氨酸合成酶修复抗氧化系统、作用于糖皮质激素受体调节免疫等多方面作用起到降低指标、改善症状的目的，是最早被美国食品药品监督管理局（FDA）批准用来治疗 PBC 安全有效的一线药物。UDCA 标准剂量：13~15mg/（kg·d），分次服用，长期应用较短期应用效果好。

（2）联合治疗：联合其他药物治疗，包括法尼酯，α 受体体激动剂、调脂类、免疫抑制剂、莫西普利、齐多夫定、四硫钼酸盐和间充质干细胞等。其中，奥贝胆酸是鹅去氧胆酸的半合成类似物，于 2016 年 5 月美国 FDA 批准用于治疗对 UDCA 反应不足或者不耐受 UDCA 的 PBC 患者。肝移植是终末期肝硬化患者延长生存期的主要手段，也是最理想的治疗方法。

（3）对症治疗：乏力是 PBC 最常见的症状之一，严重影响患者的生活质量，莫达非尼是目前研究最多的中枢兴奋剂，并被认为可以有效治疗嗜睡症。考来烯胺是阴离子树脂，与肠道内的胆酸盐交换使胆酸的排泄量增加，是目前针对胆汁淤积性瘙痒的一线药物；利福平具有促进胆汁酸代谢和分泌的功能，可以减少胆汁酸淤积，在一定程度上改善瘙痒；内源性阿片拮抗剂纳洛酮和纳曲酮越来越受关注，并且是目前治疗 PBC 瘙痒最有前景的药物；抗抑郁药舍曲林属于选择性 5- 羟色胺再摄取抑制剂，也是缓解瘙痒的选择用药。骨质疏松患者需补充维生素 D 和钙制剂；有机二磷酸盐复合物能抑制破坏骨细胞介导的骨质吸收，近年来也被用于防治 PBC 患者的骨质疏松。

知识点 7

PBC 患者自然病程

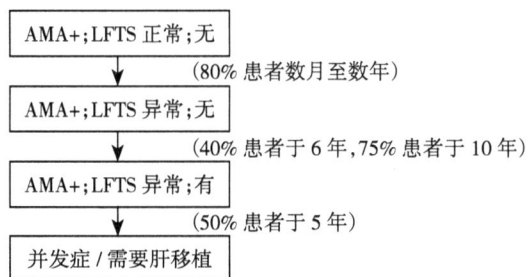

```
┌──────────────────────┐
│ AMA+;LFTS 正常;无    │
└──────────┬───────────┘
           │        （80% 患者数月至数年）
┌──────────▼───────────┐
│ AMA+;LFTS 异常;无    │
└──────────┬───────────┘
           │        （40% 患者于 6 年,75% 患者于 10 年）
┌──────────▼───────────┐
│ AMA+;LFTS 异常;有    │
└──────────┬───────────┘
           │        （50% 患者于 5 年）
┌──────────▼───────────┐
│ 并发症 / 需要肝移植   │
└──────────────────────┘
```

AMA+,>1：40 滴度；LFTS，肝功能试验

问题八　患者的转归如何？

思路　该患者初次发现该病，且目前已有肝硬化，如持续应答良好，患者肝功能

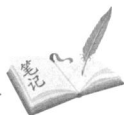

正常,预后尚可。若患者应答不佳,持续肝功能异常,预后欠佳。

知识点 8

PBC 的预后

PBC 一般呈进展性过程,治疗过程中若能获得完全生化应答患者肝组织学改善或缓解,预后较好。若肝功能持续异常或治疗失败患者,容易进展为肝功能衰竭、失代偿期肝硬化而预后不佳,从无症状发展至肝硬化所经历的时间为 15~20 年。

问题九 该患者如何预防与调摄?

思路

(1) 饮食调摄:饮食以低脂、高糖、高蛋白(肝性脑病除外)饮食为主,适当限盐,减少胆固醇和饱和脂肪酸的摄入,同时积极补充脂溶性维生素、补充钙剂和维生素 D 防止骨质疏松。

(2) 起居调摄:肝功能异常时应以卧床休息为主,适当限制体力活动;肝功能正常时可进行适合的运动,以有氧运动,如跑步、快走、游泳等中等强度运动为主。

(3) 精神调摄:应保持精神愉快,避免忧思恼怒及情绪紧张。

(4) 定期检查:每 3~6 月检测肝功能、肾功能、血常规、血糖、血脂和腹部超声,必要时行肝脏组织穿刺病理学检查。

【临证要点】

1. 虽然 AMA 对 PBC 诊断的敏感性和特异性都很高,但仍有 5%~10% 的患者 AMA 阴性。对于这类患者组织学检查非常必要。但组织学检查并非诊断 PBC 的必备条件,除了 AMA 阴性患者之外,临床怀疑合并其他疾病,如 AIH、非酒精性脂肪性肝炎的患者需要行肝穿刺活组织病理检查。

2. UDCA 治疗过程中要评估 UDCA 的应答效果。常用的应答标准为:法国(巴黎)和西班牙(巴塞罗那)学者分别设立的生化应答标准:①巴黎标准:治疗 1 年后,血清胆红素≤17.1μmol/L,ALP<3×ULN,AST<2×ULN;②巴塞罗那标准:UDCA 治疗 1 年后 ALP 下降 40% 或降至正常水平。

3. 治疗过程中每 3~6 个月检测血清肝功能,血糖和血脂水平,肝胆胰脾肾超声等。

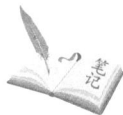

【诊疗流程】

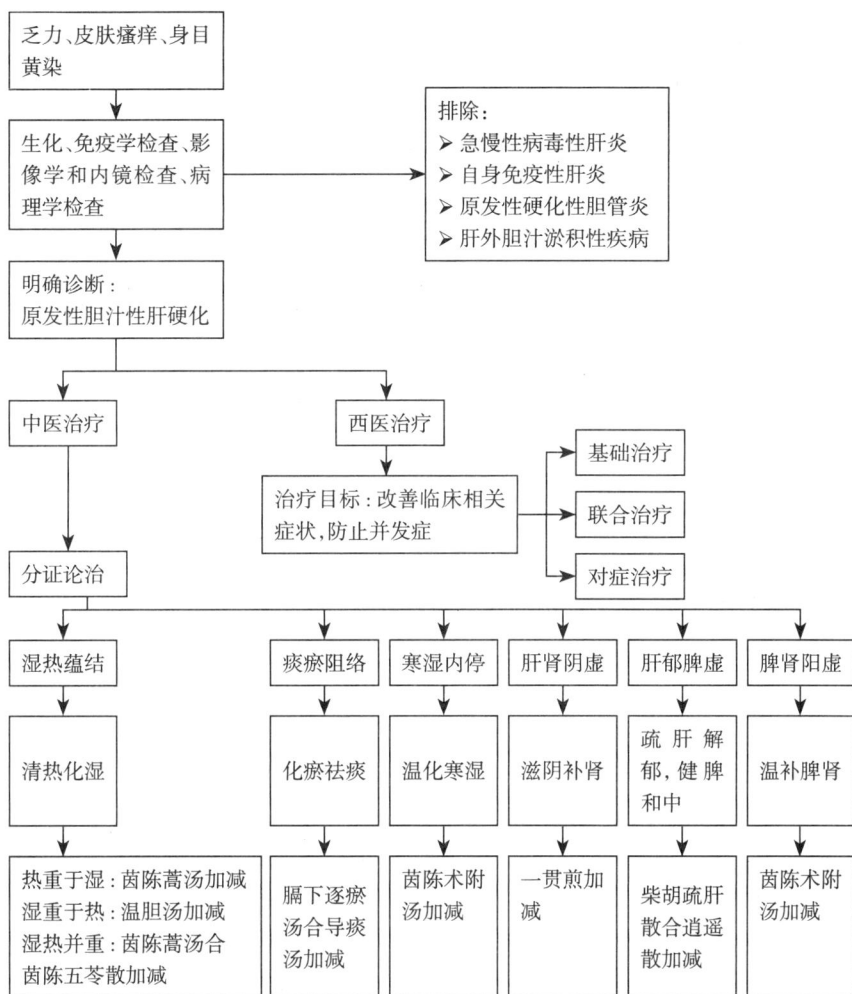

（孙学华）

【复习思考题】

1. PBC 的诊断依据是什么？

2. PBC 一般需要与哪些疾病进行鉴别？

3. PBC 的中医治疗证型及治则方药有哪些？

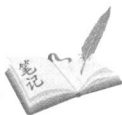

第三十四章

肝 硬 化

培训目标

1. 熟悉肝硬化的病因,了解临床表现、诊断要点。
2. 掌握肝硬化中医证候分型、辨证论治。
3. 掌握肝硬化的常见并发症的临床表现以及治疗原则。

肝硬化(liver cirrhosis)是一种常见的由不同病因引起的慢性、进行性、弥漫性肝病,是在肝细胞广泛变性和坏死基础上,产生肝脏纤维组织弥漫性增生,并形成再生结节和假小叶,导致肝小叶正常结构和血管解剖的破坏,病变逐渐进展,晚期出现肝功能衰竭、门静脉高压和多种并发症。临床上多有乏力、食欲不振、腹胀、黄疸、皮肤瘀斑等表现。在我国,肝硬化是消化系统常见病,死亡率较高。

【典型案例】

患者男性,48 岁。

主诉:反复乏力纳差 20 年,加重 1 周。

现病史:患者于 20 年前,无明显诱因出现乏力、纳差,无恶心呕吐,无腹胀腹痛,寐尚可,二便可,未予重视及治疗。1 周前,患者无明显诱因出现上述症状加重,胁痛如刺,痛处不移,遂来院就诊。门诊查肝功能:ALT 36U/L,AST 29U/L,ALB 32g/L,TB 19.8U/L,血常规:WBC 2.6×10^9/L,Hb 119g/L,PLT 56×10^{12}/L。腹部 B 超提示:肝硬化、脾大。

既往史:否认高血压、糖尿病等慢性病病史,否认结核等传染病病史。

刻下:乏力,纳差,胁痛如刺,痛处不移,夜寐安,二便调。

舌脉:舌质紫黯,苔白,脉弦。

问题一　初步考虑患者初步诊断是什么? 其诊断依据是什么?

思路

本患者初步判断为肝硬化(代偿期),建立初步诊断的依据为:

(1) 反复乏力纳差 20 年,加重 1 周。

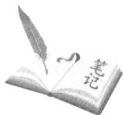

(2) 无明显诱因出现乏力,纳差,胁痛如刺,痛处不移。

(3) 辅助检查:腹部 B 超提示肝硬化、脾大。

知识点 1

肝硬化分期标准及临床表现

分期	临床特征
代偿期	症状较轻:有乏力,食欲减少或腹胀、上腹隐痛等症状; 一般属 Child-Pugh A 级; 影像学或者生化学检查有肝细胞合成功能障碍或门静脉高压症证据,或组织学符合肝硬化诊断; 无并发症
失代偿期	症状显著:食欲减退、乏力、腹胀、腹痛、腹泻、出血倾向; 主要为肝功能减退和门脉高压症两大类临床表现。如 ALB 降低,ALT、AST 升高; 一般属 Child-Pugh B、C 级; 患者可出现皮肤黏膜黄染、肝掌和蜘蛛痣,胸腹水、脾大和食管胃底静脉曲张; 出现并发症,如腹水、上消化道出血、肝性脑病、自发性腹膜炎、肝肾综合征和原发性肝癌

注:肝硬化起病隐匿,早期可无明显特异性症状、体征,根据是否出现黄疸、腹腔积液等临床表现和食管静脉出血、肝性脑病等并发症,可将肝硬化分为代偿期和失代偿期。

知识点 2

肝硬化 Child-Pugh 分级表

项目	分数		
	1 分	2 分	3 分
肝性脑病(期)	无	1~2	3~4
腹水	无	轻度	中、重度
总胆红素(μmol/L)	<34	34~51	>51
白蛋白(g/L)	>35	28~35	<28
凝血酶原时间延长(s)	<4	4~6	>6

A 级:5~6 分;B 级:7~9 分;C 级:≥10 分

注:肝功能的储备功能评价有诸多标准,其中以 Child-Pugh 分级临床最为常用。

问题二 为了明确病因,还需要完善哪些检查?

思路 HBV-DNA、丙肝抗体、HCV-RNA、AIH 抗体全套、铜蓝蛋白或行肝穿刺。

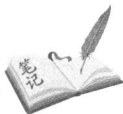

📋 **知识点 3**

肝硬化的常见病因

病因	鉴别要点
病毒性肝炎	乙型和丙型肝炎均可发展为肝硬化。其中乙型肝炎病毒是我国肝硬化的主要病因。乙肝五项或丙肝抗体等病原学检查阳性
慢性酒精中毒	欧美国家,慢性酒精中毒是肝硬化的常见病因,我国虽然少见,但是近年来有升高趋势。长期大量饮酒史可资鉴别
非酒精性脂肪性肝病	该病的发病率也逐年升高。对于年龄 >50 岁伴有 2 型糖尿病、体重指数明显增加、转氨酶升高的非酒精性脂肪性肝病患者,极容易发展成肝硬化
胆汁淤积	各种原因引起的肝外胆道长期梗阻和自身免疫性肝病(原发性胆汁性胆管炎)可导致胆汁淤积,高浓度胆酸和胆红素对肝细胞具有毒性作用,可使得肝细胞变性、坏死、纤维化,导致肝硬化。B 超提示肝外梗阻和抗线粒体抗体、SP100、GP210 等阳性,可资鉴别
药物或者毒物	长期服用对肝脏损害的药物,如双醋酚丁,甲基多巴。以及长期反复接触化学毒物砷、四氯化碳等均可引起药物性和中毒性肝炎,最后导致肝硬化
肝脏血液循环障碍	心力衰竭、缩窄性心包炎等均可导致肝内长期淤血,缺氧导致肝小静脉中心肝细胞坏死、纤维化,最终演变为肝硬化
遗传代谢性疾病	比如血色病、肝豆状核变性的遗传因素所导致的铁、铜等异常沉积在肝脏引起的肝脏炎症,最终导致肝硬化
自身免疫性肝炎	自身免疫性肝病如自身免疫性肝炎,原发性胆汁性胆管炎均可导致肝脏炎症病变,若治疗不及时,也容易导致肝硬化
血吸虫病	血吸虫虫卵可以沉积在肝脏门静脉系统,导致窦前性门静脉高压,在此基础上可引起肝硬化
隐源性	5%~10% 的肝硬化原因不明,称为隐源性肝硬化

补充病史:

病人后续完善了部分实验室检查:HBV-DNA 4.7×10^4IU/mL,铜蓝蛋白正常,AIH 抗体阴性,抗核抗体阴性,否认大量饮酒史。

问题三　该患者初步诊断为肝硬化,为避免误诊,还需要与哪些疾病相鉴别?

思路　根据患者的症状、体征及辅助检查,可初步诊断为肝硬化。需要与慢性肝炎、原发性肝癌相互鉴别。

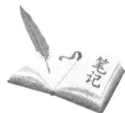

知识点 4

肝硬化的鉴别诊断

	症状	辅助检查
慢性肝炎	大部分症状轻微,偶见乏力、纳差、右上腹不适、腹胀等消化道症状	肝功能转氨酶升高,以 ALT、AST 最为常见,GGT 及 ALP 升高也可见。肝脏彩超、CT、MRI 可见肝脏回声增粗、肝内血管显示不清晰等弥漫性改变,未见肝脏体积缩小、门静脉高压、脾大或恶性病变。肝脏病理未见假小叶形成及肿瘤细胞
肝硬化	有乏力、纳差、右上腹不适、腹胀等症状	肝功能常提示白蛋白降低,白/球比值倒置,B超、CT、MRI 可见肝硬化表现,比如:肝脏体积缩小、包膜成锯齿状、肝区回声增粗增强、可见结节状,处于失代偿期时可见腹水、脾大、胆囊壁增厚等,增强未见强化影等恶性病变表现。肝穿刺组织活检可见假小叶形成
原发性肝癌	除乏力、纳差、右上腹不适、腹胀等症状以外,还可见到进行性消瘦、恶病质等表现	肝功能大多数正常,病变进展时可见 GGT、TBIL 等指标升高,AFP 及其异质体、DCP 等肿瘤标志物可能显著升高,肝脏 CT、MRI 等增强检查可见占位性病变,并呈现快进快出等特异性强化表现。肝组织病理检查可找到肿瘤细胞

问题四　该患者已经完善了相关检查,并进行了鉴别诊断,目前可确诊为什么疾病? 确诊依据是什么?

思路 1　根据补充病史,本病诊断为:乙型肝炎肝硬化(代偿期)Child-Pugh A 级。

思路 2　诊断依据

(1) 反复乏力纳差 20 年,加重 1 周。

(2) 无明显诱因出现乏力,纳差,胁痛如刺,痛处不移。

(3) 辅助检查:腹部 B 超提示肝硬化、脾大。HBV-DNA 4.7×10^4 IU/mL。

思路 3　如果患者出现了呕血或者黑便,说明患者出现了肝硬化的并发症,食管胃底静脉破裂出血。

知识点 5

肝硬化的常见并发症

并发症	临床特征
腹水	患者出现腹胀、尿少,查体可见腹部膨隆、移动性浊音(+)
自发性腹膜炎(SBP)	患者短期内腹水明显增加,伴有腹痛、腹胀、发热;腹腔积液常规检查中性粒细胞 >250 个/mm² 或腹水培养阳性

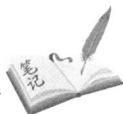

笔记

续表

并发症	临床特征
肝肾综合征	①肝硬化合并腹水;②无休克;③SCr(血清肌酐)升高>基线50%,或>1.5mg/dl(133μmol/L);④停用利尿剂并扩容后,肾功能无改善(SCr<133μmol/L);⑤近期无肾毒性药物使用史;⑥无肾实质性疾病
肝性脑病	表现为意识障碍、行为异常和昏迷;多由大量蛋白摄入、大量利尿、电解质紊乱以及感染等诱发,血浆氨可升高
原发性肝癌	患者出现肝脏肿大、肝区疼痛、甲胎蛋白明显升高以及B超、增强CT等影像学检查发现占位性病变
食管胃底静脉破裂出血	表现为呕血、黑便或休克,急性期后应行胃镜检查明确出血部位和原因,鉴别门静脉高压和溃疡导致的出血

知识点6

肝硬化的常见并发症的治疗

并发症	治疗方法
腹水	合理的限盐限水; 使用利尿剂:呋塞米(≤160mg/d)、螺内酯(≤400mg/d)利尿,比例为2:5,也可以酌情使用托伐普坦等药物; 顽固性腹水:可选择特利加压素、反复穿刺放腹水联合白蛋白治疗、腹水浓缩回输术、经颈静脉肝内门-体静脉支架分流术(TIPS)、肝移植等
食管胃底静脉破裂出血	禁食水; 抑酸护胃:埃索美拉唑40mg静脉滴注,每12小时一次,必要时持续泵入; 止凝血:输注新鲜血浆、氨甲环酸或者血凝酶止血; 降低门静脉压力:可选择生长抑素及其类似物,比如奥曲肽,50μg负荷剂量,继以50μg/h持续输注; 内镜治疗:内镜下食管曲张静脉套扎(EVL)、食管曲张静脉硬化剂注射(EIS)和组织黏合剂等; 介入治疗:TIPS
自发性腹膜炎(SBP)	首先给予三代头孢经验性抗感染; 对于产ESBL的细菌,可选用带有β内酰胺酶抑制剂的抗菌药物,比如哌拉西林他唑巴坦、头孢哌酮舒巴坦等药物。 疗效欠佳时,需考虑阳性菌、厌氧菌以及真菌感染的可能性; 利福昔明可用于SBP的预防

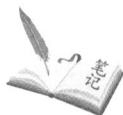

笔记

续表

并发症	治疗方法
肝肾综合征（HRS）	一般治疗:卧床休息,给予高热量易消化饮食,密切监测血压、尿量、保持液体平衡; 药物治疗:血管收缩剂联合白蛋白治疗,比如:特利加压素联合白蛋白,特利加压素的起始剂量为 1mg/4~6h,可逐步加量 2mg/4~6h,联合人血白蛋白(20~40g/ 天)。血管收缩药物治疗无效且满足肾脏替代治疗标准的 1 型 HRS,可选择肾脏替代治疗或人工肝支持系统等
肝性脑病	祛除诱因:低蛋白或无蛋白饮食、治疗消化道出血、抗感染; 药物治疗:降血氨,乳果糖每次 15~30ml,2~3 次 /d,以每天 2~3 次软便为宜;门冬氨酸乌氨酸 10~40g/d;利福昔明 800~1 200mg/d,分 3~4 次口服,也可用于预防
原发性肝癌	早期患者首选手术或射频消融术; 中晚期患者可选择 TACE、靶向、抗病毒、调节免疫以及中药等综合治疗方案

问题五　该患者的西医治疗方案包括哪些?

(1) 一般治疗:注意休息,避免坚硬粗糙食物,保持足够的热量。

(2) 针对病因治疗:抗病毒方案为替诺福韦,300mg,每天 1 次,口服;或恩替卡韦,0.5mg,每天 1 次,口服。

(3) 目前尚无可特效的逆转肝硬化的药物,部分药物如丹参、黄芪、虫草为主的提取物或者复方制剂可酌情选用。

问题六　该患者的中医诊断是什么? 治则治法及方药是哪些?

思路　根据患者中医主证特点,确定治则治法及方药。

该患者中医诊断为:积聚。

辨证:瘀血阻络。

治则:活血化瘀通络。

治法:活血行气,化瘀软坚。

方药:膈下逐瘀汤加减。

中成药:扶正化瘀胶囊,每次 1.5g,每天 3 次,口服。

知识点 7

积聚的中医类证鉴别

类证	鉴别要点
痞满	痞满以患者自觉脘腹痞塞不通、满闷不舒为主要症状,但在检查时,腹部无气聚胀急之形可见,更不能扪及包块,临床上以此和积聚相区别

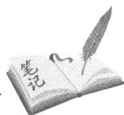

续表

类证	鉴别要点
鼓胀	鼓胀以肚腹胀大、胀之如鼓为临床特征。其与积聚相同的是腹内均有积块，但鼓胀的积块多位于胁肋部，且鼓胀除腹内积块外，更有水液停聚，肚腹胀大。而积证腹内无水液停聚，肚腹一般不胀大，腹内积块的部位亦不局限于胁肋部

注:肝硬化临床表现多样，依据其临床表现，相当于中医的积聚、鼓胀等病证，积聚分为积证和聚证。因积与聚关系密切，故两者往往一并论述。

知识点 8

肝硬化的中医分证论治

证型	主要症候	治则	方药
肝气郁结证	胁肋胀痛或窜痛;急躁易怒,喜太息;口干口苦,或咽部有异物感;脉弦	疏肝理气	柴胡疏肝汤(柴胡、白芍、枳壳、香附、川芎、陈皮、炙甘草)
水湿内阻证	腹胀如鼓,按之坚满或如蛙腹;胁下痞胀或疼痛;脘闷纳呆,恶心欲吐;舌苔白腻或白滑	运脾化湿,理气行水	实脾饮(白术、熟附子、干姜、木瓜、大腹皮、茯苓、厚朴、木香、草果、薏苡仁、车前子、甘草)
湿热蕴结证	目肤黄染,色鲜明;恶心或呕吐;口干或口臭;舌苔黄腻	清热利湿,攻下逐水	中满分消丸合茵陈蒿汤(黄芩、黄连、知母、厚朴、枳实、陈皮、茯苓、猪苓、泽泻、白术、茵陈蒿、栀子、大黄、甘草)
肝肾阴虚证	腰痛或腰酸腿软;胁肋隐痛,劳累加重;眼干涩;五心烦热或低烧;舌红少苔	滋养肝肾,活血化瘀	一贯煎合膈下逐瘀汤(生地、沙参、麦冬、阿胶(烊)、牡丹皮、当归、赤白芍、枸杞子、川楝子、丹参、桃仁、红花、枳壳)
脾肾阳虚证	腹部胀满,入暮较甚;大便稀薄;阳痿早泄;神疲怯寒;下肢水肿	温补脾肾	附子理中丸合五苓散或济生肾气丸合五苓散(熟附子、干姜、党参、白术、茯苓、泽泻、猪苓)
瘀血阻络证	胁痛如刺,痛处不移;腹大坚满,按之不陷而硬;腹壁青筋暴露;胁下积块(肝或脾肿大);舌质紫黯,或有瘀斑瘀点;唇色紫褐	活血行气,化瘀软坚	膈下逐瘀汤(当归、川芎、赤芍、桃仁、红花、丹参、乌药、延胡索、牡蛎、郁金、炒五灵脂、枳壳)

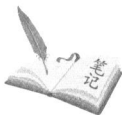

问题七　该患者如何预防与调摄?

思路

(1) 注意起居有常,加强锻炼,保持乐观。

(2) 少食多餐,避免食用坚硬、难以消化食物,以防导致食管胃底静脉破裂出血。

(3) 定期复查血常规、肝功能、乙肝五项、病毒载量、血氨、甲胎蛋白,定期复查上腹部 CT 或 B 超,必要时增强 MRI 扫描。

知识点 9

肝硬化的日常调护及随访

日常调护要点	
生活方式	注意起居有常,避免熬夜、戒烟戒酒、加强锻炼、保持乐观
饮食指导	①补充适量的优质蛋白质;②饮食应少量多餐,饮食宜清淡、细软、易消化、无刺激。提倡睡前加餐;③避免坚硬、粗糙、难以消化的食品,如油炸食品、糯米、烧饼、硬果类食物
门诊复查	原发病的指标:如 HBV-DNA、HCV-RNA; 常规项目:血常规、肝肾功能、电解质、凝血常规、血氨、AFP; 影像学:肝脏以及腹部超声、CT 或者 MRI 等

【临证要点】

1. 积聚按初、中、末三个阶段,可分为气滞血阻、瘀血内结、正虚瘀结三个证型,但在临床中,各个证型往往兼有郁热、湿热、寒湿、痰浊等病理表现,其中,兼郁热、湿热者尤为多见。至于正气亏虚者,亦有偏重阴虚、血虚、气虚、阳虚的不同,临证应根据邪气兼夹与阴阳气血亏虚的差异,相应地调整治法方药。

2. 积聚除按气血虚实辨证外,尚须根据结块部位、脏腑所属综合考虑,结合西医学检查手段明确积聚的性质,对治疗和估计预后有重要意义。如病毒性肝炎所致肝脾肿大者,在辨证论治的基础上可选加具有抗病毒、护肝降酶、调节免疫、抗纤维化等作用的药物。

3. 积聚治疗上始终要注意顾护正气,攻伐药物不可过用。正如《素问·六元正纪大论》所说:"大积大聚,其可犯也,衰其大半而止。"聚证以实证居多,但如反复发作,脾气易损,此时需用香砂六君子汤加减,以培脾运中。积证系日积月累而成,其消亦缓,切不可急功近利。如过用、久用攻伐之品,易于损正伤胃;过用破血、逐瘀之品,易于损络出血;过用香燥理气之品,则易耗气伤阴积热,加重病情。要把握好攻与补的关系及主次轻重,《医宗必读·积聚》提出的"屡攻屡补,以平为期"的原则深受医家重视。

4. 活血化瘀之法在治疗肝硬化代偿期时亦不可忽视。

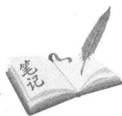

【诊疗流程】

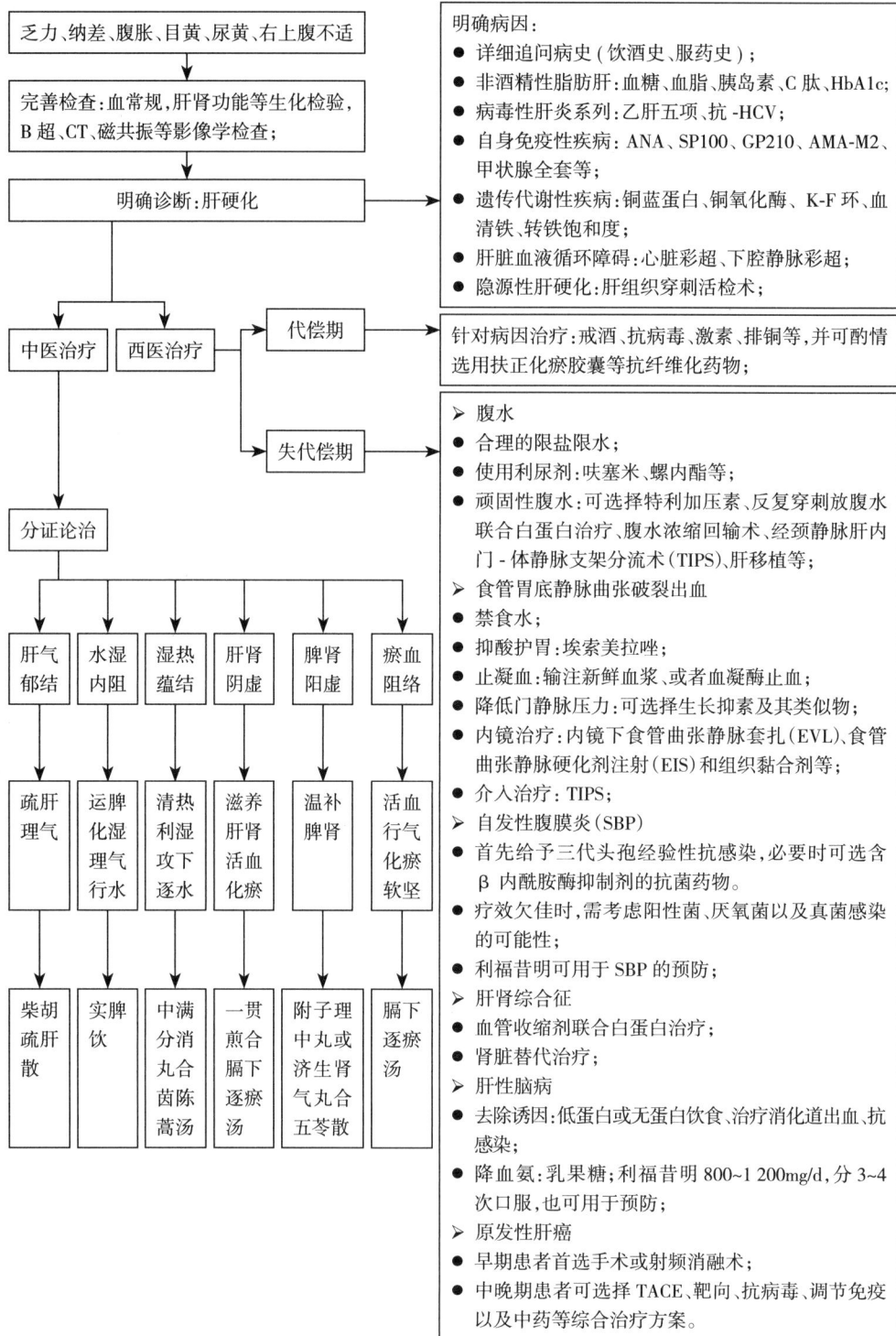

乏力、纳差、腹胀、目黄、尿黄、右上腹不适

↓

完善检查:血常规,肝肾功能等生化检验,B超、CT、磁共振等影像学检查;

↓

明确诊断:肝硬化 →

明确病因:
- 详细追问病史(饮酒史、服药史);
- 非酒精性脂肪肝:血糖、血脂、胰岛素、C肽、HbA1c;
- 病毒性肝炎系列:乙肝五项、抗-HCV;
- 自身免疫性疾病:ANA、SP100、GP210、AMA-M2、甲状腺全套等;
- 遗传代谢性疾病:铜蓝蛋白、铜氧化酶、K-F环、血清铁、转铁饱和度;
- 肝脏血液循环障碍:心脏彩超、下腔静脉彩超;
- 隐源性肝硬化:肝组织穿刺活检术;

中医治疗　西医治疗 → 代偿期 → 针对病因治疗:戒酒、抗病毒、激素、排铜等,并可酌情选用扶正化瘀胶囊等抗纤维化药物;

→ 失代偿期 →

- ➤ 腹水
- 合理的限盐限水;
- 使用利尿剂:呋塞米、螺内酯等;
- 顽固性腹水:可选择特利加压素、反复穿刺放腹水联合白蛋白治疗、腹水浓缩回输术、经颈静脉肝内门-体静脉支架分流术(TIPS)、肝移植等;
- ➤ 食管胃底静脉曲张破裂出血
- 禁食水;
- 抑酸护胃:埃索美拉唑;
- 止凝血:输注新鲜血浆、或者血凝酶止血;
- 降低门静脉压力:可选择生长抑素及其类似物;
- 内镜治疗:内镜下食管曲张静脉套扎(EVL)、食管曲张静脉硬化剂注射(EIS)和组织黏合剂等;
- 介入治疗:TIPS;
- ➤ 自发性腹膜炎(SBP)
- 首先给予三代头孢经验性抗感染,必要时可选含β内酰胺酶抑制剂的抗菌药物;
- 疗效欠佳时,需考虑阳性菌、厌氧菌以及真菌感染的可能性;
- 利福昔明可用于SBP的预防;
- ➤ 肝肾综合征
- 血管收缩剂联合白蛋白治疗;
- 肾脏替代治疗;
- ➤ 肝性脑病
- 去除诱因:低蛋白或无蛋白饮食、治疗消化道出血、抗感染;
- 降血氨;乳果糖;利福昔明800~1 200mg/d,分3~4次口服,也可用于预防;
- ➤ 原发性肝癌
- 早期患者首选手术或射频消融术;
- 中晚期患者可选择TACE、靶向、抗病毒、调节免疫以及中药等综合治疗方案。

分证论治

肝气郁结 → 疏肝理气 → 柴胡疏肝散

水湿内阻 → 运脾化湿理气行水 → 实脾饮

湿热蕴结 → 清热利湿攻下逐水 → 中满分消丸合茵陈蒿汤

肝肾阴虚 → 滋养肝肾活血化瘀 → 一贯煎合膈下逐瘀汤

脾肾阳虚 → 温补脾肾 → 附子理中丸或济生肾气丸合五苓散

瘀血阻络 → 活血行气化瘀软坚 → 膈下逐瘀汤

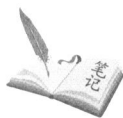

(施卫兵)

扫一扫
测一测

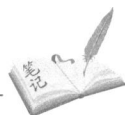

【复习思考题】

1. 肝硬化的常见病因有哪些?
2. 肝硬化的主要并发症有哪些?
3. 试述肝性脑病的治疗方案。

第三十五章

胰　腺　炎

第一节　急性胰腺炎

培训目标

1. 掌握急性胰腺炎的临床表现、诊断、鉴别诊断、并发症及相应处理。
2. 掌握急性胰腺炎中医病机、治法及代表方药。
3. 熟悉急性胰腺炎的分级、病因、发病机制、肾脏替代疗法和外科手术适应证。

急性胰腺炎(acute pancreatitis)指多种病因引起的胰酶激活,导致胰腺的急性炎症和细胞损害过程,可在不同程度上波及邻近组织和其他脏器系统。临床表现为急性发作的持续性上腹部剧烈疼痛,常向背部放射,常伴有腹胀及恶心呕吐。临床体征轻者仅表现为轻压痛,重者可出现腹膜刺激征、腹水,腹部因液体积聚或假性囊肿形成可触及肿块。伴有血淀粉酶、脂肪酶升高,或伴有胰腺炎症、水肿或坏死的影像学表现。急性胰腺炎可分为轻症急性胰腺炎、中重症急性胰腺炎和重症急性胰腺炎。临床上大多数患者的病程呈自限性,20%~30%患者临床经过凶险,总体病死率为1%~2%。

【典型案例】

患者男性,41岁。

主诉:中上腹隐痛2天。

现病史:2天前因进食油腻和饮酒后出现腹隐痛,以中上腹为主,呈持续性,不欲食,进食后加重,无腹胀、呕吐,无发热,因腹痛睡眠差,小便黄,大便平素偏软,日1次,色黄,无口干口苦。中上腹压痛。辅助检查:肝功 ALT 58U/L,γ-GT 172U/L,血糖 7.46mmol/L,血脂:甘油三酯 12.49mmol/L,总胆固醇 7.47mmol/L,血淀粉酶 93U/L,CRP 124.8mg/L,血常规:WBC 12.51×10^9/L,N 83.3%,心电图:窦性心动过速,上腹部平扫 CT:胰腺及周围改变,考虑胰腺炎可能。

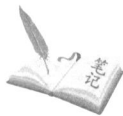

　　既往史：否认高血压、糖尿病、肾病、肺气肿等慢性病病史，否认乙肝、结核等传染病病史。有饮酒史。否认过敏史。

　　刻下：上腹隐痛，不欲食，眠差，无腹胀呕吐，小便正常，大便黄。

　　舌脉：舌偏黯红，舌边齿痕，舌下静脉迂曲，苔黄厚腻，脉沉偏滑数。

　　问题一　目前考虑患者初步诊断是什么？其诊断依据是什么？

　　思路　本病初步判断为①急性胰腺炎轻症；②高脂血症；③肝功异常待查。建立初步诊断的依据为：

　　（1）中上腹持续性隐痛2天，呈持续性，无腹胀呕吐，无发热，大便正常，小便黄。

　　（2）中上腹有压痛。

　　（3）有饮酒及进食油腻食物史。

　　（4）辅助检查提示肝功：ALT 58U/L，γ-GT 172U/L，血糖 7.46mmol/L，血脂：甘油三酯 12.49mmol/L，总胆固醇 7.47mmol/L，血淀粉酶 93U/L，CRP 124.8mg/L，血常规：WBC 12.51×10^9/L，N 83.3%，腹部CT：胰腺及周围改变，考虑胰腺炎可能。

知识点 1

急性胰腺炎的严重程度分级

　　（1）轻症急性胰腺炎：具备急性胰腺炎的临床表现和生化改变，不伴有器官功能衰竭及局部或全身并发症，通常在1~2周内恢复，对液体补充治疗反应良好，病死率极低。

　　（2）中重症急性胰腺炎：具备急性胰腺炎的临床表现和生化改变，伴有一过性（≤48h）的器官功能障碍。早期病死率低，后期如坏死组织合并感染，病死率增高。

　　（3）重症急性胰腺炎（SAP）：具备急性胰腺炎的临床表现和生化改变，伴有持续（>48h）的器官功能衰竭。SAP早期病死率高，如后期合并感染则病死率更高。

知识点 2

急性胰腺炎的病因及发病机制

　　（1）常见病因：胆道结石、酒精、高脂血症。

　　（2）其他病因：感染、外伤、ERCP，胆、胰管梗阻、肿瘤、胰腺分裂畸形、十二指肠乳头狭窄、药物、血管源性、自身免疫性、遗传等。

　　（3）发病机制：与共同通道梗阻、十二指肠液反流、酗酒、胰管梗阻、高脂血症、炎症介质有关。

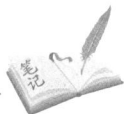

知识点 3

急性胰腺炎的临床表现

（1）症状：①腹痛，急性发作，持续性或阵发性，多于饮酒及饱餐后，呈钝痛、刀割样，多位于中上腹、其次位于左上腹及右上腹，部分放射至左腰背部，蜷曲或前倾体位可减轻；②发热，多为中度发热，持续 3~5 天；③恶心呕吐，酒精性胰腺炎呕吐与腹痛同时出现，胆源性胰腺炎呕吐在腹痛后发生，呕吐物为胃内容物；④黄疸，胆道疾病、肿大胰头、胰腺假性囊肿或脓肿压迫胆总管、合并肝脏损害时出现。

（2）体征：中上腹部或全腹部压痛，部分有腹膜刺激征，腹水，Cullen 征，Grey-Turner 征；腹部因液体积聚或假性囊肿形成可触及肿块；少数患者因脾静脉栓塞出现门静脉高压，脾脏肿大；罕见横结肠坏死。

知识点 4

急性胰腺炎的诊断

符合以下 3 项特征中的 2 项，即可诊断：①与急性胰腺炎符合的腹痛（急性、突发、持续、剧烈的上腹部疼痛，常向背部放射）；②血清淀粉酶和 / 或脂肪酶活性至少 >3 倍正常上限值；③增强 CT/MRI 或腹部超声呈急性胰腺炎影像学改变。

问题二　该患者为了明确诊断，还需要完善哪些检查？

思路　为明确诊断，还需要完善的相关辅助检查。

患者还需要血钙、糖化血红蛋白、CA19-9、CEA、凝血象、D- 二聚体、α1- 抗胰蛋白酶活性测定、自身免疫标志物监测、甲乙丙戊肝病毒学检查、腹部增强 CT 或 MRI、胃镜、超声胃镜。

患者后续完善了部分实验室检查，排除了病毒性肝炎、自身免疫性、胆结石、胆道肿瘤、胰腺肿瘤。

问题三　该患者初步诊断为急性胰腺炎，为避免误诊，还需要与哪些疾病相鉴别？

思路　临诊时需与消化性溃疡穿孔、胆石症和急性胆囊炎、胰腺癌、急性肠梗阻、阑尾炎、肾绞痛、心肌梗死等相鉴别。

知识点 5

急性胰腺炎鉴别诊断

（1）消化性溃疡急性穿孔：通常患者有较典型的溃疡病史，症见：腹痛突然加剧，腹肌紧张，肝浊音消失，X 线透视见膈下有游离气体等。

（2）胆石症与急性胆囊炎：既往常有胆绞痛史，疼痛位于右上腹，可放射到

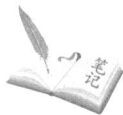

右肩部,Murphy 征阳性,血及尿淀粉酶轻度升高,B 超及 X 线胆道造影可明确诊断。

(3) 急性肠梗阻:通常患者腹痛多呈阵发性,伴腹胀、呕吐,肠鸣音亢进,有气过水声,无排气,腹部查体可见肠型,腹部 X 线可见液气平面。

(4) 心肌梗死:有冠心病史,起病突然,有时疼痛限于上腹部,心电图显示心肌梗死,且血清心肌酶升高,血尿淀粉酶正常。

问题四 该患者已经完善了相关检查,并进行了鉴别诊断,目前可确诊为什么疾病? 确诊依据是什么?

思路 1 根据补充病史,考虑患者诊断为:①急性胰腺炎轻症;②高脂血症。

思路 2 确诊依据

(1) 中上腹持续性隐痛 2 天,呈持续性,无腹胀呕吐,无发热,大便正常,小便黄。

(2) 有饮酒及进食油腻食物史。

(3) 辅助检查

肝功:ALT:58U/L,γ-GT 172U/L,血脂:甘油三酯 12.49mmol/L,总胆固醇 7.47mmol/L,血淀粉酶 93U/L,CRP 124.8mg/L,血常规:WBC 12.51×10^9/L,N 83.3%,腹部 CT:胰腺及周围改变,考虑胰腺炎可能。

知识点 6

急性胰腺炎的并发症

(1) 全身并发症:低血压、休克、细菌或真菌感染、慢性胰腺炎、糖尿病、低钙血症、高脂血症、糖代谢异常、门静脉或脾静脉栓塞、弥散性血管内凝血、全身炎症反应综合征、脓毒症、心肾肺功能异常或衰竭、胰性脑病、多器官功能衰竭及腹腔间隔室综合征等。

(2) 局部并发症:急性胰周液体积聚发生于病程早期,表现为胰周或胰腺远隔间隙液体积聚,并缺乏完整包膜,可以单发或多发。急性坏死物积聚发生于病程早期,表现为混合有液体和坏死组织的积聚,坏死物包括胰腺实质或胰周组织的坏死。包裹性坏死是一种包含胰腺和 / 或胰周坏死组织且具有界限清晰炎性包膜的囊实性结构,多发生于 AP 起病 4 周后。胰腺假性囊肿有完整非上皮性包膜包裹的液体积聚,起病 4 周后假性囊肿的包膜逐渐形成。

问题五 该患者明确诊断为急性胰腺炎,其西医治疗方案包括哪些?

思路 明确诊断后,给予禁食及相应的西医处理。

(1) 液体复苏补液、营养支持。

(2) 恢复肝功,给予还原性谷胱甘肽 1.2g,每日 1 次,静滴。

(3) 抑制胰液分泌,给予艾司奥美拉唑 40mg,每日 1 次,静滴,生长抑素 3mg,每日 2 次,持续微量泵泵入。

(4) 抑制胰酶分泌,给予加贝酯 300mg,每日 1 次,静滴。

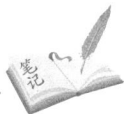

(5) 降血脂、抗凝,给予非诺贝特 0.2,每日 1 次,口服,低分子肝素钙 5 000IU 皮下注射,每日 1 次。

知识点 7

急性胰腺炎肾脏替代疗法适应证

(1) 急性肾衰竭,或尿量≤0.5ml/(kg·h)。
(2) 早期伴 2 个或 2 个以上器官功能障碍。
(3) SIRS 伴心动过速,呼吸衰竭,经一般处理效果不明显。
(4) 伴严重水电解质紊乱。
(5) 伴胰性脑病。

知识点 8

急性胰腺炎抗感染治疗的适应证

(1) 胆源性胰腺炎。
(2) 重症急性胰腺炎。
(3) 伴有感染的急性胰腺炎。
(4) 高龄及免疫性低下的患者。

知识点 9

急性胰腺炎的外科手术适应证

(1) 严重的 ACS。
(2) AP 后期阶段合并胰腺脓肿和 / 或感染。
(3) 诊断未明确,与其他急腹症如胃肠穿孔难于鉴别时。
(4) 出血坏死型胰腺炎经内科治疗无效。
(5) 胰腺炎并发脓肿、假囊肿、弥漫性腹膜炎、肠麻痹坏死时。
(6) 胆源性胰腺炎处于急性状态,需外科手术解除梗阻时。

问题六 该患者的中医诊断是什么? 治则治法及方药是哪些?
思路
本病中医诊断为:腹痛。
辨证:脾虚气滞,湿热内蕴。
治则:清热化湿健脾。
治法:清热化湿,健脾通腑,行气止痛。
方药:香砂六君子和小承气汤加减。

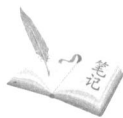

知识点 10

急性胰腺炎的中医分证论治

	证型	治法	方药
急性期	肝郁气滞	疏肝解郁,理气通腑	柴胡疏肝散加减
	肝胆湿热	清热化湿,利胆通腑	茵陈蒿汤合龙胆泻肝汤加减
	腑实热结	清热通腑,内泻热结	大柴胡汤合大承气汤加减
	瘀毒互结	清热泻火,祛瘀通腑	泻心汤或大黄牡丹汤合膈下逐瘀汤加减
	内闭外脱	通腑逐瘀,回阳救逆	小承气汤合四逆汤加减
恢复期	肝郁脾虚	疏肝健脾,和胃化湿	柴芍六君子汤加减
	气阴两虚	益气生津,养阴和胃	生脉散合益胃汤加减

【临证要点】

1. 急性胰腺炎诊断,需通过体格检查,血淀粉酶、脂肪酶、腹部 CT 或 MRI 检查等来明确。

2. 明确急性胰腺炎的诊断后,需通过定期复查血钙、血糖、CRP、腹部 CT 来判定疾病严重程度,给予相应西医治疗。

3. 需详细询问病史、血脂、腹部 CT、MRCP 来明确引发胰腺炎的原因,针对病因进行治疗。

4. 明确急性胰腺炎的诊断后,结合四诊资料,采用中医辨证论治,疾病全程不同阶段通过中药口服、保留灌肠、鼻空肠营养管注入、外敷等多途径使用中药,必要时使用针灸、穴位贴敷等治疗。

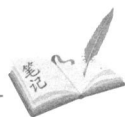

【诊疗流程】

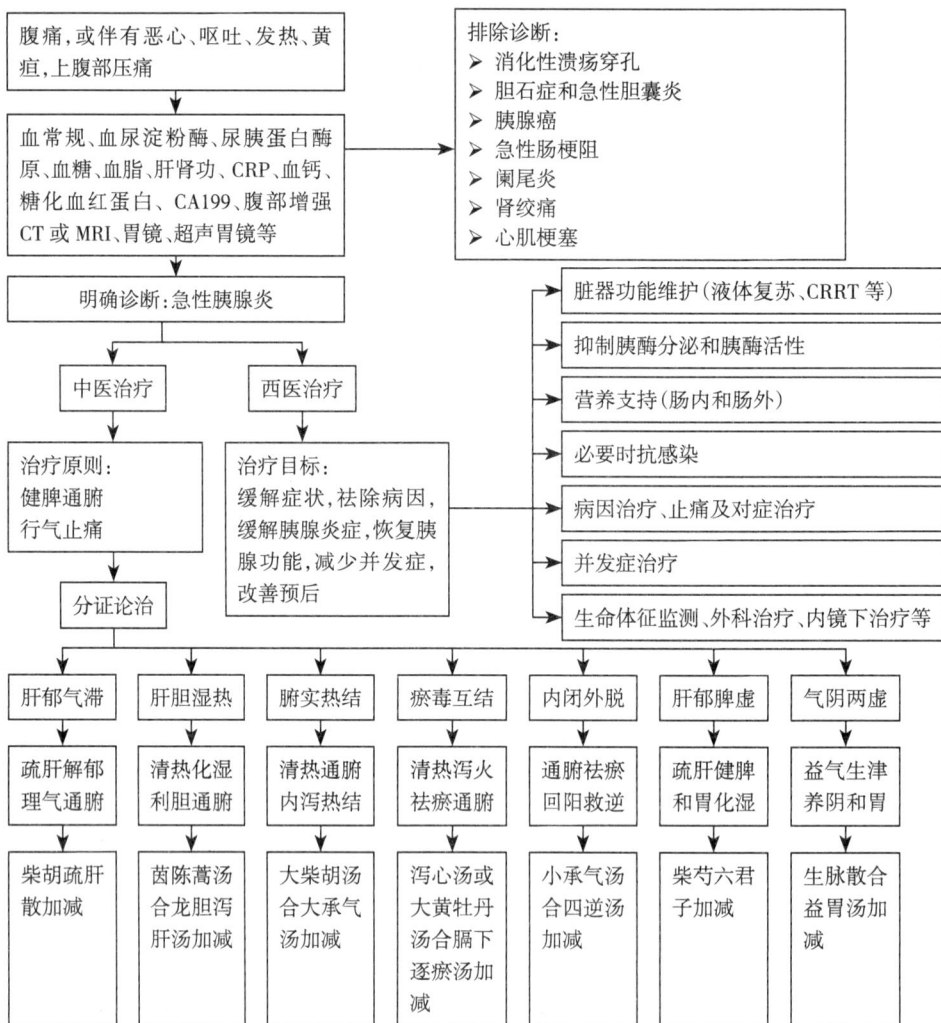

(李延萍)

【复习思考题】

1. 急性胰腺炎的并发症有哪些?
2. 急性重症胰腺炎的处理措施?
3. 急性胰腺炎的中医辨证论治?
4. 病案分析

冯某,男,47岁,1天前饮酒后出现上腹部持续性胀痛,恶心欲吐,不欲食,发热,37.5℃,口干苦,无咳嗽,小便黄,大便未排,遂来我院门诊就诊,查体中上腹有压痛,反跳痛不明显,皮肤巩膜无黄染,双下肢无水肿,舌黯红,舌边齿痕,苔黄厚腻,脉弦偏数。门诊查血常规示:WBC 14.5×10^9/L,N 82%,血淀粉酶 785U/L,CRP46mg/L,腹部平扫 CT 提示胰腺炎可能,脂肪肝。

请写出西医诊断、诊断依据、中医辨证证型、治法、方药并简述西医治疗方案。

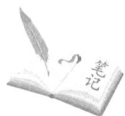

第二节 慢性胰腺炎

PPT 课件
35章02节PPT

> **培训目标**
>
> 1. 掌握慢性胰腺炎的临床表现、诊断、影像学及组织学特征及内科处理。
> 2. 掌握慢性胰腺炎中医病机、治法及代表方药。
> 3. 熟悉慢性胰腺炎的分期、病因、鉴别诊断、并发症、内镜和外科治疗。

慢性胰腺炎是一种由遗传、环境等因素引起的胰腺组织进行性慢性炎症性疾病，其病理特征为胰腺腺泡萎缩、破坏和间质纤维化。临床以反复发作的上腹部疼痛，胰腺内、外分泌功能不全为主要表现，可伴有胰管结石、胰腺实质钙化、胰管狭窄、胰管不规则扩张、胰腺假性囊肿形成等。是一种迁延不愈的难治性疾病，因症状顽固，需终身治疗，严重影响患者生命质量。

【典型案例】

患者男性，54 岁。

主诉：中上腹胀痛 10 天。

现病史：患者 10 天前饮酒后突发上腹胀痛，为持续性胀痛，无肩背及腰部放射痛，弯腰屈膝稍缓解，呕吐 2 次胃内容物，无血及咖啡样物，无发热，无黄疸，大便正常，无反酸、烧心，在当地就诊，考虑"慢性胃炎"，给予奥美拉唑、抗生素(具体不详)治疗，腹痛有所减轻，后仍间断上腹痛，进食后明显。我院门诊辅助检查，查胃镜：慢性非萎缩性胃窦炎，心电图：正常，腹部平扫 CT：胰腺及胰周征象，考虑慢性胰腺炎急性发作？胆囊炎，胆囊密度不均，肝功：ALT 138U/L，AST 93U/L，γ-GT 748U/L，ALP 211U/L，DBIL 14.9μmol/L，余正常，血糖 6.3mmol/L。

既往史：否认高血压、糖尿病、肾病、肺气肿等慢性病病史，否认乙肝、结核等传染病病史。有长期饮酒史。对青霉素可疑过敏。

刻下：中上腹间断疼痛，进食后发作，无恶心呕吐，无发热，无黄疸，无腹泻，大小便正常，睡眠可。查体：腹部无压痛反跳痛。

舌脉：舌黯红，边有齿痕，舌下静脉紫黯，苔薄黄，脉弦。

问题一　考虑患者初步诊断是什么？其诊断依据是什么？

思路　根据辅助检查，建立初步的西医诊断。

本病初步判断为①慢性胰腺炎；②肝功异常待查；③慢性胆囊炎；④慢性胃炎。建立初步诊断的依据为：

(1) 中上腹痛 10 天，呈持续性，呕吐 2 次，无发热，大小便正常；

(2) 腹部无压痛反跳痛，皮肤巩膜无黄染，肝脾未触及；

(3) 有长期饮酒史；

(4) 辅助检查提示肝功：ALT 138U/L，AST 93U/L，γ-GT 748U/L，ALP 211U/L，DBIL 14.9μmol/L，余正常，血糖 6.3mmol/L。腹部平扫 CT：胰腺及胰周征象，考虑慢性胰腺

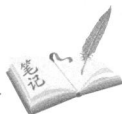

炎急性发作? 胆囊炎,胆囊密度不均。胃镜:慢性非萎缩性胃窦炎。

知识点 1

慢性胰腺炎的临床分期

临床分期	临床特征
0 期(亚临床期)	无症状
1 期(无胰腺功能不全)	腹痛或急性胰腺炎
2 期(部分胰腺功能不全)	胰腺内分泌或外分泌功能不全
3 期(完全胰腺功能不全)	同时出现胰腺内外分泌功能不全
4 期(无痛终末期)	同时出现胰腺内外分泌功能不全,且无疼痛症状

知识点 2

慢性胰腺炎的病因及发病机制

(1) 胆道疾病:主要为胆囊、胆管结石,其次为胆囊炎、胆道狭窄、肝胰壶腹括约肌功能障碍等。可诱发频发的胰腺炎,胰腺弥漫性纤维化,胰管狭窄、钙化。胆囊炎还可通过淋巴管炎而引起慢性胰腺炎。

(2) 慢性酒精中毒:酒精本身及(或)其代谢产物的毒性和低蛋白血症,造成胰实质进行性的损伤和纤维化;酒精刺激胰腺分泌,使胰液中胰酶和蛋白质的含量增加,钙离子浓度增高,形成小蛋白栓阻塞小胰管,导致胰腺结构发生改变形成慢性胰腺炎。酒精性慢性胰腺炎胰腺钙化较多。

(3) 自身免疫因素、营养因素、基因突变、高钙血症、高脂血症、吸烟、一部分复发性及急性重症胰腺炎、部分上腹部手术后等。

知识点 3

慢性胰腺炎的临床表现

临床表现轻重不一。可无症状或轻度消化不良,而中度以上的慢性胰腺炎可有腹痛、腹胀、黄疸等胰腺炎急性发作症状,胰腺内、外分泌功能不足表现,腹水、感染等。

(1) 腹痛:60%~100% 的患者出现,呈间歇性或慢性,常在上腹部,可放射至左、右季肋部,左侧肩部及背部。开始时持续几小时到几天,随疾病进展,腹痛日趋频繁,持续时间增加。腹痛在仰卧位时加剧,屈膝位或俯卧位时缓解;饮酒进油腻食物可诱发腹痛。后期随着胰腺内、外分泌功能下降,疼痛可能会减轻,甚至消失。

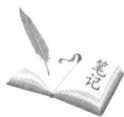

（2）胰腺外分泌不足的表现：轻中度患者仅有食欲减退、腹胀等消化不良症状。脂肪酶排量降低到正常的10%以下时才会出现脂肪泻，排出大量恶臭有油脂的粪便。同样胰蛋白酶低于正常10%时粪便中才会有蛋白丢失。由于害怕疼痛而进食很少，体重减轻，并有多种维生素特别是脂溶性维生素缺乏的表现。

（3）胰腺内分泌不足的表现：6%~46%患者有糖尿病或糖耐量异常。糖尿病常在出现临床症状后5~10年内发生。

（4）黄疸：发生率为1%~28.2%。主要是由于胰头显著纤维化或假性囊肿压迫胆总管下段所致。

（5）体征：上腹部压痛，急性发作时可有腹膜刺激征。当并发巨大假性囊肿时可扪及包块。由于消化吸收功能障碍可导致消瘦，亦可出现其他并发症相关体征。

问题二　该患者为了明确诊断，还需要完善哪些检查？

思路　为明确诊断，还需要完善的相关辅助检查。

血脂、血钙、糖化血红蛋白、胰泌素试验、糖耐量检测、血胰岛素、C肽、CA19-9、CEA、CA125、CA50、CA242、凝血象、D-二聚体、α1-抗胰蛋白酶活性测定、血IgG4、血清缩胆囊素、自身肝抗体谱、甲乙丙戊肝病毒学检查、腹部增强CT或MRI、磁共振胰胆管造影（MRCP）、超声胃镜。

补充案例：

病人后续完善了部分实验室检查：血常规、CRP、血钙、PCT、AFP、CEA、CA19-9、CA125、乙肝表面抗原，甲、丙、戊肝抗体、抗核抗体、抗线粒体抗体正常，甘油三酯：2.21mmol/L，糖化血红蛋白6.7%。CT增强扫描：①慢性胰腺炎；胰头周围少许渗出提示慢性胰腺炎急性发作可能；②前列腺增大。无痛超声胃镜：慢性胰腺炎；胰管结石；胆囊及胆总管炎；胆总管结石。MRCP：胰头饱满伴胰管、胆总管及胆囊扩张，胰头段胰管多个小结节样充盈缺损（结石可能），T2压脂胰腺实质及周围征象，不除外合并胰腺炎可能性；少量腹水。

排除了病毒性肝炎、自身免疫性肝病、胆道肿瘤、胰腺肿瘤。

知识点4

慢性胰腺炎的诊断

主要诊断依据：①影像学典型表现；②病理学典型改变。次要诊断依据：①反复发作上腹痛；②血淀粉酶异常；③胰腺外分泌功能不全表现；④胰腺内分泌功能不全表现；⑤基因检测发现明确致病突变；⑥大量饮酒史（达到酒精性慢性胰腺炎诊断标准，平均乙醇摄入量男性>80g/d、女性>60g/d，持续2年或以上，且排除其他病因）。主要诊断依据满足1项即可确诊；影像学或组织学呈现不典型表现，同时次要诊断依据至少满足2项亦可确诊。

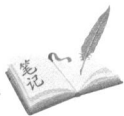

笔记

📑 **知识点 5**

慢性胰腺炎的影像学及组织学特征

	典型表现	不典型表现
影像学	下列任何一项： ①胰管结石； ②分布于整个胰腺的多发钙化； ③ERCP 显示主胰管不规则扩张和全胰腺散在不同程度的分支胰管不规则扩张； ④ERCP 显示主胰管完全或部分梗阻(胰管结石或蛋白栓)，伴上游主胰管和分支胰管不规则扩张	下列任何一项： ①MRCP 显示主胰管不规则扩张和全胰散在不同程度的分支胰管不规则扩张； ②ERCP 显示全胰腺散在不同程度分支胰管扩张，或单纯主胰管不规则扩张，或存在蛋白栓； ③CT 检查示主胰管全程不规则扩张伴胰腺形态不规则改变； ④超声或超声内镜显示胰腺内高回声病变(考虑结石或蛋白栓)，或胰管不规则扩张伴胰腺形态不规则改变
组织学	胰腺外分泌实质减少伴不规则纤维化；纤维化主要分布于小叶间隙，形成"硬化"样小结节改变	胰腺外分泌实质减少伴小叶间纤维化，或小叶内和小叶间纤维化

问题三 该患者初步诊断为慢性胰腺炎，为避免误诊，还需要与哪些疾病相鉴别？

思路 患者根据临床表现及相关检查，初步诊断为慢性胰腺炎，临诊还需与胰腺癌、消化性溃疡、原发性胰腺萎缩等病相鉴别。

📑 **知识点 6**

慢性胰腺炎的鉴别诊断

(1) 胰腺癌：两者鉴别甚为困难。可用的方法：①血清 CA19-9、CA125、CA50、CA242，在胰腺癌诊断中有一定参考价值；②胰液检查：通过 ERCP 获取胰液，如检出癌细胞，则确诊；同时胰液 CA19-9 及 K-ras 基因检测有一定鉴别诊断价值；③实时超声及 EUS 导引下细针胰腺穿刺，如发现癌细胞，可确诊，但阴性不能排除诊断；④CT、MRI 和 PET 有助于鉴别。

(2) 消化性溃疡：十二指肠球部后壁穿透性溃疡可与胰腺粘连而引起顽固性疼痛，内镜检查可鉴别。

(3) 原发性胰腺萎缩：多见于 50 岁以上的患者。无腹痛、脂肪泻、体重减轻、食欲减退和全身水肿等临床表现，超声及 CT 检查等一般能鉴别。

问题四 该患者已经完善了相关检查，并进行了鉴别诊断，目前可确诊为什么疾病？确诊依据是什么？

思路 1 患者可确诊为①慢性胰腺炎；②肝功异常待查；③慢性胆囊炎；④慢性

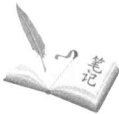

胃炎。

　　思路 2　建立诊断的依据

　　(1) 中上腹痛 10 天,呈持续性,呕吐 2 次,无发热,大小便正常;

　　(2) 腹部无压痛反跳痛,皮肤巩膜无黄染,肝脾未触及;

　　(3) 有长期饮酒史;

　　(4) 辅助检查提示,肝功:ALT 138U/L,AST 93U/L,γ-GT 748U/L,ALP 211U/L,DBIL 14.9μmol/L,余正常,血糖 6.3mmol/L。胃镜:慢性非萎缩性胃窦炎。CT 增强扫描:①慢性胰腺炎;胰头周围少许渗出提示慢性胰腺炎急性发作可能;②前列腺增大。无痛超声胃镜:慢性胰腺炎;胰管结石;胆囊及胆总管炎;胆总管结石。MRCP:胰头饱满伴胰管、胆总管及胆囊扩张,胰头段胰管多个小结节样充盈缺损(结石可能),T2 压脂胰腺实质及周围征象,不除外合并胰腺炎可能性,建议必要时 MRI 增强进一步除外其他;少量腹水。

　　📋 **知识点 7**

慢性胰腺炎的并发症

　　(1) 胰源性门静脉高压和上消化道出血:可出现呕血和黑便。其病因:①胰源性门静脉高压:脾静脉受压及血栓形成引起区域性门静脉高压,脾大和胃底静脉曲张破裂出血;②胰腺假性囊肿壁的大血管或动脉瘤受胰腺分泌的消化酶侵蚀而破裂出血;③胰腺分泌碳酸氢盐减少并发消化性溃疡和出血。

　　(2) 胰腺假性囊肿:见于 10% 的患者,形成机制:①胰管内压力增高致胰管破裂,胰液外渗。因无活动性炎症,胰液常为清亮;②活动性炎症合并脂肪坏死(也可能有胰腺实质的坏死),胰液自小胰管外渗。因含坏死组织,胰液常有变色。

　　(3) 胆道或十二指肠梗阻:见于 5%~10% 的患者,主要是由于胰头部炎症或纤维化、假性囊肿所致。

　　(4) 胰源性胸腹水:形成的机制可能是由于胰管破裂,与腹腔和胸腔形成瘘管,或是假性囊肿的破溃致胰液进入胸腹腔。胰源性胸、腹水可呈浆液性、血性或乳糜性,后两者较少见。胰源性胸腔积液以左侧多见,具有慢性进行性、反复发作及胸腔积液量多的特点。

　　(5) 胰腺癌:约 4% 患者在 20 年内并发胰腺癌。

　　(6) 胰瘘:包括胰腺外瘘和内瘘。外瘘常发生于胰腺活检胰腺坏死、外科引流术后、手术中的胰腺损伤或腹部钝伤后。内瘘常发生于慢性胰腺炎主胰管或假性囊肿破裂后,酒精性胰腺炎易出现内瘘。

　　(7) 其他少数患者可有胰性脑病;胰腺与脾粘连或胰腺假性囊肿侵蚀促发脾破裂;皮下脂肪坏死和骨髓脂肪坏死等。

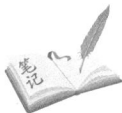

问题五　该疾病的西医治疗方案包括哪些?

思路　明确诊断后,给予相应的内科处理。

(1) 低脂饮食、戒酒、戒烟。

(2) 恢复肝功,给予还原性谷胱甘肽 1.8g,每日 1 次,静滴;异甘草酸镁 100mg 静滴,每日 1 次,熊去氧胆酸胶囊 250mg,每日 3 次口服。

(3) 抑酸减少胰酶分泌,给予奥美拉唑 40mg,每日 1 次静滴。

(4) 口服复合维生素补充。

知识点 8

慢性胰腺炎的内科治疗

(1) 须戒酒、戒烟,避免过量高脂、高蛋白饮食,适当运动。

(2) 急性发作期同急性胰腺炎治疗。

(3) 胰腺外分泌功能不全:主要应用外源性胰酶替代治疗(PERT)。首选含高活性脂肪酶的肠溶包衣胰酶制剂,于餐中服用。疗效不佳时可加服 PPI 抑酸。

(4) 营养:营养不良的治疗以合理膳食 +PERT 为主,严重脂肪泻时可考虑补充中链三酰甘油。脂溶性维生素缺乏时可适当补充维生素 D。

(5) 糖尿病:改善生活方式,合理饮食。怀疑存在胰岛素抵抗的患者,排除禁忌证后可选用二甲双胍治疗,其他不良反应显著的口服降糖药物不作首选;口服药物效果不佳时改为胰岛素治疗。对于合并严重营养不良患者,首选胰岛素治疗。

(6) 疼痛:采用胰酶制剂、抗氧化剂和生长抑素对疼痛缓解可能有效。止痛药治疗遵循 WHO 提出的疼痛三阶梯治疗原则,止痛药物选择由弱到强,尽量口服给药。第一阶梯治疗首选对乙酰氨基酚;第二阶梯治疗可选用弱阿片类镇痛药,如曲马多;第三阶梯治疗选用阿片类止痛药。因胰管狭窄、胰管结石等引起的梗阻性疼痛,可行内镜介入治疗。内科及介入治疗无效时可考虑手术治疗。对于部分有疼痛症状并伴有主胰管扩张的患者,在中长期疼痛缓解方面,手术优于内镜治疗。

知识点 9

慢性胰腺炎的内镜和外科治疗

(1) 内镜治疗:主要用于胰管减压和取石,及胰腺假性囊肿等。包括十二指肠乳头括约肌切开、鼻胆管和鼻胰管引流、胰管胆管支架置入和扩张、内镜下网篮取石及气囊扩张取石、碎石囊肿引流等。对内镜取出困难的、大于 5mm 的胰管结石,可行体外震波碎石术(ESWL)。

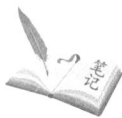

（2）外科治疗：目的为解除胰管梗阻、缓解疼痛及保证胰液和胆汁流出的通畅。手术治疗分为急诊手术和择期手术。急诊手术适应证：慢性胰腺炎并发症引起的感染、出血囊肿破裂等。择期手术适应证：内科和介入治疗无效者；压迫邻近脏器导致胆道、十二指肠梗阻，内镜治疗无效者；假性囊肿、胰瘘或胰源性腹水，内科和介入治疗无效者；不能排除恶变者。

问题六　该疾病的中医诊断是什么？治则治法及方药是哪些？

思路

本病中医诊断为：腹痛。

辨证：脾虚气滞血瘀，湿热内蕴。

治则：清热健脾。

治法：清热化湿，健脾益气，活血止痛。

方药：半夏泻心汤和膈下逐瘀汤加减。

知识点 10

慢性胰腺炎的中医分证论治

证型	治法	方药
脾胃虚弱证	健脾和胃，益气活络	参苓白术散加减，兼有虚寒证，可加用干姜、桂枝、荜茇、肉豆蔻、小茴香等温中散寒
气滞血瘀证	活血化瘀，行气止痛	膈下逐瘀汤加减
脾虚食积证	健脾和胃，消食导滞	枳实导滞丸或保和丸加减
脾胃湿热证	清热化湿，行气通腑	大柴胡汤合香砂六君子汤加减
肝胆湿热证	清热利湿，疏肝利胆	小柴胡汤合龙胆泻肝汤加减

【临证要点】

1. 慢性胰腺炎诊断，需通过腹部 CT 或 MRI 检查、超声内镜、病理来明确。

2. 疑似慢性胰腺炎的诊断，需通过定期复查血糖、腹部 CT 或 MRI 了解病情变化，必要时穿刺病理确诊。

3. 确诊慢性胰腺炎的患者，需要根据其临床分期来制订最优化的诊疗方案，必要时内镜及手术治疗，尽可能避免或减轻并发症的发生，减轻症状，改善预后。

4. 确诊及疑似慢性胰腺炎患者，均需根据病情，结合四诊资料，给予中医辨证论治，长期给予中药口服、外敷以控制症状，改善胰腺功能，改善预后。

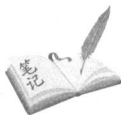

笔记

【诊疗流程】

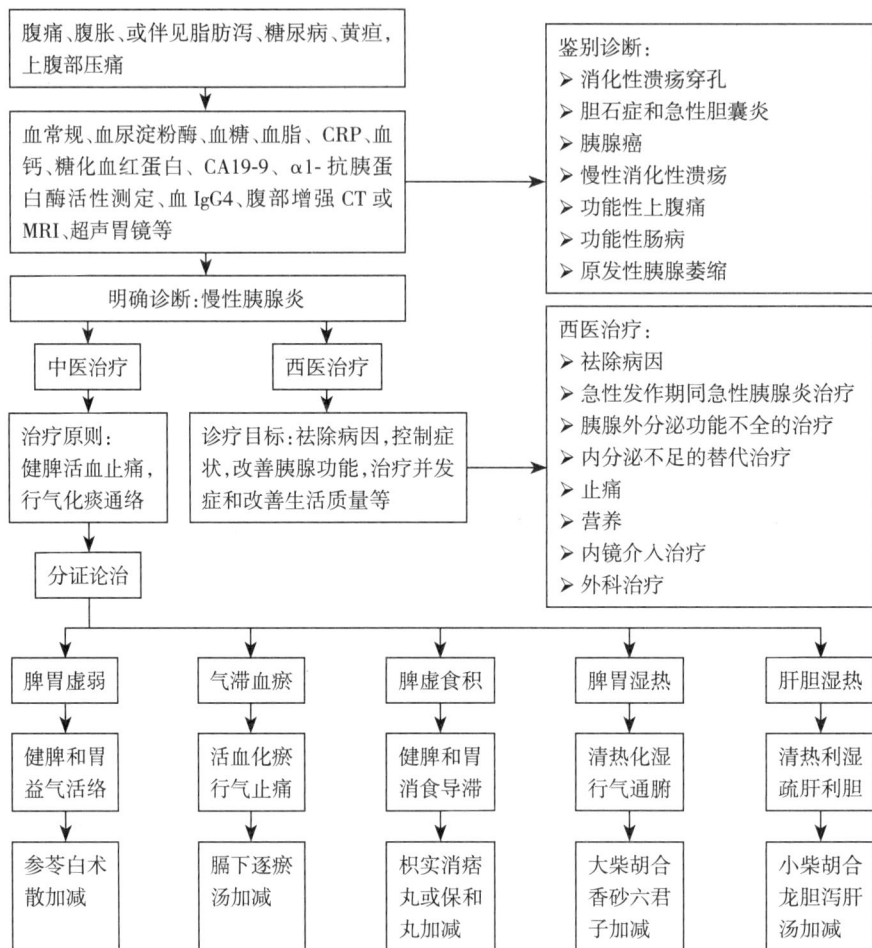

（李延萍）

【复习思考题】

1. 慢性胰腺炎的影像学特征性表现有哪些？
2. 慢性胰腺炎的并发症有哪些？
3. 慢性胰腺炎的西医治疗有哪些？
4. 病案分析

冯某,女,57 岁,3 个月前因腹痛在我院住院,经腹部 MRI、超声内镜等相关检查,诊断为"慢性胰腺炎",因胰管内结石 8mm,后至上海行胰管结石碎石术,术后患者仍述中上腹时有胀痛,大便偏干,2~3 日 1 次,小便黄,食欲差,时感疲倦乏力,间断口干苦,遂再次来门诊就诊,查体腹部压痛反跳痛不明显,皮肤巩膜无黄染,双下肢无水肿,舌黯红,舌边齿痕,舌下脉络迂曲,苔黄腻,脉弦偏数。门诊查血常规、肝功、血糖正常。

请写出西医诊断、诊断依据、中医辨证证型、治法、方药并简述西医治疗方案。

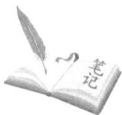

第四篇

基本技能与操作

第三十六章

留置胃管及胃肠减压

培训目标

1. 熟悉留置胃管及胃肠减压的定义。
2. 掌握留置胃管及胃肠减压的操作步骤。
3. 掌握留置胃管及胃肠减压的注意事项。

一、插胃管术

留置胃管术
ER-36-1

1. 目的　由于各种原因不能经口进食的患者的营养补充或给药,患者胃肠功能应该正常。

2. 禁忌证　食管严重狭窄或阻塞、食管瘘、食管手术后等情况。

3. 术前准备　鼻饲包(治疗碗、压舌板、镊子、胃管、30~50ml 注射器、纱布、治疗巾),治疗盘(液状石蜡、松节油、棉签、胶布、夹子、别针、听诊器),适量温开水(38~40℃),鼻饲饮料 200ml(38~40t)。

4. 操作方法

(1) 备齐用品放至患者床旁,解释,取得合作。

(2) 视病情协助患者取坐位,斜坡卧位或仰卧位,将治疗巾铺于患者颌下,清洁鼻腔。

(3) 用液状石蜡纱布润滑胃管前段,左手持纱布托住胃管,右手持镊子夹住胃管前段沿一侧鼻孔缓慢插入,到咽喉部时(14~16cm),清醒患者嘱做吞咽动作,昏迷患者,将头略向前倾,同时将胃管送下,插入长度为 45~55cm(相当于患者由鼻尖到耳垂到剑突的长度)。

(4) 用注射器抽吸胃内容物,如有胃液抽出,即证明管已至胃中。如未抽出胃液可用以下方法检查:①将听诊器放剑突下,用注射器向胃管内注入 10~30ml 空气,如能听到气过水声,表示管在胃中;②将胃管外端浸入一碗水中,若有持续多量气泡溢出,则表示误入气管,应立即拔出。

(5) 若插管过程中患者出现恶心,应暂停片刻,嘱患者做深呼吸或做吞咽动作,随

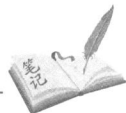

后迅速将管插入,以减轻不适。插入不畅时应检查胃管是否盘在口中。插管过程中如发现呛咳、呼吸困难、发绀等情况,表示误入气管,应立即拔出,休息片刻后重插。

(6) 用胶布将胃管固定于鼻梁部,胃管外端接注射器,先回抽,见有胃液抽出,即注入少量温开水,再慢慢注入温度适宜的流质饮食或药液。

(7) 饲毕,用温开水少许冲洗胃管。然后将胃管开口端反折,用纱布包裹,夹子夹紧,用别针固定于患者枕旁或衣服上。需要时记录饮食量。

(8) 将注射器用温开水洗净,放入治疗碗内,用纱布盖好备用。注射器每晨更换1次,所用物品应每日消毒1次。其他用物整理后归还原处。

(9) 拔胃管法:①置弯盘于患者颌下,胃管开口端用夹子夹紧放入弯盘内,轻轻揭去固定的胶布;②用纱布包裹近鼻孔端的胃管,快速拔出胃管。将胃管盘起放在弯盘中;③清洁患者口、鼻、面部,必要时用松节油擦拭胶布痕迹,协助患者取舒适卧位。

5. 注意事项

(1) 插胃管前应先检查鼻、口腔、食管有无阻塞,有假牙应先取出,有食管静脉曲张或食管阻塞者,不宜插管。

(2) 插管动作宜轻缓,特别是在通过食管3个狭窄处时(环状软骨水平处、平气管分叉处、食管通过膈肌处),以免损伤食管黏膜。

(3) 每次鼻饲前应判定胃管的确在胃内及无胃液潴留时,方可注食。如患者同时吸氧,慎勿将氧气管与胃管混淆。

(4) 鼻饲者须用药时,应将药片研碎、溶解后再灌入,注入饮食时应注意速度,温度、容量(每次不超过200ml)和间隔时间(不少于2h)。

(5) 注食后尽量不搬动患者,以免引起呕吐,观察患者有无呕吐、窒息发生。

(6) 每当放入、取出胃管,或每当取下注射器抽吸流食或药物时,均须夹闭管外口,以免胃内容物或空气进入胃内。

(7) 长期鼻饲者应每周更换胃管1次(晚间拔出,次晨换另一鼻孔插入),每日进行口腔护理并给予蒸气吸入或雾化吸入。

二、胃肠减压术

胃肠减压术是临床常用的操作技术,其目的是引流胃内积液及胃肠道内积气,减轻腹胀及缝合口张力,有利于伤口的愈合。胃肠减压术利用负压吸引原理,将胃肠道积聚的气体和液体吸出,以降低胃肠道内压力,改善胃肠壁血液循环,有利于局限炎症,促进伤口愈合和胃肠功能恢复。

1. 目的

(1) 急性胃扩张。

(2) 麻痹性肠梗阻,以解除或减轻梗阻。

(3) 急性胰腺炎。

(4) 腹部外科手术后。

(5) 机械性肠梗阻,必要时可作为术前准备。

2. 禁忌证

(1) 食管狭窄。

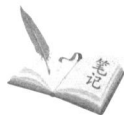

（2）严重的食管静脉曲张。

（3）严重的心肺功能不全、支气管哮喘。

3. 操作方法

（1）取坐位或斜坡位,清洁鼻孔,将胃管前段涂以润滑油,用止血钳夹闭胃管末端,顺鼻腔下鼻道缓缓插入。

（2）胃管插至咽部时,嘱病人头稍向前倾并做吞咽动作,同时将胃管送下。若恶心严重,嘱病人深呼吸,待平稳后再继续插入已量好的长度。用注射器抽净胃内容物,接上胃肠减压器。如系双腔管,待管吞至 75cm 时,由腔内抽出少量碱性液体,即表示管已进入幽门。此时用注射器向气囊内注入 20ml 空气,夹闭管口,其管端即靠肠蠕动滑至肠梗阻近段。

（3）若抽不出胃液,应检查胃管是否盘曲在鼻咽部,如没有盘曲,可注入少量盐水冲洗,观察是否通畅;或注入少量空气同时听诊上腹部以证实管的位置是否已在胃内。

（4）最后用胶布将管固定于上唇颊部,连接胃肠减压器,无减压器者,用注射器每半小时抽吸一次。

（5）操作时要经常检查胃管有无屈曲,是否畅通;若引起呛咳、呼吸不畅,应考虑是否误入气管,应拔出重插。

（6）留置胃管期间,要做口腔护理。

（7）保持负压吸引,直到腹胀消失。拔管时,应停止负压吸引后再拔出,以防损伤消化道黏膜。

（8）近期上消化道出血、食管阻塞及身体极度衰弱者慎用。

4. 注意事项

（1）在进行胃肠减压前,应详细检查胃管是否通畅,减压装置是否密闭,吸引管与排水管连接是否准确等。如减压效果不好,应仔细检查发生故障的原因并及时排除。

（2）减压期间应禁止进食和饮水,如必须经口服药者,应在服药后停止减压 2h。为保持减压管的通畅,应定时用温开水冲洗胃管,以免堵塞。

（3）根据每日吸出液体量的多少,应适当补充液体,以维持病人水、电解质的平衡。

（4）电动吸引器的收集瓶内吸出的液体应及时倒掉,液面不可超过瓶子的 2/3,以免将水吸入抽气机内,损坏马达。

（5）病情好转,肠蠕动恢复或开始排气后,可停止胃肠减压。

（沈智理）

【复习思考题】

1. 胃肠减压术的目的有哪些?

2. 胃肠减压术的禁忌证有哪些?

3. 简述留置胃管的操作步骤。

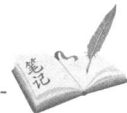

第三十七章

灌 肠 法

📺 培训目标

1. 掌握灌肠法的定义。
2. 掌握灌肠法的操作步骤。
3. 熟悉灌肠法的适应证与禁忌证。

灌肠术
ER-37-1

灌肠法是用导管自肛门经直肠插入结肠灌注液体,以达到通便排气的治疗方法。能刺激肠蠕动,软化、清除粪便,并有降温、催产、稀释肠内毒物、减少吸收,低温溶液为高热患者降温的作用。

一、大量不保留灌肠法

1. 目的

(1) 解除便秘、肠胀气。

(2) 清洁肠道,为肠道手术、检查或分娩做准备。

(3) 稀释并清除肠道内的有害物质,减轻中毒。

(4) 灌入低温液体,为高热患者降温。

2. 评估

(1) 患者的病情及治疗情况。

(2) 患者的意识状态、生命体征、排便情况和生活自理能力。

(3) 患者心理状态及对灌肠的理解、配合程度。

(4) 患者肛周围皮肤、黏膜情况。

3. 操作程序

(1) 素质要求(衣帽、仪表、态度)。

(2) 洗手、戴口罩。

(3) 准备用物:按医嘱备灌肠液、弯盘、肛管(18~22 号)、灌肠筒(一次性灌肠袋)、1 000ml 量杯、润滑油、止血钳、手纸、水温计、搅棒、一次性尿布、输液架、便盆、手套。

(4) 按医嘱配灌肠液:一般为 0.1%~0.2% 肥皂水或生理盐水(温度 39~41℃,降温

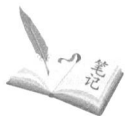

用 28~32℃)。液量:成人 500~1 000ml,儿童 200~500ml。

(5) 二人对查。

(6) 携用物至患者床旁:①查对患者床头牌,呼唤患者姓名;②向患者解释操作的目的并嘱患者排尿;③关闭门窗,遮挡患者;④将枕头稍移向操作者,协助患者取左侧卧位,脱裤至膝部(用棉被覆盖病床准备患者胸、背及下肢)。暴露臀部,臀部稍移至床沿,将双膝屈曲。高龄者可取仰卧位(臀下垫便盆);⑤臀下垫一次性尿布。⑥调节输液架的高度(患者肛门至灌肠筒内液面 40~60cm);⑦将灌肠筒挂于输液架上,橡胶管前端放置弯盘内(如灌肠袋已连接肛管,可将肛管放于灌肠袋内);⑧备 4 块卫生纸于尿布上。

(7) 灌入:①戴手套;②取卫生纸涂凡士林润滑肛管前端 10~15cm;③将肛管尾端与橡胶玻璃接管衔接(冲洗袋已连接);④排出管内气体(排气时将液体置于弯盘内),夹紧肛管;⑤左手取一卫生纸分开臀部,暴露肛门;⑥嘱患者张口深呼吸,持肛管按解剖特点轻轻插入直肠(即先向前,再向后)7~10cm,小儿 4~7cm;⑦左手固定肛管、右手松开止血钳,使溶液缓缓流入。

(8) 观察:①控制流速,观察患者的反应;②出现便意时持灌肠筒适当降低,并减慢流速或暂停片刻,嘱患者张口呼吸(减轻腹压)。

(9) 关闭:①液体要流尽时,夹闭橡胶管;②左手抵住肛门,右手取卫生纸贴近肛门包住肛管,并使肛管弯曲,缓缓拔出;③将肛管从接头处取下弃于医用垃圾袋内,橡胶管端挂置于灌肠筒上(如为一次性灌肠袋,则丢弃于医用垃圾袋内);④取卫生纸擦净肛门,取下弯盘及垫巾(如为卧床病人保留垫巾);⑤脱手套;⑥整理衣裤,协助患者取舒适体位;⑦嘱患者平卧,保留 5~10min(使便软化);⑧对不能下床排便的患者,给予便盆,将卫生纸、呼叫器放于易取处。

(10) 排便:排便后及时取出便盆,擦净肛门,协助患者穿裤。扶助能下床的患者上厕所排便。

(11) 整理用物:①便后整理床铺,观察大便情况,必要时留取标本;②开窗通风。处理用物(如用灌肠筒应将其洗净,消毒后备用)。

(12) 洗手、记录:①洗手;②在体温单大便栏目内记录灌肠结果(灌肠后无大便记为 0/E,解便一次为 1/E)。

4. 注意事项

(1) 肝昏迷患者忌用肥皂水灌肠,以减少氨的产生和吸收;充血性心力衰竭和水、钠潴留的患者禁用生理盐水灌肠;急腹症、消化道出血、妊娠、严重心血管疾病禁忌灌肠。

(2) 插管前排净肛管内空气,防止空气灌入肠道,引起腹胀。

(3) 如为高龄、体弱、大便失禁的患者,可采取仰卧位,臀下垫便盆。

(4) 插管时应顺应肠道解剖特点,勿用力过猛;肛门括约肌紧张时,可嘱病人深吸气,若患者有痔疮要选用管径小的肛管,对有肛门其他疾患者更应小心,以免造成损伤。

(5) 儿童肛管插入 5~7.5cm,婴儿插入 2.5~3.5cm。

(6) 对某些颅脑、心脏病患者及老年、小儿、孕妇,灌肠时应慎重,压力要低,速度

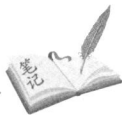

要慢,并注意病情变化。

(7) 灌肠过程中,如发现患者脉速、面色苍白、出冷汗、剧烈腹痛、心慌气短,应立即停止灌肠,并报告医生。

(8) 降温灌肠液用 28~32℃,中暑患者用 4℃等渗盐水,保留 30min 后再排便。伤寒患者灌肠,液面不得高于肛门 30cm,液量不得超过 500ml,并选用等渗盐水。

二、小量不保留灌肠法

1. 目的　将一定量溶液灌入结肠,达到清洁肠腔、确诊和治疗目的。

2. 评估　同大量不保留灌肠。

3. 操作程序

(1) 素质要求(衣帽、仪表、态度)。

(2) 洗手、戴口罩。

(3) 准备用物:量杯、灌肠注射器、肛管(14~16 号)、弯盘、一次性尿布、水温计、润滑油、卫生纸、尿布、便盒、手套。

(4) 配制肠液:①按医嘱配制甘油灌肠液:甘油 50ml 与温开水按 1:1 或 1:2 配制。②1、2、3 灌肠液:50% 硫酸镁溶液 30ml,甘油 60ml、温开水 90ml。③用前均加温到 39~41℃。

(5) 二人查对。

(6) 携用物至床旁,同大量不保留灌肠法。

(7) 灌入:①将弯盘及肛管置于病人臀边;②取卫生纸涂凡士林润滑肛管前端;③用灌肠注射器吸取溶液,连接肛管,排气后用止血钳夹住肛管;④左手取卫生纸分开臀部,暴露肛门,右手持肛管按解剖特点,轻轻插入肛门 7~10cm;⑤放开止血钳,使溶液缓缓流入。

(8) 观察:①控制流速;②观察患者的反应。出现便意嘱患者深呼吸。

(9) 便毕:①反折肛管,将肛管弯曲;②缓缓拔出肛管置于弯盘内;③用卫生纸擦净患者的肛门,弃入医用垃圾筒;④脱去手套,整理灌肠用物,整理被褥,帮患者取舒适体位。如使用的一次性肛管,将其弃入医用垃圾袋内。嘱患者忍耐 10~20min 后排便。

(10) 整理用物:同大量不保留灌肠法。

(11) 记录:小量不保留灌肠可用甘油灌肠剂代替,使用时摘下灌肠剂前端小帽,轻轻挤出少量溶液润滑前端,将前端轻轻插入肛门内挤压灌肠液,其他步骤同小剂量不保留灌肠。

三、保留灌肠法

1. 目的　保留灌肠是将药液灌入结肠,经肠黏膜吸收或作用于肠壁局部疾患,以达到局部或全身治疗的目的。

2. 评估

(1) 患者的病情(肠道病变的部位)、治疗情况。

(2) 患者的意识状态、生命体征、心理状态及合作程度。

3. 用物　按医嘱准备药液,量不超过 200ml,温度为 39~41℃。用物与小量不保

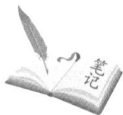

留灌肠相同,灌肠管粗细适宜(12、14 号肛管)。

4. 操作方法

(1) 治疗前嘱患者先排便或行盐水灌肠,以清洁肠道便于药物吸收。患者的卧位及灌入方法与不保留灌肠法基本相同。

(2) 如灌肠液量在 200ml 以上者,可放于一次性灌肠袋缓慢滴入。采用此法时,需将臀部抬高 10~20cm,肛管插入长度 10~15cm 左右,压力应低(液面距肛门 30cm 以上),缓慢滴入甘油 60ml,滴注时应注意保暖,灌毕嘱患者平卧休息,臀部仍稍抬高以利保留,达到治疗目的。

(3) 肠道抗感染以晚上睡眠前灌肠为宜,因此时活动减少,药液易于保留吸收,达到治疗目的。

(4) 慢性细菌性痢疾,病变部位多在直肠或乙状结肠,取左侧卧位;阿米巴痢疾病变多在回盲部,取右侧卧位,以提高疗效。

(沈智理)

【复习思考题】

1. 大量不保留灌肠法的目的是什么?
2. 简述小量不保留灌肠法的操作步骤。
3. 简述保留灌肠法的操作方法。

扫一扫
测一测

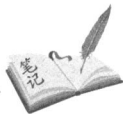

第三十八章

腹 腔 穿 刺

培训目标

1. 掌握腹腔穿刺的定义。
2. 掌握腹腔穿刺的操作步骤。
3. 熟悉腹腔穿刺的适应证与禁忌证。

腹腔穿刺(abdominocentesis)是借助穿刺针直接从腹前壁刺入腹膜腔的一项诊疗技术。确切的名称应该是腹膜腔穿刺术。

一、目的

1. 明确腹腔积液的性质,协助诊断。

2. 适量的抽出腹水,以减轻病人腹腔内的压力,缓解腹胀、胸闷、气急,呼吸困难等压迫症状,减少静脉回流阻力,改善血液循环。

3. 腹部闭合伤,疑有内出血,如脾破裂、异位妊娠等,以确定有无积血积脓;外伤后有难以解释的休克。

4. 腹腔内给药,如腹腔感染、腹膜结核者、肿瘤腹膜转移者腹腔内给药。

5. 注入定量的空气(人工气腹)以增加腹压,使膈肌上升,间接压迫两肺,促进肺空洞的愈合,在肺结核空洞大出血时,人工气腹可作为一项止血措施。

6. 鉴别胃肠穿孔,胰腺炎、胆管炎、胆囊炎等所致弥漫性腹膜炎。

7. 腹水回输。

二、禁忌证

1. 躁动、不能合作者;

2. 肝性脑病先兆;

3. 电解质严重紊乱,如低钾血症;

4. 结核性腹膜炎广泛粘连、包块;

5. 包虫病;

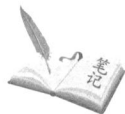

6. 巨大卵巢囊肿者；

7. 有明显出血倾向；

8. 妊娠中后期；

9. 肠麻痹、腹部胀气明显者；

10. 膀胱充盈，未行导尿者；

11. 用一般方法即可明确诊断者。

三、操作

1. 术前指导

（1）签署知情同意书，查血常规、凝血功能，必要时查心肝肾功能。腹腔胀气明显者服用泻药或者清洁灌肠。嘱患者排空小便，以免穿刺时损伤膀胱；

（2）穿刺时根据病人情况采取适当体位，如坐位、半坐卧位、平卧位、侧卧位，根据体位选择适宜穿刺点；

（3）向病人解释一次放液量过多可导致水盐代谢紊乱及诱发肝昏迷，因此要慎重。大量放液后需束以多头腹带，以防腹压骤降，内脏血管扩张而引起休克。放液前后遵医嘱测体重、量腹围，以便观察病情变化；

（4）在操作过程中若感头晕、恶心、心悸、呼吸困难，应及时告知医护人员，以便及时处理。

2. 术前准备

（1）操作室消毒；

（2）核对病人姓名，查阅病历、腹部平片及相关辅助检查资料；

（3）清洁双手（双手喷涂消毒液或洗手）；

（4）做好病人的思想工作，向患者说明穿刺的目的和大致过程，消除病人顾虑，争取充分合作；

（5）测血压、脉搏、量腹围、检查腹部体征；

（6）术前嘱病人排尿，以防刺伤膀胱；

（7）准备好腹腔穿刺包、无菌手套、口罩、帽子、2%利多卡因、5ml注射器、20ml注射器、50ml注射器、消毒用品、胶布、盛器、量杯、弯盘、500ml生理盐水、腹腔内注射所需药品、无菌试管数只（留取常规、生化、细菌、病理标本）、多头腹带、靠背椅等；

（8）戴好帽子、口罩；

（9）引导病人进入操作室。

3. 操作步骤

（1）部位选择

1）脐与耻骨联合上缘间连线的中点上方1cm、偏左或右1~2cm，此处无重要器官，穿刺较安全。此处无重要脏器且容易愈合；

2）左下腹部穿刺点：脐与左髂前上棘连线的中1/3与外1/3交界处，此处可避免损伤腹壁下动脉，肠管较游离不易损伤。放腹水时通常选用左侧穿刺点，此处不易损伤腹壁动脉；

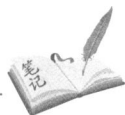

3）侧卧位穿刺点：脐平面与腋前线或腋中线交点处。此处穿刺多适于腹膜腔内少量积液的诊断性穿刺（图 38-1）。

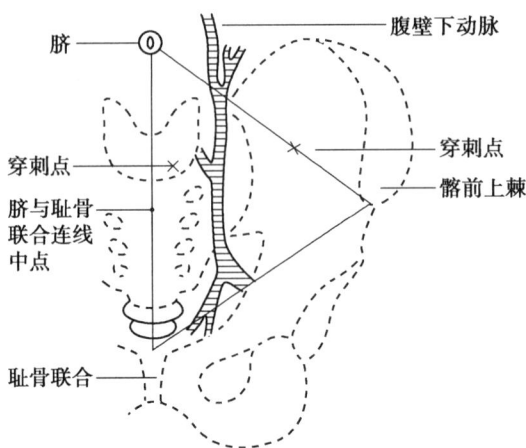

脐

腹壁下动脉

穿刺点

脐与耻骨联合连线中点

穿刺点

髂前上棘

耻骨联合

图 38-1　腹腔穿刺点示意图

（2）体位：根据病情和需要可取坐位、半卧位、平卧位，并尽量使病人舒服，以便能够耐受较长的操作时间。对疑为腹腔内出血或腹水量少者行实验性穿刺，取侧卧位为宜。

（3）穿刺层次

1）下腹部正中旁穿刺点层次：皮肤、浅筋膜、腹白线或腹直肌内缘（如旁开 2cm，也有可能涉及腹直肌鞘前层、腹直肌）、腹横筋膜、腹膜外脂肪、壁腹膜，进入腹膜腔；

2）左下腹部穿刺点层次：皮肤、浅筋膜、腹外斜肌、腹内斜肌、腹横肌、腹横筋膜、腹膜外脂肪、壁腹膜，进入腹膜腔；

3）侧卧位穿刺点层次：同左下腹部穿刺点层次。

（4）局部消毒：以穿刺点为圆心，由内向外无间隙画圆形擦拭，消毒范围直径不小于 15cm。

（5）局部麻醉：术者用 2% 利多卡因在穿刺点处行局部浸润性局麻，先在皮肤局部注射 1 枚皮丘，再垂直进针，分层麻醉至腹膜壁层（注意推注麻药前要回抽，了解是否在血管内，同时要掌握深度），麻醉完毕后，按压片刻，操作过程中要随时询问和观察病人有无不适感觉。

（6）穿刺：术者左手固定穿刺部皮肤，右手持针经麻醉处垂直刺入腹壁，待针锋抵抗感突然消失时，示针尖已穿过腹膜壁层，助手戴手套后，用消毒血管钳协助固定针头，术者抽取腹水，并留样送检。诊断性穿刺，可直接用 20ml 或 50ml 注射器及适当针头进行。大量放液时，可用 8 号或 9 号针头，并于针座接一橡皮管，以输液夹子调整速度，将腹水引入容器中计量并送化验检查。抽液完毕，拔出穿刺针，穿刺点用碘伏消毒后，覆盖无菌纱布，稍用力压迫穿刺部位数分钟，用胶布固定。

（7）术后处理：术后测量患者腹围、脉搏、血压、检查腹部体征。如无异常情况，

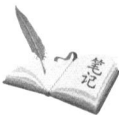

送病人回病房,嘱患者卧床休息。观察术后反应。医疗垃圾分类处理。书写穿刺记录。

四、注意事项

1. 术中密切观察患者,如有头晕、心悸、恶心、气短、脉搏增快及面色苍白等,应立即停止操作,并进行适当处理。

2. 穿刺前嘱患者排尿,以免刺破膀胱;急腹症时穿刺点最好选择在压痛点及肌紧张最明显的部位。

3. 对腹水量多者,应"Z"字形穿刺进针。

4. 初次放腹水不宜超过 1 000ml,肝硬化病人一次放腹水不超过 3 000ml(如有腹水回输设备则不在此限);大量放腹水可能引起电解质紊乱和肝性脑病,血浆蛋白大量丢失,若在输注大量白蛋白的基础上,也可以大量放腹水,一般放腹水 1 000ml 补充白蛋白 6~8g。

5. 血性腹水留取标本后应停止放液。

6. 腹水流出不畅时可稍移动穿刺针或稍变换体位;术时嘱患者尽量不咳嗽,以免刺伤内脏。

7. 术后穿刺处如有腹水外溢,可用蝶形胶布固定,卧床休息体位注意使穿刺针孔位于上方。

8. 术后有医嘱,及时书写穿刺记录。

(汪 静)

【复习思考题】

1. 简述腹腔穿刺的目的。
2. 腹腔穿刺的禁忌证有哪些?
3. 腹腔穿刺的部位选择有哪些?

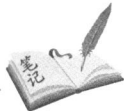

主要参考文献

［1］薛博瑜,吴伟.中医内科学［M］.北京:人民卫生出版社,2017.

［2］葛均波,徐永健,王辰.内科学［M］.9版.北京:人民卫生出版社,2018.

［3］唐承薇,张澍田.内科学·消化内科分册［M］.北京:人民卫生出版社.2015.

［4］张声生,沈洪,王垂杰,唐旭东.中华脾胃病学［M］.北京:人民卫生出版社,2016.

［5］张声生.胃食管反流病中医诊疗专家共识意见(2017年)［J］.中国中西医结合消化杂志,2017,25(05): 322-326.

［6］张声生,魏玮,杨俭勤.肠易激综合征中医诊疗专家共识意见(2017)［J］.中国杂志,2017,58(18):1614-1620.

［7］中华中医药学会脾胃病分会.功能性消化不良中医诊疗专家共识意见(2017)［J］.中国中医药杂志, 2017,32(6):2595-2598.

［8］中华医学会消化病学分会.中国慢性胃炎共识意见(2017年)［J］.中华消化杂志,2017,37(11):721-738.

［9］戈之铮,刘文忠.消化道出血的诊断和处理［M］.北京:人民卫生出版社,2014.

［10］高月求,王灵台,等.慢性乙型肝炎中医诊疗指南(2018年版)［J］.临床肝胆病杂志,2018,34(12): 2520-2525.

［11］中华医学会肝病学分会药物性肝病学组,The Study of Drug Induced Liver Disease of Chinese.药物性肝损伤诊治指南［J］.中华肝脏病杂志,2015,23(11):1752-1769.

复习思考题答案要点与模拟试卷